Erica Jecklin

Arbeitsbuch Anatomie und Physiologie

Erica Jecklin

Arbeitsbuch Anatomie und Physiologie

für Krankenschwestern
Krankenpfleger
und andere
Medizinalfachberufe

9., durchgesehene Auflage

154 Abbildungen

SEMPER BONIS ARTIBUS
Gustav Fischer Verlag
Stuttgart · Jena · New York · 1996

Anschrift der Verfasserin:

Erica Brühlmann-Jecklin, Urdorferstrasse 69 a
CH-8952 Schlieren (Schweiz)

1. Auflage 1980
2. Auflage 1982
3. Auflage 1984
4. Auflage 1986
5. Auflage 1988
6. Auflage 1990
7. Auflage 1992
8. Auflage 1995

Zeichnungen: Gerda Raichle, Ulm

Die Deutsche Bibliothek – CIP-Einheitsaufnahme

Jecklin, Erica:
Arbeitsbuch Anatomie und Physiologie für Krankenschwestern, Krankenpfleger und andere Medizinalfachberufe / Erica Jecklin. – 9., durchges. Aufl. – Stuttgart ; Jena ; New York : G. Fischer, 1996
ISBN 3-437-00860-9

Wollgrasweg 49 · D-70599 Stuttgart (Hohenheim)

Gesamtherstellung: Passavia Druckerei GmbH Passau
Printed in Germany

Inhalt

Vorwort zur 9. Auflage

Ein Jahr ist vergangen, seit wir LehrerInnen und SchülerInnen die 8. Auflage des Arbeitsbuches Anatomie und Physiologie vorlegen konnten, welche sowohl vom Text als auch von der Neugestaltung der Abbildungen her eine gründliche Überarbeitung erfahren hatte. Und nun dürfen wir Ihnen, sehr verehrte Leserinnen und Leser, eine neue Auflage übergeben.

Auch bei einem gut überarbeiteten Buch können immer noch Verbesserungen angebracht werden. Mich freut dies, bleibe ich dadurch doch mit Ihnen im Kontakt. Ich wünsche mir, daß mir weiterhin Anregungen und Verbesserungsvorschläge zugesandt werden, und daß ich so laufend eine adäquate Anpassung des Inhaltes an die Bedürfnisse der Lehrenden und Lernenden vornehmen kann, denn dies wird auch weiterhin mein großes Anliegen sein.

Erneut möchte ich *Herrn Prof. Dr. med. Klaus D. Mörike aus Stuttgart* ganz herzlich danken. Sein unermüdlicher Einsatz für mein Buch ist sprichwörtlich und für mich ein großes Geschenk. Ich wünsche mir, daß ich noch lange mit ihm zusammen für Sie, liebe Leserinnen und Leser, an diesem Buch feilen darf.

Schlieren, Januar 1996 — Erica Brühlmann-Jecklin

Vorwort zur 1. Auflage

Das vorliegende Arbeitsbuch ist das Ergebnis meiner Arbeit als Lehrerin für Anatomie und Physiologie an verschiedenen Schulen für Krankenpflege und entstand aus den Bedürfnissen meiner SchülerInnen heraus. Zwar gibt es eine Reihe von guter Fachliteratur. Die meiste geht aber so sehr ins Detail, daß es für die Schülerin* oft schwierig ist, das herauszunehmen, was für sie wichtig ist.

Sowohl der Inhalt des Stoffes als auch die Reihenfolge der verschiedenen Organe bzw. Systeme sind in diesem Buch der Ausbildung der Krankenschwester* in allgemeiner Krankenpflege, der Kinderkrankenschwester, der Psychiatrieschwester und der Pflegerin (in der Schweiz mit Fähigkeitsausweis des Schweizerischen Roten Kreuzes) angepaßt. So werden Sinnesorgane und Nervensystem – im Gegensatz zu anderen Büchern – relativ rasch besprochen, nämlich unmittelbar nach der Einführung ins Fach Anatomie-Physiologie und nach den Gebieten Zytologie, Histologie, Knochen- und Muskellehre. Die Schülerin soll möglichst schon im Grundpflegepraktikum das Wissen über den Bau und die Funktion der Sinnesorgane haben, soll lernen, die Patienten diesem Wissen entsprechend zu pflegen. So ist zum Beispiel das Kennen der gesunden Haut wichtige Voraussetzung, pathologische Veränderungen (Decubitus u. a.) zu erkennen und dem Ausbildungsstand angemessen zu pflegen. Bei der Durchführung einer Ganztoilette am Patienten scheint mir wichtig, daß die Schülerin die Sensorik und Motorik des Nervensystems bereits kennt und damit um seine Hautempfindlichkeiten und Bewegungsabläufe etc. weiß.

Bei der Überarbeitung des Stoffes hielt ich mich an die Lernzielkataloge für Krankenpflegeausbildung und Kinderkrankenpflegeausbildung in Hessen, welche vom Deutschen Berufsverband für Krankenpflege e. V. 1977 und 1978 herausgegeben wurden.

Zwei Grobziele standen mir bei der Bearbeitung des Skriptums vor Augen:

- Der Stoffinhalt sollte als Grundlage dienen, auf welcher die Krankheitslehre aufgebaut werden kann.
- Das Wissen um die gesunden Lebensvorgänge sollten der Schülerin den Transfer in Krankenpflege und Krankenbeobachtung optimal ermöglichen.

So ursprünglich als Arbeitsskriptum für meine SchülerInnen geschaffen und von Semester zu Semester neu entdeckten Bedürfnissen der SchülerInnen angepaßt, entschloß ich mich – auf Anregung von KollegInnen – dieses zur Veröffentlichung zu geben. Mit ihm hoffe ich, eine Lücke in der, für die SchülerInnen zugänglichen, Literatur zu schließen.

* gilt auch für Krankenpfleger bzw. für Pfleger

Das Arbeitsbuch trägt seinen Titel, weil damit gearbeitet werden soll. Dazu ein paar Gedanken und Anregungen:

- Bei verschiedenen Abbildungen kann Wichtiges mit Farben hervorgehoben werden.

  Beispiel: Durch das Anmalen von einzelnen Schädelknochen werden Begrenzungen klarer sichtbar.

  Beispiel: Bei den einzelnen Blutzellen sind unter ›Merkmale‹ die Farben von Zellplasma, Kern und Granula angegeben, so daß die Zellen im Arbeitsbuch entsprechend angemalt werden können. Dies soll der Schülerin helfen, die Blutzellen auch an Tabellen zu erkennen.

  Einige Abbildungen sind sehr stark schematisiert dargestellt. Erfahrungsgemäß haben Schülerinnen oft Mühe, naturgetreue Abbildungen ganz zu verstehen, da es aus Zeitgründen im Unterricht unmöglich ist, am Objekt (zum Beispiel mit histologischen Schnitten etc.) zu lernen. Ich versuchte daher, einen Mittelweg zwischen naturgetreuer Genauigkeit und Schematisierung zu finden.

- Rechts wurde auf allen Seiten für zusätzliche Notizen ein genügend großer Rand gelassen.
- Nach jedem Kapitel finden sich Testfragen. Sie erlauben der Schülerin, sich selber bzw. sich gegenseitig zu prüfen. Diese Möglichkeit soll ihr eine Linie geben, ihr zeigen, was für sie wichtig ist. Auf auswendig gelerntes reproduziertes Wissen wird verzichtet. So nützt zum Beispiel erfahrungsgemäß das Auswendiglernen von einzelnen Muskeln, ihrem Ursprung und Ansatz wenig. Die Schülerin soll jedoch die allgemeine Muskellehre und die für die Pflege notwendigen Muskeln der speziellen Muskellehre (Atemmuskulatur, Gesäßmuskulatur etc.) gut und gründlich kennen.
- Zur Vertiefung des Studiums wird empfohlen, weitere Literatur zu konsultieren, so z. B. das Buch von H. J. von Brandis/W. Schönberger, Anatomie für Krankenschwestern, Stuttgart, im gleichen Verlag.

Es bleibt mir zum Schluß ganz herzlich zu danken. Besonders sei hier *Herr Prof. Dr. St. Kubik* und sein Assistent, *Herr Dr. B. Szarvas,* von der medizinischen Fakultät der Universität Zürich, erwähnt, welche den Inhalt des Arbeitsbuches auf Richtigkeit prüften und mir wesentliche Anstöße gaben bei der Überarbeitung der Abbildungen. Herr Prof. Dr. St. Kubik stellte mir außerdem eine Reihe von Abbildungen, insbesondere der Knochenlehre, zur Verfügung.

Weiter danke ich *Frau Hildegart Nutt,* Lehrerin für Krankenpflege und stud. psych., sowie der Rektorin der Kaderschule für die Krankenpflege des Schweizerischen Roten Kreuzes, Zürich, *Frau Ruth Quenzer.* Sie gaben mir wichtige Hinweise bei der Überarbeitung der Fragen betreffs stofflichem bzw. didaktischem Inhalt.

Schließlich möchte ich *Frau Marianne Pestalozzi,* Fachlehrerin für Anatomie und Physiologie an der Krankenpflegeschule Zürich, erwähnen. Bei ihr erhielt ich als Praktikantin wichtige Grundlagen in der Methodik des Unterrichtens.

Weit mehr Leute wären zu erwähnen, welche an der Realisierung des Arbeitsbuches mitwirkten. Ihnen allen, sowie dem *Gustav Fischer Verlag* für die gute Zusammenarbeit, möchte ich hier gesamthaft ganz herzlich danken.

Schlieren, 11. Juli 1980 Erica-Brühlmann-Jecklin

Einleitung

Begriffserläuterungen

Unter dem Wort **Anatomie** (vom griech. anatemno = ich zerschneide) verstehen wir die Lehre vom *Bau des menschlichen Körpers.* Wiewohl wir aus lerntechnischen Gründen den Körper anatomisch völlig auseinander nehmen müssen, um später kleinste Vorgänge verstehen zu können, dürfen wir nie vergessen, daß es sich beim Menschen um eine Ganzheit handelt.

Morphologie (morphe griech. = Gestalt) ist die Lehre von den Formen und Konstruktionen der Lebewesen.

Unter dem Wort **Physiologie** (griech. Lehre von den Lebensvorgängen) könnten wir all das verstehen, was der Körper *tut.* Es bezeichnet also alle *gesunden Funktionen des menschlichen Körpers,* sei dies eine nur noch mikroskopisch erkennbare bzw. meßbare Funktion oder eine von bloßem Auge sichtbare Funktion (z. B. Armbewegung).

Die **Pathologie** (griech. Lehre von den Leiden) dagegen spricht von dem, wie der Körper *krankhaft verändert ist* oder was er auf Grund einer *krankhaften Veränderung tut.* Die Pathologie ist somit die Lehre von *krankem Bau und krankhaften Funktionen des Körpers* (= Pathophysiologie).

Zytologie (griech.) ist die Lehre von den Zellen bzw. Bausteinen unseres Körpers. Viele Zellen einer gleichen Art zusammen ergeben ein bestimmtes Gewebe.

Histologie (griech.) ist die Lehre von den Geweben. Organe bestehen aus verschiedenen Geweben, die miteinander funktionieren.

Organe, die zusammen eine oder mehrere ganz bestimmte Aufgaben haben, ergeben zusammen ein System (Bsp. Nervensystem, Lymphsystem etc.).

Alle Systeme zusammen ergeben den gesamten Organismus des menschlichen Körpers, welcher letztlich von Seele und Geist nicht getrennt werden kann. Gerade deswegen muß der Mensch – trotz allen anatomischen Kenntnissen – eine *Einheit* bleiben.

Der systematische Aufbau der diversen Organe soll in diesem Arbeitsbuch folgendermaßen besprochen werden:

1. **Topographie** = *Lage* eines Organs, Bestimmung des Ortes mit Hilfe von anderen umliegenden Organen.

2. **Makroskopische Anatomie** = *von bloßem Auge sichtbarer Bau* eines Organs.

3. **Mikroskopische Anatomie** = *mit Hilfe eines Mikroskopes sichtbarer Bau* eines Organs.

4. **Physiologie** = Aufgaben, Funktionen, *Tätigkeiten* eines Organs.

Vor der Besprechung gewisser Organe oder Systeme sollen zu Beginn des Kapitels zusammenfassend jeweils die wesentlichen Aufgaben erwähnt werden.
(Siehe Kästchen zu Beginn einzelner Kapitel)

Zytologie

Zelle (lat. cella, griech. kytos)

Der gesamte menschliche Organismus ist, wie der aller höheren pflanzlichen und tierischen Lebewesen, aus Zellen gebaut. Die *Bauart* kann verschieden sein und ist auf die *Zellfunktion* ausgerichtet. So ist z. B. eine Muskelzelle ganz anders gebaut als eine Nervenzelle oder eine Hautzelle. Dagegen sind die *Grundstrukturen* bei allen Zellen gleich.

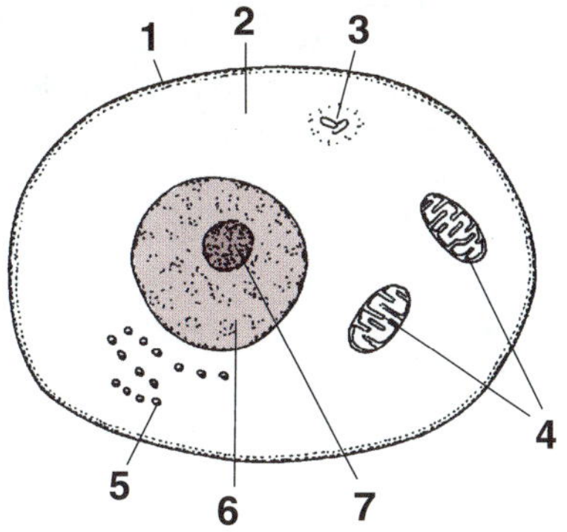

Abb. 1 **Zelle** (schematisch)

1 Zellmembran — hält die Zelle zusammen, ist halbdurchlässig (semipermeabel), damit gewisse Stoffe (Nährstoffe, Schlackenstoffe, Wasser etc.) diese dünne Wand passieren können.

2 Zellplasma — (Zytoplasma), zähflüssige Masse aus etwa 75% Wasser und 25% anderen Stoffen wie Eiweißkörper, Kohlehydrate, Salze und fettähnliche Stoffe. Gewisse Zellen (z. B. Leukozyten) können sich dank dem Zytoplasma amöboid fortbewegen. Das Zytoplasma enthält sog. Zellorganellen (siehe 4 und 5).

3 Zentralkörperchen — (Zentriol), teilt sich bei der mitotischen Zellteilung in zwei Zentrosomen.

4 Mitochondrien — sind die sog. Energiefabriken der Zelle.

5 Ribosomen — sind die sog. Eiweißfabriken. Von ihnen werden Eiweiße, die für den Zellaufbau, die Zellfunktion und somit auch für die Körperfunktionen benötigt werden, ‹zelleigen› aufgebaut.

6 Zellkern — (Nucleus) enthält Kernkörperchen (Nucleolus) und das Chromatingerüst, das sich bei der Zellteilung zu Chromosomen formt (= Träger der Erbeigenschaften).
Chromatin = alle Bestandteile des Zellkerns, die chromosomaler Natur sind.
Beim Aufbau der Chromosomen spielen **Nukleinsäuren** eine entscheidende Rolle. Bausteine der Nukleinsäuren sind sog. **Nukleotide.** (Nukleinsäuren siehe unten.)

7 Kernkörperchen — (Nucleolus) im Zellkern gelegenes Kernkörperchen. Es hat wesentliche Aufgaben beim Eiweißstoffwechsel. Manche Zellen haben mehrere Kernkörperchen.

Nukleinsäuren

Wir unterscheiden zwei Arten von Nukleinsäuren:

1. **DNS** bzw. **DNA** (**D**esoxyribo**n**uklein**s**äure bzw. **d**esoxiribo**n**ucleid **a**cid = engl.) ist wichtigster Bestandteil des Chromosoms, da *Träger der genetischen Information.*
2. **RNS** bzw. **RNA** (**R**ibo**n**uklein**s**äure bzw. **R**ibo**n**ucleic **a**cid = engl.) ist selber nicht Bestandteil des Chromosoms, wird aber an der DNS gebildet und wirkt als *Überträger der genetischen Information* auf Funktionsstrukturen der Zelle.

Als kleinste Funktionseinheit des menschlichen Körpers kann die Zelle folgende *Lebenseigenschaften* haben:

- **Wachstum**: Um wachsen zu können, kann die Zelle Struktureiweiß bilden.
- **Stoffwechsel**:
  - *Baustoffwechsel* (auch Stoffaustausch). Damit Aufbau und Ernährung der Zelle gewährleistet sind, kann die Zelle Nährstoffe aufnehmen und Schlackenstoffe abgeben.
  - *Betriebsstoffwechsel.* Damit die Zellfunktion gewährleistet ist, d.h. die Zelle ihrer Aufgabe nachkommen kann, finden in der Zelle sehr viele chemische Umsetzungen statt.
- **Sekretion**: Bestimmte Zellen haben die Aufgabe, Schleim, Fermente = Enzyme, Hormone etc. zu bilden und abzusondern.
- **Phagozytose**: Einige Zellen haben die Fähigkeit, Fremdkörper und Bakterien zu fressen (z.B. Granulozyten).
- **Beweglichkeit**:
  - *Amöboide Beweglichkeit* (z.B. Zellen des embryonalen Bindegewebes (Mesenchym); Granulozyten etc.).
  - *Flimmerbewegung* (z.B. Atemwege und Eileiter).
  - *Geißel* zur Fortbewegung (z.B. Samenzellen).
- **Reizbarkeit**: Um ihre Aufgabe erfüllen zu können, braucht die Zelle einen Reiz, den sie z.B. vom Nervensystem oder von Hormonen erhält (Reizaufnahme und -beantwortung).
- **Regeneration**: Erneuerung bzw. Ersetzen von zugrunde gegangenen Zellen, sog. *Zellmauserung* (ausgenommen Gehirn-, Knochen-, Herzmuskel- und Knorpelzellen).
- **Vermehrung**: Zellen können sich durch die *Zellteilung* vermehren (siehe Zellteilung).
- **Hypertrophie**: Vergrößerung der einzelnen Zellen durch Mehrbelastung (z.B. Muskelzellen).
- **Hyperplasie**: Krankhafte Vermehrung von Zellen eines Organs infolge fehlerhafter Steuerungsimpulse und dadurch meist Organvergrößerung (z.B. Hyperplasie der Schilddrüse bei Sinken des Blut-Jod-Spiegels, siehe Pathologie). Im Gegensatz zur Neoplasie (Vermehrung von bösartigen Tumorzellen) ist das Ausmaß der Zellvermehrung bei der Hyperplasie begrenzt.

Zell- und Kernteilung

Mitose = indirekte Zellteilung

Diese Art von Zellteilung finden wir bei allen Lebewesen. Sie ist verantwortlich, daß ein Organismus entstehen und sich entwickeln kann. Voraussetzung der Mitose ist die Verdoppelung der DNS.

1

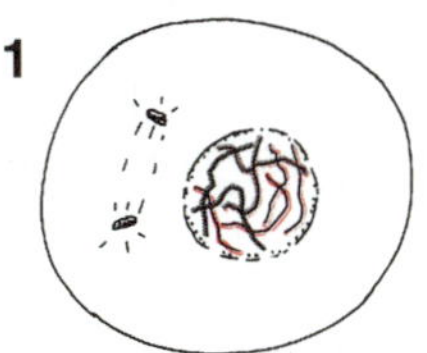

Abb. 2 **Mitose** (indirekte Zellteilung)

Prophase (1)

- Teilung des Zentriol in zwei Zentralkörperchen, die nun nach den beiden Polen wandern.
- Kernmembran löst sich auf.
- Aus Chromatingerüst bilden sich Chromosomen.

2

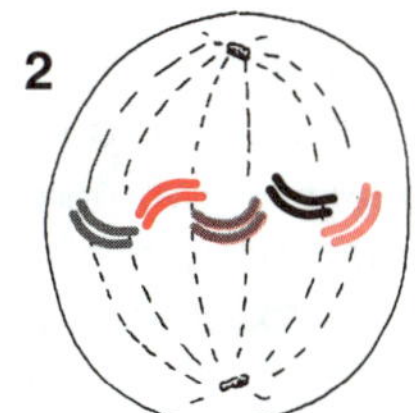

Metaphase (2)

- Chromosomen ordnen sich in der Zellmitte und spalten sich.
- Von den Polkörperchen aus bilden sich Fasern, die eine Zugwirkung auf die Chromosomen haben (Spindelapparat).

3

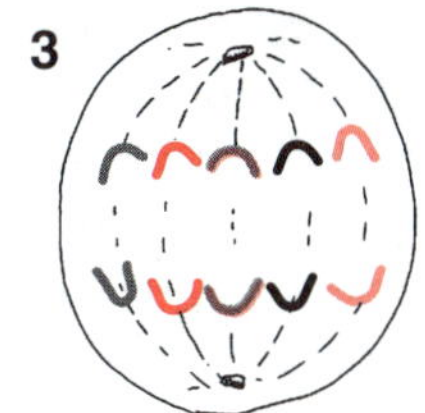

Anaphase (3)

- Beide Hälften der Chromosomen wandern in entgegengesetzter Richtung auf die beiden Pole zu. Gene (Erbanlagefaktoren) werden so in zwei gleiche Teile verteilt.

4

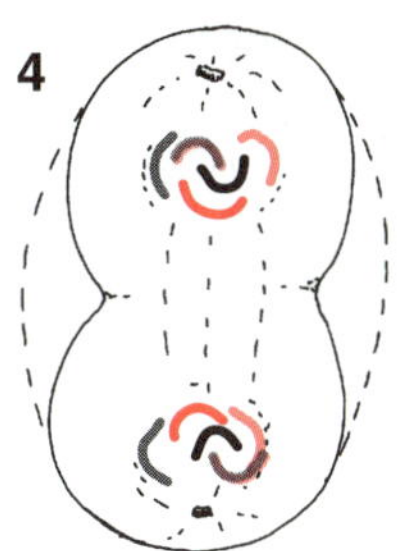

Telophase (4)

- Die Zelle beginnt sich einzuschnüren.
- Die Fasern des Spindelapparates verschwinden.

5

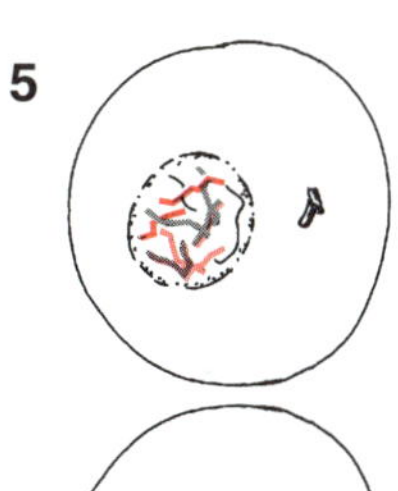

Rekonstruktionsphase (5)

- Die Chromosomen bilden sich zu Chromatingerüst zurück.
- Es haben sich *zwei genau gleiche Tochterzellen* gebildet.

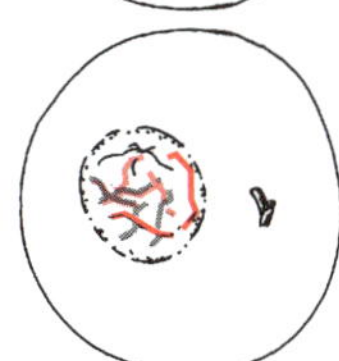

Amitose = direkte Zellteilung

Diese Art von Zellteilung kommt im allgemeinen nur in hochdifferenzierten stoffwechselaktiven Organen (z. B. Leber, Nieren, Nebennieren, in vegetativen Ganglienzellen und in Herzmuskelzellen) vor. Es handelt sich um eine einfache Abschnürung und dadurch Halbierung des Zellkerns, ohne vorangehendes Sichtbarwerden der Chromosomen. Es entsteht eine mehrkernige Zelle, da die Teilung des Zelleibes meist unterbleibt.

Meiose = Reifeteilung oder Reduktionsteilung

Jede Zelle des menschlichen Körpers besitzt *46 Chromosomen* = 23 Paare. Von den 46 Chromosomen sind 44 *Autosomen*. Die zwei Geschlechtschromosomen nennen wir *Heterosomen*. Während die Autosomen beim männlichen und weiblichen Geschlecht gleich sind, haben die Heterosomen eine Sonderstellung: Die Zellen des Mädchens, der Frau, haben zwei X-Chromosomen, während die Zellen beim Knaben, beim Mann, ein X-Chromosom und ein Y-Chromosom aufweisen (siehe S. 237). Bei den bereits besprochenen Arten von Zellteilung müssen sich die Chromosomen spalten und dadurch verdoppeln, damit beide neuen Tochterzellen wieder je 46 Chromosomen haben.

Eine wichtige Ausnahme bilden die *weiblichen Ei- und die männlichen Samenzellen.* In mehreren sehr komplizierten Phasen müssen die Keimzellen eine sog. *Reifeteilung* durchmachen, d. h. sie müssen ihre Chromosomenzahl von 46 auf 23 verringern. Diese Reifeteilung nennen wir *Meiose* (gr. Verringerung). Wenn dann bei der Befruchtung die beiden elterlichen Keimzellen miteinander zu einer Zelle verschmelzen, ergibt das zusammen wieder 46 Chromosomen (siehe auch Reifeteilungen S. 257 f.).

Unmittelbar nach der Befruchtung beginnt wieder die mitotische Zellteilung. Sie geschieht beim Fetus bei einer Temperatur von 39 Grad Celsius. Eine Teilung (und damit also Verdoppelung der Zellzahl) dauert etwa eine Stunde.

Testfragen: Einleitung und Zytologie

1. Erklären Sie den Begriff Anatomie. (S. 1)
2. Erklären Sie den Begriff Physiologie. (S. 2)
3. Skizzieren und beschriften Sie eine einfache Zelle. (S. 3)
4. Welche Funktion haben die Mitochondrien? (S. 3)
5. Welche Funktion haben die Ribosomen? (S. 3)
6. Erklären Sie die Meiose. (S. 6)
7. Erklären Sie die Mitose. (S. 5)
8. Nennen Sie die Lebenseigenschaften, die eine Zelle haben kann, und erläutern Sie diese. (S. 4)

Histologie

Unter Histologie verstehen wir die Lehre von den Geweben des Körpers. Unter Gewebe verstehen wir die einzelnen Arten der Zellverbände, die gemeinsame Funktionen haben, sowie auch ihre Abkömmlinge, welche die Zwischenzellsubstanz (Interzellularsubstanz, siehe S. 12) bilden. Das Gewebe wird eingeteilt in Epithelgewebe, Bindegewebe, Knorpelgewebe, Knochengewebe, Muskelgewebe und Nervengewebe. So definiert ist auch das Blut ein Gewebe.

Gewebearten – Übersicht

Gewebe	Bauart	Vorkommen
Epithelgewebe (hier Deckepithel)	**Platten**epithel einschichtig	• Auskleidung der Blut- und Lymphgefäße, der Herzinnenräume und der Lungenalveolen (= Endothel) • Kapsel der Nierenkörperchen • Auskleidung von serösen Höhlen (= Mesothel) • Innenschicht der Augenhornhaut
	mehrschichtig unverhornt	• von Lippen bis zum Ende der Speiseröhre • Anus • Vagina
	mehrschichtig verhornt	• Gesamte Oberhaut (Epidermis)
	Kubisches Epithel einschichtig	• Kleine Gallengänge • Nierentubuli • Schilddrüse
	Zylinderepithel einschichtig	• Schleimhaut des Magen-Darm-Kanals • Gebärmutter (Uterus) • Nebenhoden, Samenleiter • Gallenblase
	Flimmerepithel	• Eileiter (Tuben) • Atemwege (= respiratorisches Epithel)
	Übergangsepithel	• wegen seiner Bauart gut dehnbar, deshalb Vorkommen Nierenbecken, Harnleiter und Harnblase

Das Bindegewebe wird von der Zwischenzellsubstanz (Interzellularsubstanz, siehe S. 12) bestimmt. Diese enthält nämlich bestimmte Fasern, welche das Gewebe charakterisieren. Die Fasern teilen wir ein nach ihren chemischen und physikalischen Eigenschaften:

- Leimbildende (kollagene) Fasern (sehr zugfest) = Hauptbestandteil der Sehnen und Gelenkbänder
- Elastische Fasern (sehr elastisch) = Elastizität der Lungen, der Arterien und der Haut
- Netzförmige (retikuläre) Fasern (wenig elastisch) = verstärken ein aus Zellen gebildetes Netzwerk, vor allem in den Lymphknoten, der Milz und dem Knochenmark

Gewebe	Bauart	Vorkommen
Binde- und Stützgewebe		
Bindegewebe	**Mesenchym,** zeigt bereits den typisch bindegewebigen Zellverband mit zwischenzelligen Lükken, die eine Gewebsflüssigkeit enthalten, die dem Stofftransport dienen. Noch keine Fasern vorhanden.	• Füll- und Stammgewebe beim Embryo
	Gallertiges Bindegewebe, den Mesenchymzellen ähnlich. Kurze Bindegewebsfäserchen liegen in einer gallertigen Grundsubstanz.	• Nabelstrang • Gallertkerne der Zwischenwirbelscheiben
	Lockeres Bindegewebe begleitet als interstitielles Bindegewebe (Zwischengewebe) Nerven und Gefäße in die Organe hinein und bildet als Stroma (Stützgerüst) die spezifischen Gewebsanteile der Organe, das Parenchym. Es dient als Wasserspeicher und Verschiebeschicht. In ihm liegt ein großer Teil von Abwehrzellen, deshalb hat das lockere Bindegewebe eine wichtige Bedeutung für die Abwehr- und Regenerationsvorgänge.	• Überall im Körper zwischen den einzelnen Organteilen und Organen • In membranöser Form bei den serösen Häuten der Körperhöhlen • Im großen Netz (Omentum majus) • Unterhaut • Beckenboden

Gewebe	Bauart	Vorkommen
	Straffes Bindegewebe – geflechtartig	• Lederhaut (Corium) • Lederhaut der Augen (Skleren) • Harte Hirnhaut (Dura mater)
	– parallelfaserig	• Sehnen und Bänder • Aponeurosen (= flächenhafte Sehnen)
	– netzförmig (retikulär)	• Innenaufbau von Milz, Lymphknoten und Lymphfollikel, Mandeln • Knochenmark • Darmschleimhautbindegewebe
	– faserig (fibrillär)	• vor allem als Füllmaterial zwischen einzelnen Muskelbündeln
	Fettgewebe	• siehe Seite 10 und 11
Knorpelgewebe	**hyalines** Knorpelgewebe	• Skelettanlagen des Föten • Rippenknorpel • Nasenknorpel • Gelenkknorpel • Luftröhre (Trachea) • Bronchien
	elastisches Knorpelgewebe	• Ohrmuschel • äußerer Gehörgang • Kehldeckel (Epiglottis)
	faseriges Knorpelgewebe	• Schambeinfuge (Symphyse) • Zwischenwirbelscheiben (Disken) • Menisken
Knochengewebe	**fein- und grobfaseriges** Knochengewebe	• je nach Art der Beanspruchung gebaut, Vorkommen in allen Knochen
Muskelgewebe	**glatte Muskelzellen** (unwillkürlich)	• Magen- und Darmwand • Gebärmutter (Uterus) • Prostata • Harnleiter, Harnblase • Gefäßwandungen
	quergestreifte Muskelfasern (willkürlich)	• Skelettmuskulatur • Zunge, Schlund bis zum oberen Drittel der Speiseröhre • äußerer Schließmuskel des Anus und der Harnröhre
	quergestreifte Herzmuskelzellen (unwillkürlich)	• Herzmuskulatur (Myokard)

Gewebe	Bauart	Vorkommen
Nervengewebe	**Nervenzellen** (auch Neurozyten, Neurone oder Ganglienzellen genannt) mit **Gliazellen** (siehe S. 13)	• Hirn • Rückenmark • Periphere Nerven

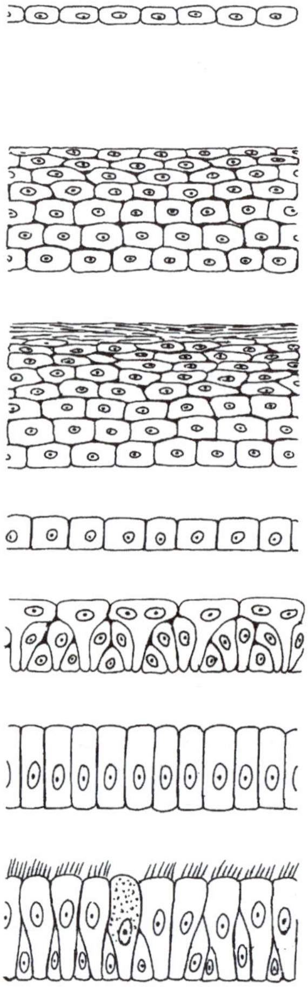

Epithelart	Vorkommen
einschichtiges Plattenepithel	Endothel (Glomeruli, Alveolen, Intima der Gefäße etc.) Mesothel (Auskleidung von serösen Höhlen)
unverhorntes mehrschichtiges Plattenepithel	Mundhöhle Speiseröhre (Oesophagus) Anus Vagina
verhorntes mehrschichtiges Plattenepithel	Gesamte Oberhaut (Epidermis)
einschichtiges kubisches Epithel	Nierenkanälchen Schilddrüse
gedehntes Übergangsepithel	Harnleiter und Harnblase (gefüllter Zustand)
einschichtiges Zylinderepithel	Magen bis After
mehrreihiges Zylinderepithel mit Flimmerbesatz und eingelagerter Becherzelle = respiratorisches Epithel	Nasenhöhle, Luftröhre Bronchialbaum und Tuben (Eileiter)

Abb. 3 **Schematische Darstellung der verschiedenen Epithelarten**

Fettgewebe

Fettgewebe ist eine Sonderform des retikulären Bindegewebes. Charakteristisch ist der Läppchenbau. Bestimmte Bindegewebszellen speichern Fett. Bei starker Abmagerung wird das Fett aus diesen Zellen mobilisiert. Die Zellen sind aber jederzeit bereit, wieder Fett zu speichern.

Speicherfett (auch Reserve- oder Depotfett)

Dieses Fett kommt hauptsächlich im Gekröse des Darmes und in der Unterhaut vor. Seine Aufgaben sind: **Kaloriendepot**, Isolierung und dadurch *Schutz vor Kälte.*

Baufett

Dieses Fett finden wir an den Handtellern, Fußsohlen, um Nieren und Augen, als Gesäßpolster und bei der weiblichen Brustdrüse. Es ist wichtig für **Polsterung und Formgebung** an diesen Stellen und wird in Hungersnot zuletzt abgebaut.

Drüsen

Epithelzellen können sich in der Fetalentwicklung spezialisieren, um einen Wirkstoff (Sekret, Hormon) zu produzieren.

Endokrine Drüsen: nur teilweise aus Epithelgewebe gebaut, siehe Mikroskopie der einzelnen endokrinen Drüsen. Produkt **Hormon,** wird direkt an die Blutbahn abgegeben.

Exokrine Drüsen: Produkt **Sekret**, wird an eine innere oder äußere Oberfläche abgegeben.

Exokrine Drüsen werden nach **Form** und **Sekretionsvorgang** unterschieden.

Form

Bläschenförmige (alveoläre) Drüsen z. B. Brustdrüse

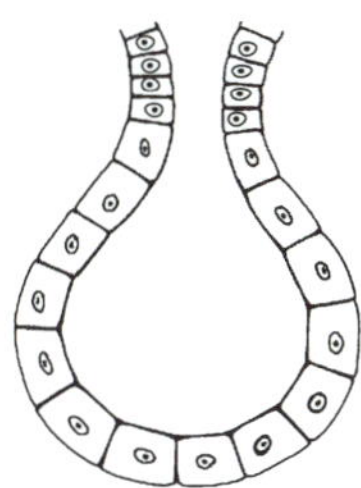

Schlauchförmige (tubulöse) Drüsen z. B. Schleimdrüsen

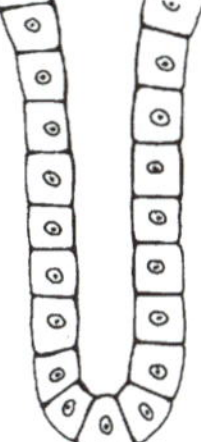

Beerenförmige (azinöse) Drüsen z. B. Ohrspeicheldrüse

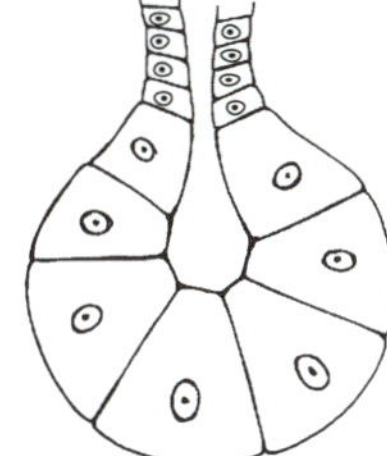

Abb. 4

Sekretionsvorgang

Ekkrine Drüsen. Die Drüsenzellen dieser Drüsen bleiben nach der Sekretion intakt.

Vorkommen:
seröse Drüsen (bilden dünnflüssiges, meist enzymhaltiges Sekret)
z. B. Ohrspeicheldrüse
Tränendrüse
Pankreas
Brunnersche Drüsen im Zwölffingerdarm

muköse Drüsen (bilden zähflüssiges, schleimiges Sekret)
z. B. Drüsen im Rachen und an der Zungenwurzel (sog. Gleitspeichel)
Cowpersche Drüsen an der männlichen Harnröhre
Drüsen am Gebärmutterhals

gemischte Drüsen (bilden gemischtes Sekret)
z. B. Unterkieferdrüse
Unterzungendrüse
Schleimdrüschen in Mund und Atemwegen

Apokrine Drüsen. Bei ihnen wird ein großer Teil der Drüsenzelle als Sekret abgestoßen.

Vorkommen: Duftdrüsen der Achselhaut
Milchdrüse (Bildung von Milch und Vormilch = Kolostrum)
Prostata, Samenblase

Holokrine Drüsen. Die Drüsenzellen dieser Drüsen gehen bei der Sekretproduktion zugrunde, so daß der Zelleib selber in Sekret übergeht. Es müssen ständig neue Drüsenzellen nachgebildet werden.

Vorkommen: Talgdrüsen.

Interzellularsubstanz (Zwischenzellsubstanz)

Wenn die Zellen eines Gewebes ganz direkt aneinanderliegen und viele Kontakte (Interzellularbrücken) miteinander haben, spricht man von *Epithelgewebe.* Bei anderen Geweben liegen große Zwischenräume zwischen den Zellen und sind mit Interzellularsubstanz gefüllt, z. B. *Binde- und Stützgewebe.* Die Zwischenzellsubstanz charakterisiert jeweils die Gewebeart. So scheiden z. B. Knorpelzellen viel Interzellularsubstanz und Fasern aus und geben dem Knorpel dadurch *Elastizität.* Knochenzellen geben leimbildende (kollagene) Fasern in ihre mit *Kalksalzen* angereicherte Interzellularsubstanz. Die Fasern und die Kalksalze sind miteinander verbunden und verleihen so dem Knochen seine bekannte Härte. Bei mangelhaftem Einbau von Kalksalzen und anderen Mineralstoffen bzw. einer verstärkten Kalkmobilisation aus dem Knochen (Vitamin-D-Mangel, beim Kind = Rachitis, beim Erwachsenen = Osteomalazie) kommt es zu erhöhter Weichheit des Knochens. Dieser wird biegsam und kann sich verformen (siehe Pathologie).

Vermindert sich das Knochengewebe durch gesteigerten Knochenabbau, wird der Knochen brüchig (Osteoporose). (Siehe Pathologie.)

An Stelle von Interzellularsubstanz finden wir beim Nervengewebe das sog. *Glia- oder Nervenzellenstützgewebe* (auch einfach Glia genannt). Die Glia besteht ihrerseits wieder aus einzelnen Zellen, den Gliazellen. (Siehe Nervensystem.) Man kann die Glia als eine Art von «Nervenbindegewebe» verstehen.

Testfragen: Histologie

1. Nennen Sie die vier Hauptgruppen der Gewebe. (S. 7 bis 9)
2. Nennen Sie die verschiedenen Epithelarten und dazu je einen Ort ihres Vorkommen. (S. 7)
3. Welche Binde- und Stützgewebe kennen Sie? (S. 8 u. 9)
4. Nennen Sie die Untergruppen der Binde- und Stützgewebe und jeweils ein Beispiel ihres Vorkommens. (S. 8 u. 9)
5. Welche verschiedenen Muskelgewebe kennen Sie und wo kommen sie vor? (S. 9)
6. Wo gibt es im Körper Nervengewebe? (S. 10)
7. Nennen Sie die Fettgewebe und ihre Aufgaben. (S. 10 u. 11)
8. Erklären Sie den Unterschied zwischen exokrinen und endokrinen Drüsen. (S. 11)
9. Was wissen Sie über die Interzellularsubstanz? (S. 12)

Allgemeine Knochenlehre

Wesentliche Aufgaben der Knochen
- Stützfunktion und Formgebung
- Schutz mancher Organe
- Passiver Bewegungsapparat

Knochenbildung

Indirekte Verknöcherung (Ossifikation)

Die meisten Knochen entwickeln sich vor der Geburt über eine besondere Bindegewebsart zu hyalinem Knorpelgewebe. Die endgültige Verknöcherung (durch Abbau der Knorpelsubstanz und Einbau von Knochensubstanz samt Kalksalzeinlagerungen, siehe Histologie S. 9) geschieht erst während dem Wachstum des Kindes und findet seinen Abschluß im dritten Lebensjahrzehnt.

Direkte Verknöcherung (Ossifikation)

Die Schädeldachknochen und ein Teil der Gesichtsknochen entstehen direkt aus embryonalem Bindegewebe, ohne knorpelige Zwischenstufe.

Knochenwachstum

Dickenwachstum

Verantwortlich dafür ist eine innere Schicht der Knochenhaut (Periost), die sog. *Cambiumschicht,* indem sie bis zum Abschluß des Wachstums ständig neue Knochenschichten bilden kann.

Längenwachstum

Verantwortlich dafür ist die knorpelige *Epiphysenfuge.* Deren Knorpel wächst in der Dicke und treibt Schaft und Epiphyse auseinander. Gleichzeitig wird ihr schaftwärts gelegener Teil in Knochen umgebaut. Nach Wachstumsende wird sie ganz in Knochen umgebaut und ist nur noch als *Epiphysenlinie* (siehe Abb. 6) zu erkennen.

Aufgaben und Funktionen der Knochen

- Stützfunktion
- Schutz von Organen
- Formgebung
- Passiver Bewegungsapparat
- Ansatzstelle für Muskeln und Sehnen

Makroskopie

Knochenformen	Vorkommen
Röhrenförmige Knochen	Extremitäten
Platte Knochen	Schädel Schulterblatt Sternum Rippen Becken
Kurze unregelmäßige und würfelförmige Knochen	Gesichtsknochen Handwurzelknochen Fußwurzelknochen Wirbel

Abb. 5

Bestandteile eines Röhrenknochens

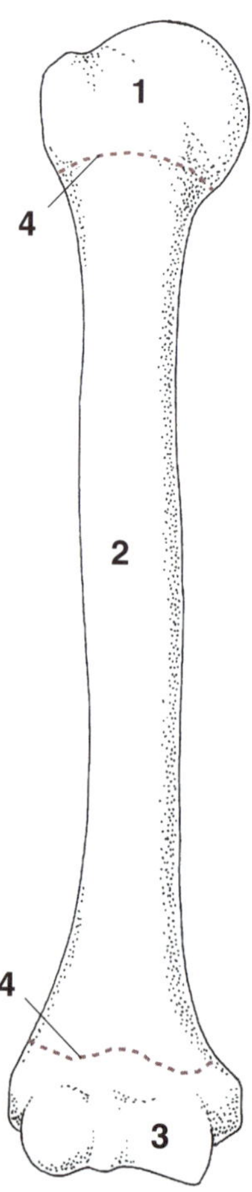

Abb. 6 **Knochen von außen**
(z. B. Oberarmknochen)

1 Proximales Knochenende (Epiphyse)
2 Knochenschaft (Diaphyse)
3 Distales Knochenende (Epiphyse)
4 Wachstumslinie (Epiphysenlinie) beim Kind knorpelig, beim Erwachsenen verknöchert.

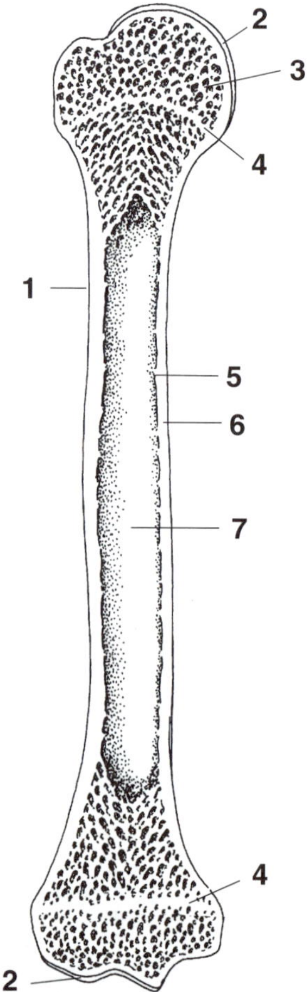

Abb. 7 **Knochen von innen**
(z. B. Oberarmknochen eines Erwachsenen)

1 Knochenhaut (Periost)
2 Knorpelüberzug (Hyaliner Knorpel), schützt den Knochen vor Druck und Reibung
3 Knochenbälkchenstruktur (Spongiosa) mit rotem blutbildendem Knochenmark
4 Verknöcherte Wachstumslinie (Epiphysenlinie)
5 Innere Knochenhaut (Endost)
6 Kompakte Knochenmasse (Compacta)
7 Markhöhle mit gelbem verfettetem Knochenmark

Mikroskopie und Physiologie

Der fertige Knochen (Compacta wie Spongiosa) besteht aus unzähligen, 2–5 μm dicken Lamellen, die eine bestimmte, für die Belastung optimale Anordnung zeigen.

Die Knochensubstanz ist druck- und zugfest. Trotz seiner relevanten Härte ist der Knochen als *lebende Substanz* zu verstehen, welche viele Zellen enthält, die untereinander in Verbindung stehen und den Stoffaustausch vollziehen.

Die **Blutversorgung** des Knochens ist gut und der *Stoffaustausch* relativ hoch, so daß die Ernährung des Knochens gewährleistet ist (so wird z.B. die gesamte Calciumsubstanz in etwa 200 Tagen ausgetauscht).

Die *Regenerationsfähigkeit* des Knochens ist dank der guten Blutversorgung und des regen Stoffaustausches gut. So wird bei einem Knochenbruch (Fraktur) von Periost und Endost neue, zunächst unverkalkte Knochensubstanz (Kallus) in die Bruchlücke gebildet, die dann alsbald verkalkt und durch Umbau unter Belastung den Anforderungen angepaßt wird (siehe Pathologie).

Knochenmark

Das rote blutbildende Knochenmark, das für die Bildung einer Vielzahl wichtiger Blutzellen verantwortlich ist, finden wir in den Epiphysen der Röhrenknochen, in den platten Knochen und zum Teil in den würfelförmigen Knochen. Beim Embryo und beim kleinen Kind sind auch die Markhöhlen der Diaphysen mit rotem Knochenmark gefüllt. Hier verfettet das Mark allerdings mit zunehmendem Wachstum.

Knochenverbindungen

Unechte Gelenke, auch Fugen und Haften (Synarthrosen)

- **Bindegewebige Verbindungen** (Syndesmosen) finden wir bei den Fontanellen des Neugeborenen und zwischen den beiden Knochen des Vorderarms und Unterschenkels als Membrana interossea.
- **Knorpelige Verbindungen** (Synchondrosen) finden wir bei der Schambeinfuge (Symphyse), bei der Verbindung zwischen Rippen und Brustbein (Sternum) (siehe S. 26), sowie bei der Epiphysenlinie des kindlichen Röhrenknochens und bei den Bandscheiben der Wirbelsäule. Wir sprechen auch von Knorpelhaft.
- **Knöcherne Verbindungen** (Synostosen) finden wir beim Schädel, beim Kreuzbein (Os sacrum), beim Hüftbein (Os coxae) und bei der Epiphysenlinie des Erwachsenen. Wir sprechen auch von Knochenhaft.

Echte Gelenke (Diarthrosen)

Diarthrosen sind Organe, die Skelettabschnitte beweglich miteinander verbinden. Sie haben dabei eine Vielfalt mechanischer Aufgaben, die hier kurz zusammengefaßt werden sollen:

1. • *Gewährleistung* bestimmter *Bewegungsrichtungen.*
   • *Hemmung* anderer Bewegungsrichtungen.
   • Hemmung eines Bewegungsausschlags und damit Verhinderung von Überdehnungen etc., was dank Gelenkflächen und Bändern möglich ist.
2. • Gewährleistung leichter, möglichst *reibungsloser Beweglichkeit.*
3. • Unterstützung ausreichenden *Zusammenhalts*, d.h. bei Beanspruchung auf Zug (der Zusammenhalt wird hauptsächlich durch Muskulatur und Bänder gesichert).
4. • *Auffangen des Druckes* beim Stehen und Aufspringen, wobei das einzig druckauffangende Gewebe des Körpers der Knorpel ist, welcher spezifisch dafür gebaut ist.

Charakteristische Zeichen eines echten Gelenkes

Als charakteristische Zeichen eines echten Gelenkes können wir zusammenfassend aufzählen:

- *Gelenkkapsel* (besteht aus der feinen Gelenkinnenhaut und der äußeren derben Bindegewebsfaserschicht und schließt den Gelenkspalt zwischen den beiden Skelettenden nach außen ab).
- *Gelenkspalt* (mit wenig fadenziehender Schmierflüssigkeit = Synovialflüssigkeit, wird von der Gelenkinnenhaut gebildet. Der Gelenkspalt, auch Gelenkhöhle, ist normalerweise sehr schmal = kapillare Spalte).
- *Gelenkbänder* (halten das Gelenk zusammen und erlauben die optimale Gelenkbeweglichkeit).
- *Hyaliner Knorpelüberzug* (siehe Abb. 7, Seite 16).
- *Beweglichkeit* zweier oder mehrerer Knochen gegeneinander.
- *Zwischenscheiben*
  Bei einigen Gelenken finden wir Zwischenscheiben, sog. *Disci* oder *Menisci.* Disci trennen einen Gelenkraum vollständig in zwei Höhlen, Menisci dagegen nur teilweise. Es handelt sich um kleine in Gelenke eingefügte Faserknorpelscheiben.

Disci: Man kann sie als ins Gelenk verlagerte Bänder verstehen, die der Beweglichkeit und Stabilität des Gelenkes dienen. Wegen ihrer Anwesenheit ist eine Übereinstimmung (Kongruenz) der Gelenkflächen nicht erforderlich.

Vorkommen:
- Kiefergelenk
- Sternoklavikulargelenk
- Ulno-karpalgelenk

Die Bandscheiben oder Zwischenwirbelscheiben (Disci intervertebrales) spielen als faserknorpelige Verbindung von Wirbelkörpern und wegen ihrem gallertigen Kern (Nucleus pulposus) eine Sonderrolle und werden daher auch gesondert besprochen (siehe S. 26).

Menisci: Diese füllen – im Gegensatz zu den Disci – Unübereinstimmungen (Inkongruenzen) der beiden aneinandergrenzenden Gelenkflächen aus.

Vorkommen: – Kniegelenk
– Kleine Wirbelgelenke

Disci und Menisci haben vor allem die Aufgabe, die Beweglichkeit in den Gelenken gegenüber einer einfacheren Gelenkart zu erhöhen. Weil sie dabei bei Belastung auch Druck ausgesetzt sind, sind sie dafür mit Einlagerung von Knorpelsubstanz (Faserknorpel) ausgestattet. Vielfach wird von ihnen auch eine Funktion als Stoßdämpfer angenommen.

- *Synovia.* Die von der Gelenkinnenhaut (Membrana synovialis) abgesonderte Flüssigkeit hat einerseits *Ernährungsfunktion* für den Knorpel, andererseits die Aufgabe der *Reibungsverminderung* der beiden Gelenkflächen.

Gelenkformen

Nach der Gestalt der Gelenkflächen und den daraus resultierenden Bewegungsmöglichkeiten unterscheidet man verschiedene Gelenkformen:

Scharniergelenke erlauben nur Bewegungen in einer Ebene. Wir finden sie bei vielen *Röhrenknochenverbindungen* (z. B. Ellbogen = humeroulnares Gelenk, Finger- und Zehengelenke, oberes Sprunggelenk etc.).

Kugelgelenke sind kugelschalenähnliche Gelenkflächen. Sie erlauben Bewegungen in jede Richtung. Wir finden sie beim *Schultergelenk* und beim *Hüftgelenk.*

Rad- oder Drehgelenke finden wir bei den *Vorderarmknochen* Elle (Ulna) gegen Speiche (Radius), bei den *ersten beiden Halswirbelknochen* Träger (Atlas) und Dreher (Axis) und beim *unteren Sprunggelenk* (siehe S. 35).

Sattelgelenk. Dieses Gelenk finden wir zwischen Handwurzel und Mittelhandknochen des Daumens. Es erlaubt eine ganz bestimmte Beweglichkeit (Bewegungen um zwei Achsen) des Daumens.

Eigelenke finden wir beim *Handgelenk* und zwischen dem *Hinterhauptsbein* (Os occipitale) und dem *Träger* (Atlas). Diese Gelenke erlauben Bewegungen um zwei Hauptachsen in alle Richtungen außer der Drehung.

Gliederung des Skeletts

Schädel	Schädeldach Schädelbasis Gesichtsschädel
Achsenskelett	Wirbelsäule Brustbein (Sternum) Rippen
Extremitätengürtel	Schultergürtel mit Schulterblatt (Scapula) und Schlüsselbein (Clavicula) Beckengürtel mit Hüftbeinen
Extremitäten	Armskelett mit Knochen der Arme und Hände Beinskelett mit Knochen der Beine und Füße

Begriffserläuterungen

Zum Verständnis verschiedener Angaben bei der speziellen Knochenlehre sind ein paar Begriffserläuterungen notwendig:

distal	– vom Rumpf weg
proximal	– zum Rumpf hin
medial	– gegen die Mitte
lateral	– gegen die Seite (seitlich nach außen)
dorsal	– nach dem Rücken hin liegend
ventral	– nach dem Bauch hin liegend
cranial	– kopfwärts
caudal	– schwanzwärts (beim Menschen gegen Ende der Wirbelsäule)
superior	– der obere
inferior	– der untere
posterior	– der hintere
anterior	– der vordere
cervical	– zum Hals gehörend
thoracal	– zum Brustkorb gehörend
lumbal	– zur Lende gehörend
sacral	– zum Kreuzbein gehörend
coccygeal	– zum Steißbein gehörend

Spezielle Knochenlehre

Schädel

Schädeldach (auch Schädelkalotte)

Beim Neugeborenen sind die Schädeldachknochen noch bindegewebig und beweglich untereinander verbunden.
Die Knochenlücken am kindlichen Schädel nennen wir **Fontanellen.**

Beim Erwachsenen finden wir die **Knochennähte,** welche die einzelnen Knochen unbeweglich untereinander verbinden.

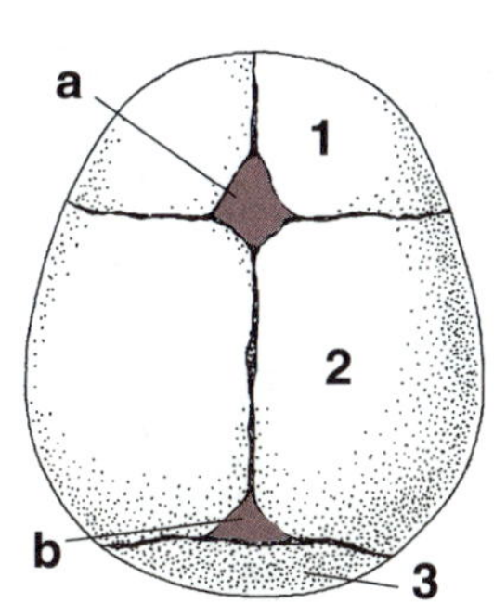

a

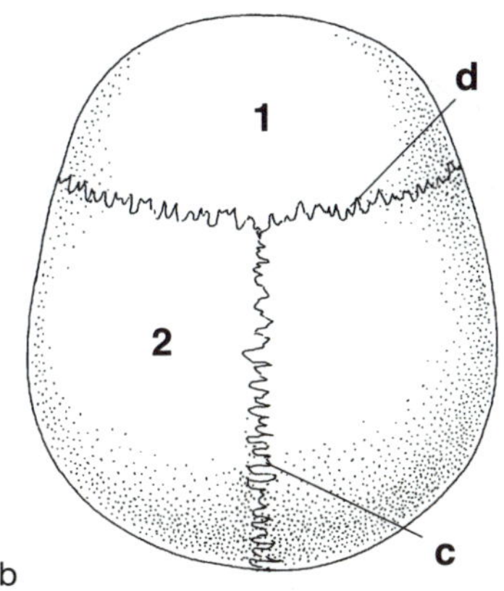

b

Abb. 8 **Verbindung der Schädeldachknochen**

a **Beim Neugeborenen**
1 Stirnbein (Os frontale)
2 Scheitelbein (Os parietale)
3 Hinterhauptsbein (Os occipitale)

a Große Fontanelle (Stirnfontanelle)
b Kleine Fontanelle (Hinterhauptsfontanelle)

b **Beim Erwachsenen**
1 Stirnbein (Os frontale)
2 Scheitelbein (Os parietale)
3 Das Hinterhauptsbein ist beim Erwachsenen bei der Schädelansicht von oben nicht mehr zu sehen.

c Pfeilnaht
d Kranznaht
Die Lambdanaht (Verbindung zwischen den Scheitelbeinen und dem Hinterhauptsbein) und die Schuppennaht (Verbindung zwischen den Scheitelbeinen und den Schläfenbeinen) sind hier nicht sichtbar (siehe Abb. 10 S. 23 zwischen 2 und 3).

Schädelbasis

Wenn wir die Schädelkalotte wegnehmen und von oben auf die Schädelbasis schauen, sehen wir folgende Knochen:

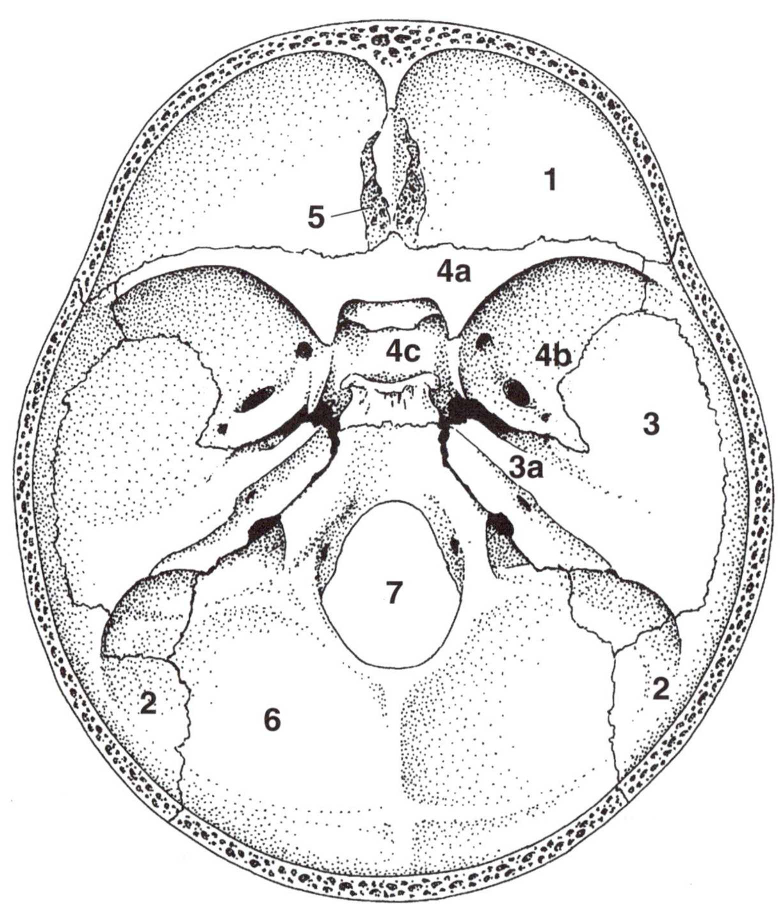

Abb. 9 **Schädelbasis**

1 Stirnbein (Os frontale) bildet hier vordere Schädelgrube
2 Scheitelbein (Os parietale)
3 Schläfenbein (Os temporale)
3a «Felsenteil» (Pars petrosa) des Schläfenbeins Sitz des Hör- und Gleichgewichtsorgans
4 Keilbein (Os sphenoidale)
4a Kleiner Keilbeinflügel (Ala minor)
4b Großer Keilbeinflügel (Ala major), bildet hier mittlere Schädelgrube
4c Türkensattel (Sella turcica), Sitz der Hirnanhangsdrüse (Hypophyse)
5 Siebplatte des Siebbeins (Os ethmoidale) Durchtritt der Riechnervenfasern
6 Hinterhauptsbein (Os occipitale) bildet hier hintere Schädelgrube
7 Großes Hinterhauptsloch, Grenze zwischen dem verlängerten Mark und dem Rückenmark

Gesichtsschädel

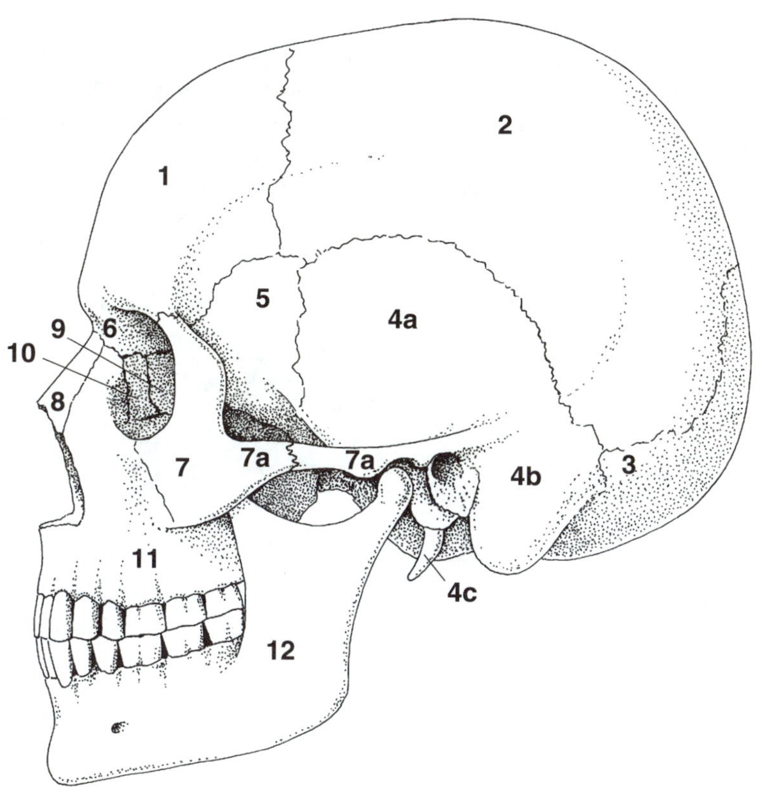

Abb. 10 **Schädel** von der Seite

1 Stirnbein (Os frontale)
2 Scheitelbein (Os parietale)
3 Hinterhauptsbein (Os occipitale)
4 Schläfenbein (Os temporale)
 a Schuppenteil (Pars squamosa)
 b Warzenfortsatz (Processus mastoideus)
 c Griffelfortsatz (Processus stylodeus)
5 Von außen sichtbarer Teil des großen Keilbeinflügels (Ala major)
6 Dach der Augenhöhle (Orbita), wird vom Stirnbein gebildet
7 Jochbein (Os zygomaticum), mit
 a Jochbogen (Arcus zygomaticus) vom Jochbein und Schläfenbein gebildet
8 Nasenbein (Os nasale)
9 Siebbein (Os ethmoidale)
10 Tränenbein (Os lacrimale)
11 Oberkiefer (Maxilla)
12 Unterkiefer (Mandibula)

Die Nummern 1–6 bilden den Hirnschädel.
Die Nummern 7–12 bilden den Gesichtsschädel.

Achsenskelett

Wirbelsäule

Als Achse unseres Skeletts hat die Wirbelsäule die Aufgaben, den **Schädel zu tragen,** unseren **Körper aufrecht zu halten** und dank großer Elastizität (diese ist wegen der Gliederung in zahlreiche einzelne Wirbel mit dazwischenliegenden Bandscheiben und der schwach S-förmigen Krümmung gegeben), als **Federung zu dienen.** Außerdem kann die Wirbelsäule **optimal bewegt werden,** da die ersten 24 Wirbel untereinander echte Gelenke bilden und somit gegeneinander beweglich sind. Die Wirbelsäule dient außerdem als **Schutz des Rückenmarks.**

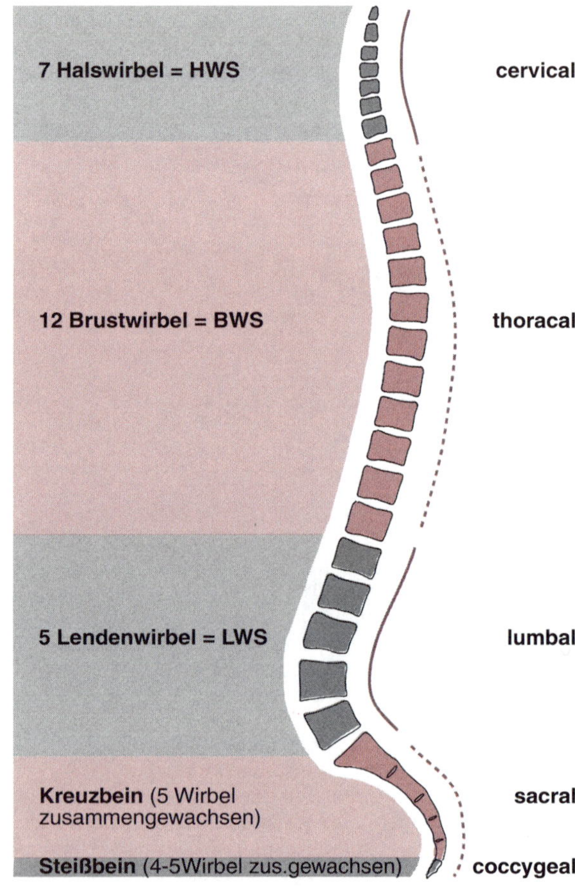

Abb. 11 **Bau und Gliederung der Wirbelsäule**

(Krümmung nach vorn = Lordose

⁝ Krümmung nach hinten = Kyphose

Die 24 Wirbel der Hals-, Brust- und Lendenwirbelsäule bilden den beweglichen Teil der Wirbelsäule. Die einzelnen Wirbel sind mehr oder weniger alle gleich gebaut mit Ausnahme von Atlas (Träger) und Axis (Dreher). Der Atlas hat keinen Wirbelkörper und dreht sich um den «Zahn» des Axis. Je weiter unten ein Wirbel liegt, desto größer ist die Last, die er zu tragen hat und desto stärker muß er deshalb gebaut sein. Die Wirbel der Brustwirbelsäule sind mit den Rippen gelenkig verbunden, und zwar durch diarthrotische Gelenke. Das Kreuzbein (Os sacrum) ist gelenkig mit dem Darmbein (Os ilium) verbunden. Hier haben wir als Gelenkverbindung ein zwar bewegliches Gelenk, das durch die straffen Kreuzbein-Darmbein-Bänder aber praktisch unbeweglich gemacht wird (Amphiarthrose).

Die Kreuzbeinwirbel und die Steißbeinwirbel bilden den in sich unbeweglichen Teil der Wirbelsäule. Sie sind während der Kindheit je unter sich verschmolzen. Das Kreuzbein (Os sacrum) des Erwachsenen hat fünf verknöcherte Wirbel, das Steißbein (Os coccygis) vier bis fünf.

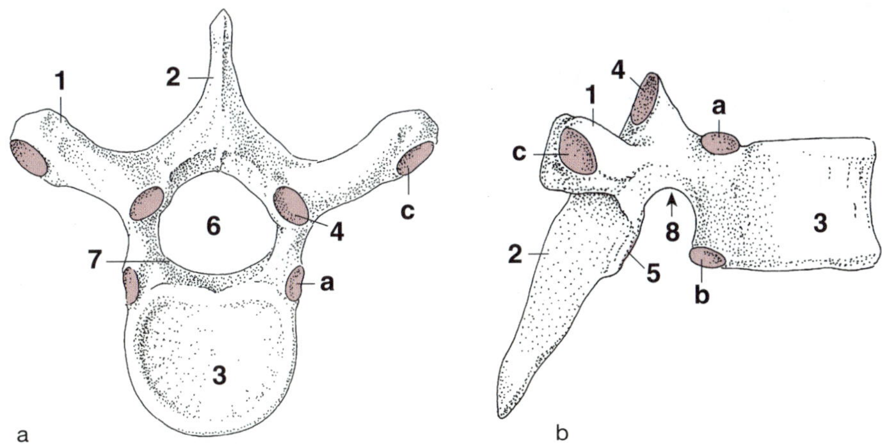

Abb. 12 **Grundform des Wirbels** (dargestellt am 6. Brustwirbel)

a von oben; b von der rechten Seite

1 Querfortsätze
2 Dornfortsatz
3 Wirbelkörper (mit rotem Knochenmark)
4 Obere Gelenkfläche (Verbindung mit 5. Brustwirbel)
5 Untere Gelenkfläche (Verbindung mit 7. Brustwirbel)
6 Wirbelloch (enthält das Rückenmark)
7 Wirbelbogen (rund um das Wirbelloch)
8 Eindellung für Zwischenwirbelloch (Austrittsstelle von Rückenmarksnerven)

Baumerkmale, die nur dem Brustwirbel eigen sind:

a Obere Gelenkflächen für Rippenköpfchen
b Untere Gelenkfläche für Rippenköpfchen
c Gelenkfläche für Rippenhöckerchen

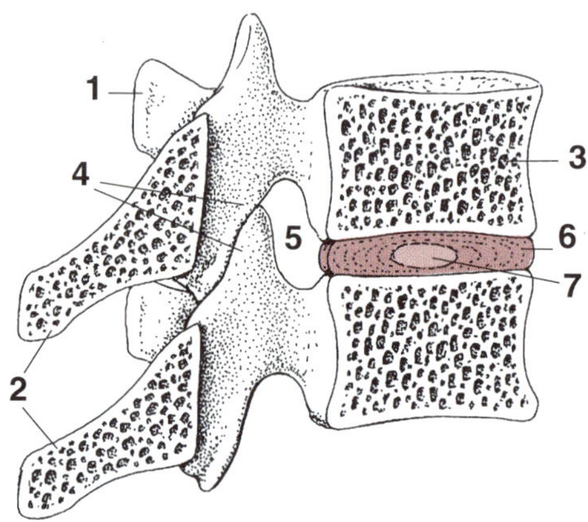

Abb. 13 **Wirbelsäule-Sagittalschnitt**

1 Querfortsatz
2 Dornfortsatz
3 Wirbelkörper
4 Wirbelgelenk
5 Zwischenwirbelloch (Austrittsstelle von Rückenmarksnerven)
6 Zwischenwirbelscheibe (Discus intervertebralis)
7 Gallertkern (Nucleus pulposus) in der Zwischenwirbelscheibe

Die *Bandscheiben* (Disken) stellen eine *faserknorpelige Verbindung* zwischen den Wirbelkörpern her. Dank ihrem faserringartigen Aufbau und dem *gallertigen Kern* (Nucleus pulposus) können sie die Aufgaben der *Federung*, der *Beweglichkeit* und des *Druckausgleichs* erfüllen.

Brustkorb (Thorax)

Zum Brustkorb (Thorax) gehören, neben der bereits besprochenen **Brustwirbelsäule,** das **Brustbein** (Sternum) und die **Rippen** (Costae). Das Brustbein ist ein platter Knochen. Hier kann zu diagnostischen Zwecken rotes Knochenmark entnommen werden. Wir sprechen dann von einer *Sternalpunktion.*

Von den zwölf Rippenpaaren sind **sieben** direkt mit dem Brustbein verbunden. Wir nennen sie **echte Rippen.**

Zwischen der ersten Rippe und dem Brustbein finden wir eine **knorpelige Verbindung.** Zwischen den 2.–5. Rippen (meist auch 6. und 7. Rippe) und dem Brustbein finden wir **echte Gelenkverbindungen.**

Die übrigen **fünf** Rippenpaare nennen wir **falsche Rippen,** da sie nur indirekt oder gar nicht mit dem Brustbein verbunden sind.

Die Rippen acht, neun und zehn (die ersten drei der falschen Rippen) sind **knorpelig** untereinander verbunden und an dem untersten echten Rippenpaar, ebenfalls **knorpelig,** befestigt. Sie bilden den Rippenbogen. Die **beiden untersten** Rippenpaare enden **frei** in der Muskulatur. Wir sprechen deshalb auch von **freien Rippen.**

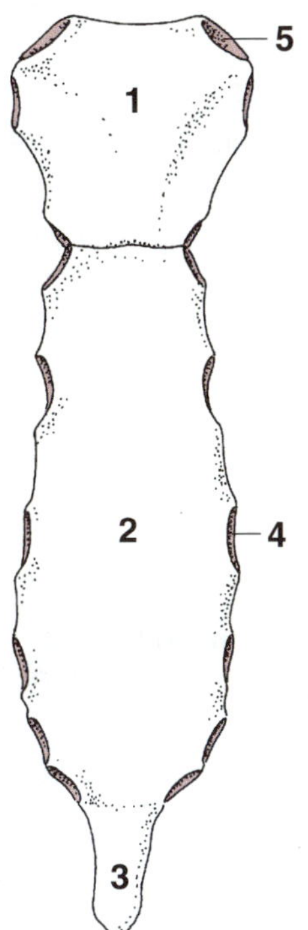

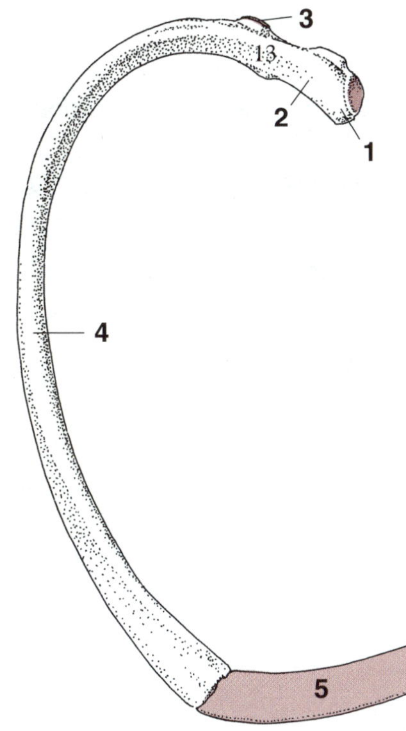

Abb. 14 **Brustbein** (Sternum) von vorne

1 Handgriff
2 Brustbeinkörper
3 Schwertfortsatz
4 Gelenkflächen für Verbindung mit den Knorpeln der sieben echten Rippen (auf dieser Abbildung sind diese Gelenkflächen gefärbt angegeben)
5 Gelenkfläche für echtes Gelenk mit Schlüsselbein (Clacivula)

Abb. 15 **Rippenknochen** (Os costale) von oben

1 Rippenköpfchen für echtes Gelenk mit der Brustwirbelsäule
2 Rippenhals
3 Rippenhöckerchen, ebenfalls gelenkig mit der Brustwirbelsäule verbunden
4 Rippenkörper
5 Knorpeliger Fortsatz der Rippe zum Brustbein

1 und 3 siehe Abb. 12a bis c

Extremitätengürtel

Schultergürtel

Der Schultergürtel mit dem Schulterblatt (Scapula) und dem Schlüsselbein (Clavicula) verbindet den Rumpf mit der oberen Extremität. Hinten am Schulterblatt finden wir eine vorspringende, durch die Haut gut tastbare rauhe Kante, *Schulterblattgräte* (Spina scapulae) genannt. Sie ist eine wichtige *Ansatzstelle für Muskeln und Sehnen.*

Gelenkverbindungen

Schulterblatt (Acromion) zum Schlüsselbein = echtes Gelenk

Schulterblatt (Rabenschnabelfortsatz) zum Schlüsselbein = unechtes Gelenk (Bandverbindung = Syndesmose)

Schulterblatt zum Oberarmknochen = echtes Gelenk (Kugelgelenk)

Schlüsselbein zum Brustbein = echtes Gelenk

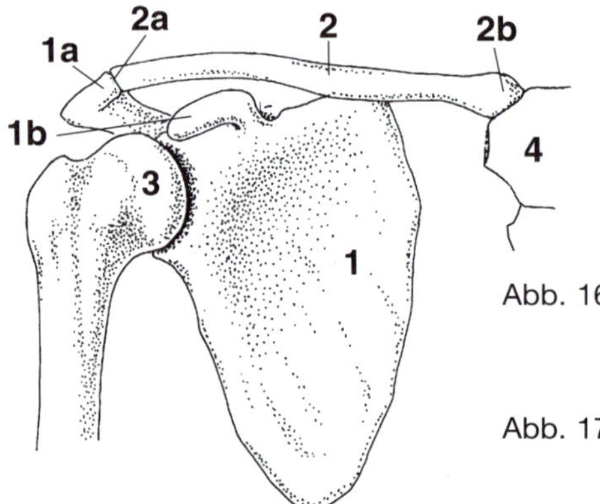

Abb. 16 **Rechtes Schulterblatt** (Scapula) von vorne, mit den verschiedenen Gelenkverbindungen

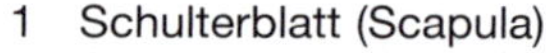

Abb. 17 **Linkes Schulterblatt** (Scapula) von hinten, mit den verschiedenen Gelenkverbindungen

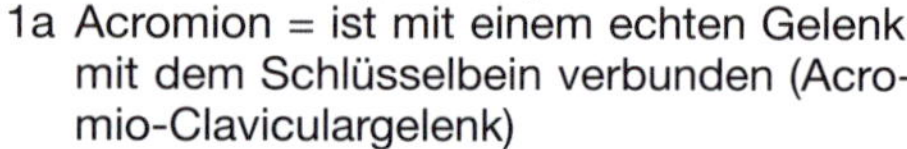

1 Schulterblatt (Scapula)
1a Acromion = ist mit einem echten Gelenk mit dem Schlüsselbein verbunden (Acromio-Claviculargelenk)
1b Rabenschnabelfortsatz (Processus coracoideus) = bandhafte Verbindung mit dem Schlüsselbein
1c Schulterblattgräte (Spina scapulae) des Schulterblattes
2 Schlüsselbein (Clavicula)
2a Gelenkfläche für echte Gelenkverbindung mit Schulterblatt
2b Gelenkköpfchen für echte Gelenkverbindung mit Brustbein
3 Gelenkkopf (Caput humeri) des Oberarmknochens (Humerus) für Kugelgelenkverbindung mit Schulterblatt
4 Brustbein (Sternum)

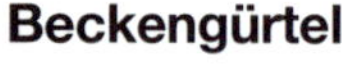

Beckengürtel

Der Beckengürtel, aufgrund seiner Bauart auch Beckenring genannt, verbindet den Rumpf mit den unteren Extremitäten. Seine Aufgabe ist es, die *Körperlast gleichmäßig* über die Hüftgelenke *auf die Beine zu übertragen.* Außerdem sind die rauhen Stellen und Vorsprünge des Beckens ebenfalls *Ansatzstellen für Muskeln und Sehnen.*

Das Becken wird anatomisch in das **große und kleine Becken** eingeteilt. Im großen Becken liegt ein wesentlicher Anteil der Dünndarmschlingen. Im kleinen Becken sind die Harnblase und der Mastdarm (Rectum) zu finden, bei der Frau zudem die Gebärmutter (Uterus) und die Eierstöcke (Ovarien).

Je ein Darmbein, Schambein und Sitzbein zusammen bilden ein **Hüftbein** (Os coxae). Diese drei Knochen bilden an der dicksten Stelle eine halbkugeylige Aushöhlung, die *Hüftgelenkspfanne* (Acetabulum). Hier ist das Becken mittels einem Kugelgelenk mit dem Oberschenkelknochen (Femur) verbunden.

Darmbeine und Schambeine zusammen bilden das *große Becken.* Kreuzbein, Steißbein und Sitzbeine zusammen bilden das *kleine Becken.* Der *Darmbeinkamm* und der *vordere obere Darmbeinstachel* sind wichtige *Markierpunkte für die ventro-gluteale Injektion* (siehe Krankenpflege). Das Darmbein wird auch für die Punktion von Knochenmark verwendet (siehe Pathologie).

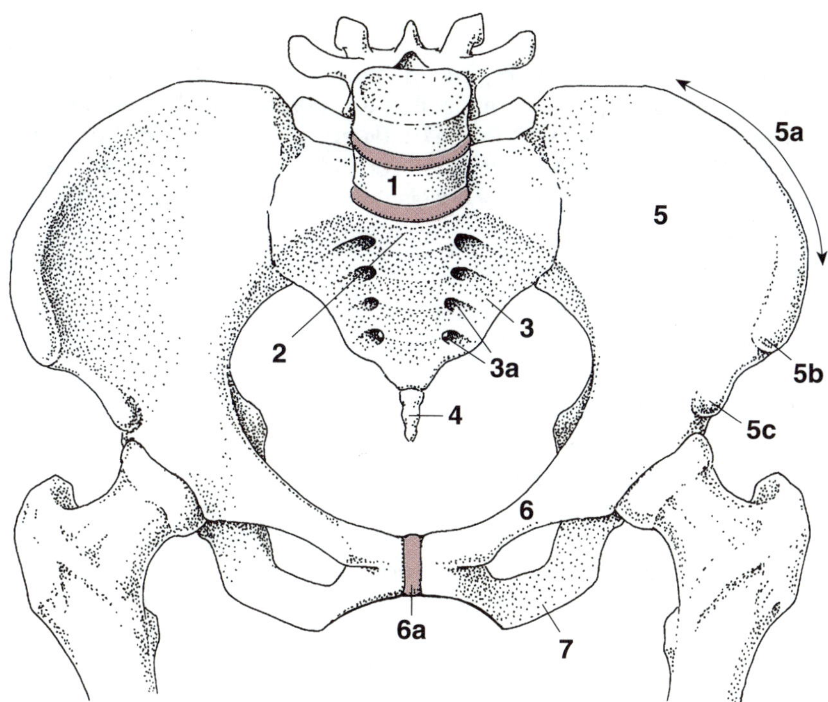

Abb. 18 **Knöchernes Becken** (Pelvis)

1 Lendenwirbel
2 Vorgebirge (Promontorium)
3 Kreuzbein (Os sacrum)
3a Zwischenwirbellöcher des Kreuzbeins
4 Steißbein (Os coccygis)
5 Darmbein (Os ilium)
5a Darmbeinkamm (Crista iliaca)
5b Vorderer oberer Darmbeinstachel (Spina iliaca anterior superior)
5c Vorderer unterer Darmbeinstachel (Spina iliaca anterior inferior)
6 Schambein (Os pubis)
6a Schamfuge oder Schambeinfuge (Symphyse)
7 Sitzbein (Os ischii)

Extremitäten

Obere Extremitäten (Arme und Hände) auch Armskelett

Gelenkverbindungen

– Schultergelenk

Oberarmknochen (Humerus) zum Schulterblatt (Scapula) = **Kugelgelenk.** Das Schultergelenk ist das frei beweglichste Gelenk unseres Körpers und deshalb auch das Gelenk, bei dem am häufigsten Verrenkungen (Luxationen) vorkommen.

– Ellbogengelenk

Es ist dadurch gekennzeichnet, daß in ihm drei Knochen gelenkig verbunden sind, nämlich der Oberarmknochen (Humerus) und die beiden Unterarmknochen Elle (Ulna) und Speiche (Radius). Für die gelenkige Verbindung zwischen Oberarm und Unterarm ist von den Unterarmknochen die Elle (Ulna) der Hauptknochen, für jene zwischen Unterarm und Hand die Speiche (Radius).

Wir unterscheiden drei Teilgelenke:

- Oberarmknochen (Humerus) zu Elle (Ulna)
  (= Articulatio humero-ulnaris)
  Dieses Gelenk ist ein **Scharniergelenk** und das Hauptgelenk für Beuge- und Streckbewegungen.
- Oberarmknochen (Humerus) zu Speiche (Radius)
  (= Articulatio humero-radialis)
  Nach der Form der Gelenkkörper wäre dies ein **Kugelgelenk.** Durch ein Band (Ligamentum anulare radii) wird die Speiche (Radius) aber so an die Elle (Ulna) fixiert, daß nur Bewegungen um zwei Achsen bleiben: Beugung und Streckung wie beim Hauptgelenk sowie Drehbewegungen des Radiusköpfchens auf dem Humeruskopf. Wir sprechen deshalb von einem **Dreh-Winkelgelenk.** Diese Drehbewegungen spielen eine wichtige Rolle für die Umwendebewegungen der Hand (Pronation und Supination).
- Speiche (Radius) zu Elle (Ulna). Wir unterteilen hier in das proximale und in das distale Gelenk. Anatomisch sind die beiden Gelenke getrennt, funktionell bilden sie aber eine Einheit. Auf die Bewegung des Unterarms haben diese Gelenke kaum Einfluß, dafür auf die Bewegungen der Hand. Sie ermöglichen die Stellung der Hand nach oben, Hohlhand (= Supination) und die entgegengesetzte Bewegung (= Pronation).

– Articulatio radio-ulnaris proximalis

= Teilgelenk des Ellbogengelenkes, das aber für die Beuge- und Streckbewegung im Ellbogengelenk keine Bedeutung hat. Bei den Pronations-

und Supinationsbewegungen dreht sich der Radius auf dem Humerusköpfchen = **Drehgelenk.**

– Articulatio radio-ulnaris distalis

Dies ist ein selbständiges Gelenk. Elle (Ulna) und Speiche (Radius) sind distal sowohl untereinander verbunden = **Drehgelenk** als auch zu den Handwurzelknochen (Carpus) = **Eigelenk.**

- Elle (Ulna) zu Speiche (Radius) = **bindegewebige Verbindung** (Membrana interossea)

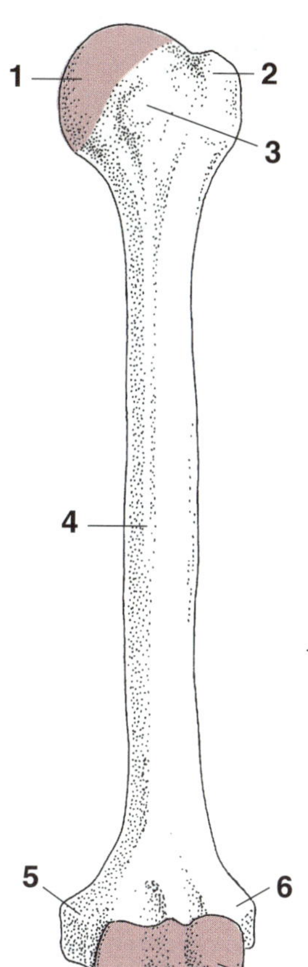

◀ Abb. 19 **Linker Oberarmknochen** von vorne (Humerus)

1 Oberarmkopf (Caput humeri)
2 Großer Höcker (Tuberculum majus)
3 Kleiner Höcker (Tuberculum minus)
4 Schaft des Oberarmknochens (Diaphyse)
5 Ellenwärts gelegener Oberarmknorren (Epicondylus medialis oder ulnaris)
6 Speichenwärts gelegener Oberarmknochen (Epicondylus lateralis oder radialis)
7 Rolle des Oberarmknochens (Trochlea humeri)
8 Köpfchen des Oberarmknochens (Capitulum humeri)

Handgelenk

Die Flächen- und Randbewegungen der Hand werden von zwei Gelenken ermöglicht:

- Das proximale Handgelenk, das von Elle (Ulna), Speiche (Radius) und Handwurzelknochen (Carpus) ein **Eigelenk** bildet, wurde bereits genannt. Dabei ist zu wiederholen, daß nur der Radius in direkter gelenkiger Verbindung mit der Hand steht. Die Ulna ist durch Verstärkungsbänder mit der Hand verbunden. Ulna und Radius zu den Handwurzelknochen (Carpus) ermöglichen, daß die Hand im ganzen gegen den Unterarm im Handgelenk beweglich ist.

- Das distale Handgelenk wird von den beiden Reihen der Handwurzelknochen gebildet (siehe Abb. 22).

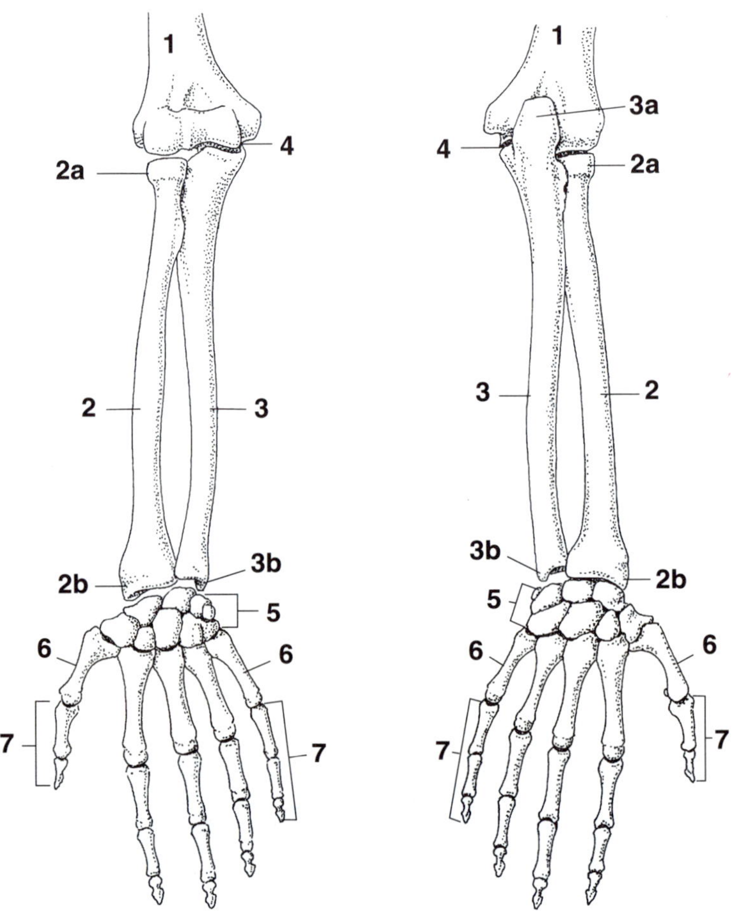

Abb. 20 **Knochen des rechten Vorderarmes** von vorne

Abb. 21 **Knochen des rechten Vorderarmes** von hinten

1 Oberarmknochen (Humerus)
2 Schaft (Diaphyse) der Speiche (Radius)
2a Speichenkopf (Caput radii)
2b Griffelfortsatz der Speiche (Processus styloideus radii)
3 Schaft (Diaphyse) der Elle (Ulna)
3a Ellenbogen (Olecranon)
3b Griffelfortsatz der Elle (Processus styloideus ulnae)
4 Ellbogengelenk
5 Handwurzelknochen (Ossa carpi)
6 Mittelhandknochen (Ossa metacarpi)
7 Fingerknochen (Phalanges)

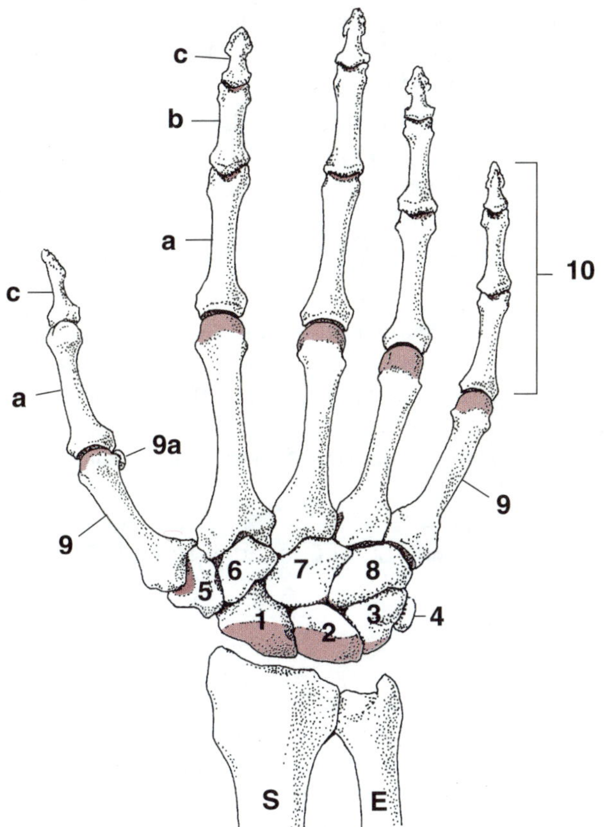

Abb. 22 **Handknochen der rechten Hand,** Ansicht vom Handrücken her

- S Speiche (Radius)
- E Elle (Ulna)
- 1 Kahnbein (Os scaphoideum)
- 2 Mondbein (Os lunatum)
- 3 Dreieckbein (Os triquetrum)
- 4 Erbsenbein (Os pisiforme)
- 5 Großes Vieleckbein (Os trapezium)
- 6 Kleines Vieleckbein (Os trapezoideum)
- 7 Kopfbein (Os capitatum)
- 8 Hakenbein (Os hamatum)
- 9 Mittelhandknochen (Ossa metacarpi)
- 9 a Kleines Sesambein (Os sesamoideum) des Daumengrundgelenkes

  Kleine *Sesambeine* bestehen aus Knorpel, größere aus Knochen. Sesambeine schützen die Sehnen vor Druck. Das größte Sesambein ist die Kniescheibe (Patella). Auch das Erbsenbein ist ein Sesambein in der Sehne des ulnaren Handgelenkstreckers.
- 10 Fingerknochen (Ossa digitorum manus) bestehen aus Gliedern (Phalanges). Am Daumen finden wir zwei, an den übrigen Fingern (Digiti) je drei Glieder.
  a Grundglieder oder Grundphalangen (Phalanx proximalis),
  b Mittelglieder oder Mittelphalangen (Phalanx media),
  c Endglieder oder Endphalangen (Phalanx distalis).

Zum Merken:

Es fährt ein *Kahn* im *Mond*enschein
Dreieckig um das *Erbsen*bein.
Vieleckig groß, Vieleckig klein;
Der *Kopf* muß bei dem *Haken*
sein!
(Nach mündlicher Überlieferung)

- Die Gelenke zwischen den Mittelhandknochen und den proximalen Fingerknochen erlauben eine dreiachsige Bewegung. Es handelt sich also um eine Art **Kugelgelenke.**
- Zwischen dem Mittelhandknochen des Daumens und der Handwurzel (Carpus) finden wir ein **Sattelgelenk,** welches das freie Bewegen des Daumens ermöglicht. Der Daumen hat damit eine wichtige Bedeutung für die Hand als «Greifzange».

Fingergelenke

– Die einzelnen kleinen Röhrenknochen der Finger sind untereinander als **Scharniergelenke** verbunden. Außer den beschriebenen Grundgelenken finden wir am Daumen ein, an den übrigen Fingern zwei solche Gelenke (Mittel- und Endgelenke, siehe Abb. 22). Bei diesen Röhrenknöchelchen sind lediglich Beugung und Streckung möglich.

Untere Extremitäten (Beine und Füße) auch **Beinskelett**

Gelenkverbindungen

– Hüftgelenk

- Oberschenkelknochen (Femur) zum Hüftbein (Os coxae). Es handelt sich wie beim Schultergelenk um ein **Kugelgelenk.** Wir können das Bein somit in drei Hauptachsen bewegen. Die Bewegungsmöglichkeiten wären hier nur unwesentlich kleiner als im Schultergelenk, doch werden sie nur selten voll ausgenützt, da Geh- und Laufbewegungen nur beschränkte Bewegungen erfordern.

– Kniegelenk

- Oberschenkelknochen (Femur) zum Schienbein (Tibia). Das Kniegelenk, größtes Gelenk unseres Körpers, ist ein **komplexes Gelenk,** kombiniert aus **Scharnier- und Drehgelenk.** Es erlaubt Beuge- und Streckbewegungen sowie bei gebeugtem Knie auch Rotationsbewegungen. Femur und Tibia berühren sich nur punkt- oder linienhaft. Im Gegensatz zu den meisten anderen Gelenken passen sie nicht richtig ineinander. Um diese Inkongruenz auszugleichen, sind zwischen sie Gelenkscheiben (Menisci, siehe S. 39) aus Bandmaterial mit Faserknorpel eingeschoben. Ihre Flächen passen sich den Kondylen des Femurs und den Gelenkflächen der Tibia an. Sie bilden somit eine verformbare Ergänzung der Gelenkspfanne. Werden Menisken operativ entfernt, übernehmen die Muskeln weitgehend den sicheren Schluß der Gelenkkörper (Weiteres zum Kniegelenk siehe S. 39).
- Schienbein (Tibia) und Wadenbein (Fibula) sind untereinander bindegewebig verbunden (Membrana interossea).

- **Oberes Sprunggelenk**

- Schienbein (Tibia) und Wadenbein (Fibula) zum Sprungbein (Talus) bilden als **Scharniergelenk** das obere Sprunggelenk. Tibia und Fibula bilden als Malleolargabel zusammen die Gelenkpfanne (siehe Abb. 25), der Talus bildet den Gelenkkopf. Das Gelenk ermöglicht die Plantarflexion (= Senken der Fußspitze) und die Dorsalflexion (= Heben der Fußspitze).

- **Unteres Sprunggelenk**

- Das untere Sprunggelenk liegt im Bereich der Fußwurzel zwischen dem Talus und den zwei größten Fußwurzelknochen: Sprungbein (Talus) zum Fersenbein (Calcaneus) und Kahnbein (Os naviculare) = **Drehgelenk.** Es erlaubt die Beweguung um eine schräge Achse:

  Supination = Hebung des inneren Fußrandes: Fußsohle nach oben drehen, der mediale Fußrand wird gehoben, der laterale gesenkt. Gleichzeitige Adduktion.

  Pronation = Hebung des äußeren Fußrandes: Der laterale Fußrand wird gehoben, der mediale gesenkt. Gleichzeitige Abduktion.

Mit den Bewegungen der Pronation und Supination sind also automatisch weitere Bewegungen verknüpft.

- Die übrigen Fußwurzelknochen bilden untereinander und mit den Mittelfußknochen **straffe Gelenke,** die zwar keine eigentlichen Bewegungen zulassen, aber der Federung und Elastizität dienen.

- **Zehengelenke**

- Die Mittelfußknochen mit den proximalen Zehenknochen erlauben, analog zu den Fingern, eine Bewegung in drei Achsen und sind somit ebenfalls eine Art **Kugelgelenke.**
- Die Zehengelenke werden, wie die Fingergelenke, von kleinen Röhrenknochen gebildet. Sie bilden untereinander **Scharniergelenke**.

Die *drei Auflagepunkte* des Fußes beim Gehen sind der *große und kleine Zehenballen* und die *Ferse.*

Die physiologischen Fußwölbungen sind:

Längsgewölbe = Wölbung zwischen Fersenbein (Calcaneus) und den Enden des 1. und 5. Mittelfußknochens.

Quergewölbe = Wölbung quer zwischen dem 1. und 5. Mittelfußknochen.

Sind diese physiologischen Wölbungen pathologisch verändert, sprechen wir je nachdem von Senk- oder Plattfuß, Hohlfuß oder Spreizfuß (siehe Pathologie).

Ist die Fußstellung durch die Schwäche oder Lähmung bestimmter Muskeln verändert, sprechen wir je nachdem von Knickfuß, Hakenfuß, Spitzfuß bzw. Spitzklumpfuß. Ein Klumpfuß ist meist angeboren (siehe Pathologie).

Abb. 23 **Oberschenkelknochen** (Femur) links, von vorne

1 Oberschenkelkopf (Caput femoris)
2 Oberschenkelhals (Collum femoris)
3 Großer Rollhügel (Trochanter major)
4 Kleiner Rollhügel (Trochanter minor)
5 Oberschenkelschaft (Diaphyse oder Corpus femoris)
6 Innerer Obergelenkknorren (Epicondylus medialis)
7 Äußerer Obergelenkknorren (Epicondylus lateralis)
8 Medialer Gelenkhöcker (Condylus medialis)
9 Lateraler Gelenkhöcker (Condylus lateralis)
10 Gelenkfläche für Kniescheibe (Facies patellaris) ►

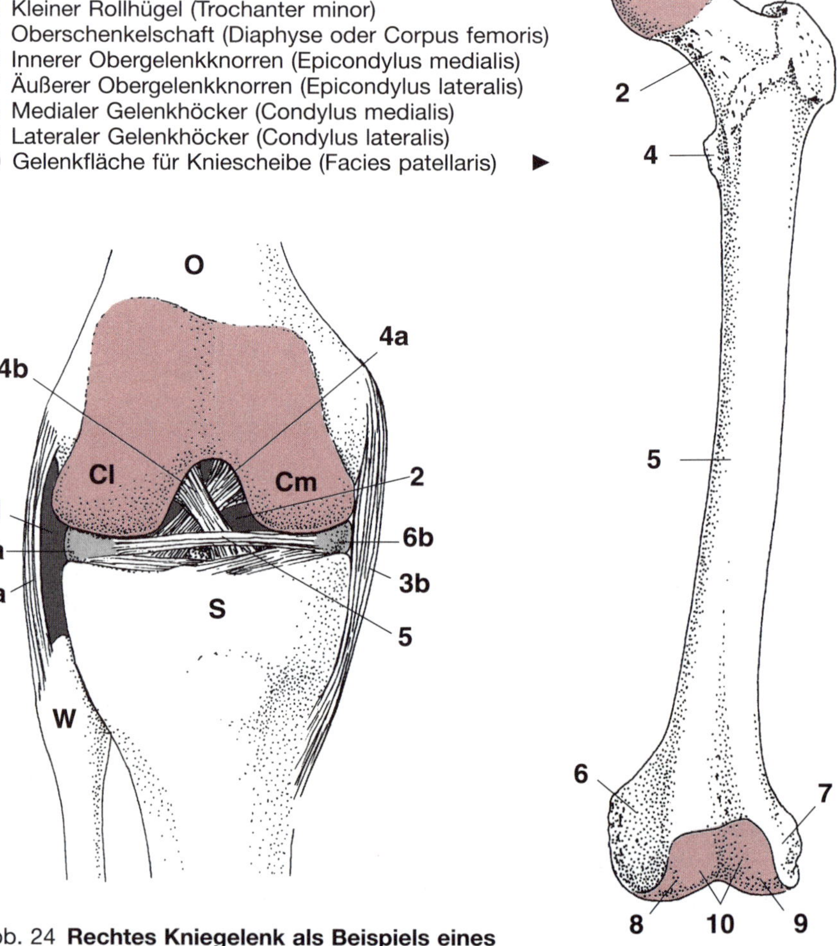

▲
Abb. 24 **Rechtes Kniegelenk als Beispiels eines charakteristischen echten Gelenkes**

O Oberschenkelknochen (Femur) mit
Cl (Condylus lateralis) äußerem Gelenkhöcker und
Cm (Condylus medialis) innerem Gelenkhöcker
S Schienbein (Tibia)
W Wadenbein (Fibula)

1 Gelenkkapsel
2 Gelenkspalt
3a Äußeres Seitenband (Ligamentum collaterale fibulare)
3b Inneres Seitenband (Ligamentum collaterale tibiale)
4a Hinteres Kreuzband (Ligamentum cruciatum posterius)
4b Vorderes Kreuzband (Ligamentum cruciatum anterius)
5 Querband des Kniegelenkes (Ligamentum transversum genus)
6a Äußerer Meniskus (Meniscus lateralis)
6b Innerer Meniskus (Meniscus medialis)

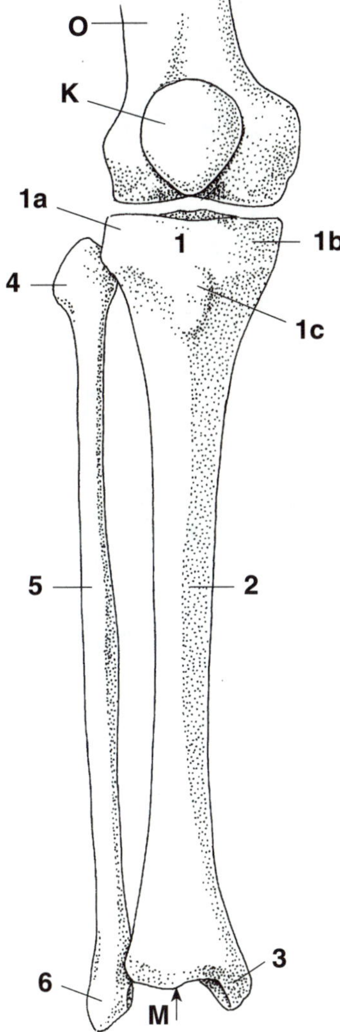

Abb. 25 **Rechte Unterschenkelknochen** von vorne, **Schienbein** (Tibia) **und Wadenbein** (Fibula)

O Oberschenkelknochen (Femur) bildet mit seinen Condylen den Gelenkkopf für das Kniegelenk
K Kniescheibe (Patella)

1 Schienbeingelenkpfanne, mit
1a Äußerem Gelenkknorren (Condylus lateralis tibiae) und
1b Innerem Gelenkknorren (Condylus medialis tibiae)
1c Schienbeinhöcker, hier ist das Kniescheibenband (Ligamentum patellae) befestigt
2 Schienbeinschaft (Diaphyse oder Corpus tibiae)
3 Innenknöchel (Malleolus medialis)
4 Wadenbeinköpfchen (Caput fibulae)
5 Wadenbeinschaft (Diaphyse oder Corpus fibulae)
6 Außenknöchel (Malleolus lateralis)

M Malleolargabel, die beiden Unterschenkelknochen bilden hier die Gelenkpfanne für das obere Sprunggelenk

Zwischen den beiden Unterschenkelknochen ist eine bindegewebige Verbindung (Membrana interossea). Auf dieser Zeichnung ist diese allerdings weggelassen.

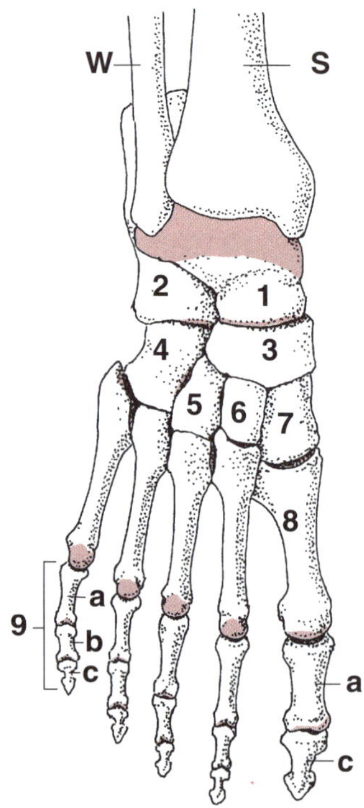

Abb. 26 **Fußknochen**

W Wadenbein (Fibula)
S Schienbein (Tibia)

Die Nummern 1–7 bilden die Fußwurzel (Tarsus)

1 Sprungbein (Talus), bildet mit der Malleolargabel das obere Sprunggelenk
2 Fersenbein (Calceanus); das große Fersenbein ist bei der Vorderansicht nur sehr wenig sichtbar. Es bildet mit dem Sprungbein und Kahnbein das untere Sprunggelenk.
3 Kahnbein (Os naviculare)
4 Würfelbein (Os cuboideum)
5 Äußeres Keilbein (Os cuneiforme laterale)
6 Mittleres Keilbein (Os cuneiforme intermedium)
7 Inneres Keilbein (Os cuneiforme mediale)
8 Mittelfußknochen (alle fünf Mittelfußknochen zusammen ergeben den Mittelfuß = Metarsus)
9 Zehenknochen (Phalangen)

a Grundglieder (Phalanx proximalis)
b Mittelglieder (Phalanx media)
c Endglieder (Phalanx distalis)

Kniegelenk

Beim Kniegelenk (siehe Abb. 24) finden wir neben den charakteristischen Zeichen eines echten Gelenkes (siehe S. 18) zusätzlich *Kreuzbänder* im Gelenkinnern, welche die Aufgabe haben, das Kniegelenk besonders zu verstärken. Sie hemmen die Beugung, Streckung und Innenrotation, geben aber die Außenrotation frei. Dank den **inneren und äußeren Seitenbändern** wird die **Gelenkkapsel** verstärkt. Die *Menisken* (Bandringe mit Faserknorpel), die nur in Streckstellung des Knies die für die Rotation notwendige Inkongruenz zwischen Femur und Tibia voll ausgleichen, die den belastenden Druck des Körpers mit aufnehmen und bei gebeugtem Knie eine Drehung des Unterschenkels ermöglichen (siehe auch Kniegelenk S. 34 und Zwischenscheiben S. 18 u. 19), liegen medial und lateral zwischen Femur und Tibia. Weiter finden wir im Kniegelenk zahlreiche Schleimbeutel (siehe S. 44).

Die *Kniescheibe* (Patella), bei Abb. 24 weggelassen, ist das größte Sesambein am menschlichen Körper. Eine sehnige Verlängerung des vierköpfigen Oberschenkelmuskels (M. quadriceps femoris) umgibt als Kniescheibenband oder Patellarsehne die Patella.

Testfragen: Allgemeine Knochenlehre

1. Was wissen Sie über die Knochenbildung? (S. 14)
2. Welcher Anteil des Knochens ist für das Dickenwachstum eines Knochens verantwortlich, welcher für das Längenwachstum? (S. 14)
3. Wie wird die Ernährung des Knochens gewährleistet? (S. 17)
4. Welche Aufgaben haben die Knochen? (S. 15)
5. Nennen Sie die verschiedenen Knochenformen und Beispiele ihres Vorkommens. (S. 15)
6. Zeichnen Sie schematisch einen Röhrenknochen von außen und beschriften Sie ihn. (S. 16)
7. Was wissen Sie über das Knochenmark? (S. 17)
8. Welche unechten Gelenkverbindungen kennen Sie? Erwähnen Sie jeweils ein dazugehöriges Beispiel ihres Vorkommens. (S. 17)
9. Nennen Sie die charakteristischen Merkmale eines echten Gelenkes. (S. 18)
10. Nennen Sie die verschiedenen echten Gelenkverbindungen (Gelenkformen) und erwähnen Sie jeweils ein dazugehöriges Beispiel ihres Vorkommens. (S. 19)
11. Wie wird das Skelett (aus lerntechnischen Gründen) gegliedert? (S. 20)

Testfragen: Spezielle Knochenlehre

Versuchen Sie die Testfragen am Skelettmodell zu beantworten und die jeweils gefragten Knochen zu zeigen.

1. Zeigen und benennen Sie die Knochen des Schädeldaches. (S. 21)
2. Was sind Fontanellen und wo sind sie zu finden? (S. 21)
3. Zeigen und benennen Sie die Knochen der Schädelbasis (S. 22)
4. Welche Knochen gehören zum Gesichtsschädel? (S. 23)
5. Nennen Sie die fünf Aufgaben der Wirbelsäule (S. 24)
6. Wie wird die Wirbelsäule eingeteilt? (Mit Angabe der Anzahl Wirbel) (S. 24)
7. Was verstehen Sie unter den Begriffen Lordose und Kyphose? (S. 24)
8. Welche Aufgabe haben die Disken? (S. 18, 19 u. 26)
9. Welche Knochen gehören zum Brustkorb und wie sind sie miteinander verbunden? (S. 26 u. 27)
10. Welche Knochen gehören zum Schultergürtel? Nennen Sie die dazugehörigen Gelenkverbindungen. (S. 28)
11. Welche Knochen gehören zum Beckengürtel? Nennen Sie die dazugehörigen Gelenkverbindungen. (S. 29 u. 34)
12. Zeigen und benennen Sie die drei großen Röhrenknochen der oberen Extremitäten und die dazugehörigen Gelenkverbindungen. (S. 31 u. 32)
13. Wie werden die Knochen der Hand eingeteilt? (S. 33)
14. Zeigen und benennen Sie die drei großen Röhrenknochen der unteren Extremitäten und die dazugehörigen Gelenkverbindungen. (S. 34 ff.)
15. Nennen Sie zwei Besonderheiten, die wir nur beim Kniegelenk finden (S. 39)
16. Welche Knochen bilden das obere Sprunggelenk, welche das untere? (S. 35)
17. Wie werden die Fußknochen eingeteilt? (S. 39)
18. Wie heißen die beiden physiologischen Fußwölbungen und wie verlaufen sie? (S. 35)

Allgemeine Muskellehre

Wesentliche Aufgaben der Muskeln

- Bewirken aktive willkürliche Bewegungen (Skelettmuskeln)
- Verantwortlich für Bewegungen der inneren Organe (glatte Muskeln)
- Fixierung der Körperteile in bestimmten Stellungen

Makroskopie

Wir kennen:

- Platte Muskeln (Bauch-, Rücken- und Brustmuskulatur)
- Spindelförmige Muskeln (Extremitäten)
- Ringmuskeln (Mund und Augen)
- Schließmuskeln oder Sphincteren (Anus und Harnröhre)
- Hohlmuskeln (Herz, Harnblase, Gallenblase und Gebärmutter)
- Rundliche Sehnen und flächenhafte Sehnenplatten oder Aponeurosen (Kopf, Bauch, Rücken, Hände, Füße etc.).

Mikroskopie

Zellen der quergestreiften willkürlichen Skelettmuskulatur

- Zylindrische Form (Muskelfaser)
- Länge = wenige mm bis 15 cm
- Dicke = 0,01 – 0,1 mm (in Extremfällen bis 0,2 mm)
- Jede Faser hat viele Zellkerne, die direkt unter der Zellmembran (Sarcolemm) liegen.
- Das Zellplasma (Sarcoplasma) enthält Wasser, Salze, Glukose, gebundenes Eiweiß in den Myofibrillen und gelöstes Eiweiß im Myoglobin.
- Myofibrillen (Muskelfäserchen) ermöglichen Kontraktion.
- Die Myofibrillen sind so geordnet, daß Querstreifung erscheint.
- Mehrere Muskelfasern sind von einer bindegewebigen Haut umgeben und bilden ein sog. Faserbündel oder *Primärbündel.*
- Mehrere Primärbündel zusammen bilden wieder größere Bündel, die sog. *Sekundärbündel,* die ebenfalls von einer bindegewebigen Haut umgeben sind.
- Mehrere Sekundärbündel sind von einer Muskelbinde (Faszie) umgeben und bilden den Muskel.

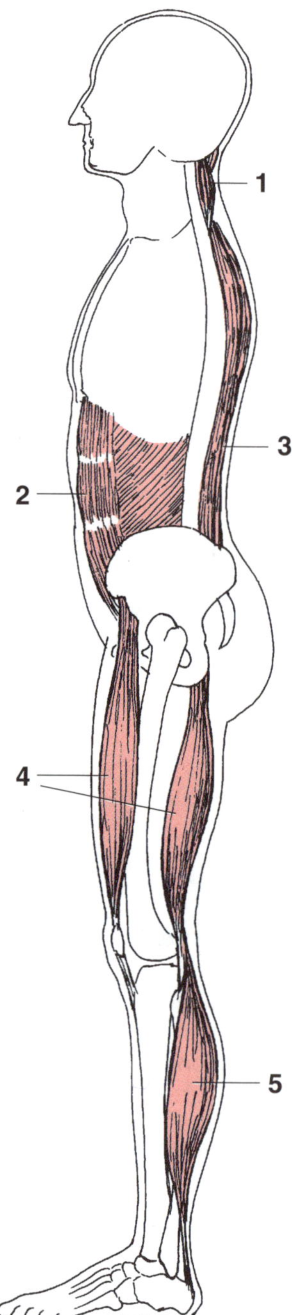

Abb. 27 **Wichtigste Haltemuskeln**

1 Nackenmuskulatur
2 Bauchmuskulatur
3 Rückenmuskulatur
4 Oberschenkelmuskulatur
5 Wadenmuskulatur

- Die Muskelfasern können sich rasch und kräftig kontrahieren, ermüden jedoch relativ schnell.
- Für die Reizauslösung (Innervation) ist das *Zentrale* und das *Periphere Nervensystem* verantwortlich.

Zellen der glatten unwillkürlichen Organmuskulatur

- Längliche Form
- Länge = 0,1 mm (im schwangeren Uterus bis 0,5 mm)
- Jede Zelle besitzt in ihrem Zentrum einen Kern.
- Durch die Anordnung der Myofibrillen erscheint keine Querstreifung, deshalb spricht man von glatter Muskulatur.
- Mehrere Fasern zusammen bilden ebenfalls Bündel, die jedoch eher *flächenhaft* geformt sind.
- Die Muskelzellen kontrahieren sich langsam und ermüden kaum. Oft ist eine lang andauernde Kontraktion notwendig.
- Für die Innervation ist das *Vegetative Nervensystem* verantwortlich.

Zellen der quergestreiften unwillkürlichen Herzmuskulatur

- Die Myofibrillen sind in diesen Zellen geordnet, so daß Querstreifung erscheint.
- Die Zellen besitzen einen großen zentralen Kern.
- Die Muskelzellen sind *netzartig* untereinander zu einem Fasersystem verbunden.
- Die Innervation übernimmt das herzeigene *Reizleitungssystem.*

Aufgaben und Fähigkeiten der Muskeln

- Bewegung des Skeletts durch Zusammenspiel der Muskeln
  - Zusammenziehen (kontrahieren) und verkürzen
  - Erschlaffen (relaxieren) und verlängern
  - Mischformen: Teile eines Muskels kontrahieren, andere erschlaffen.
- Gewährleistung der Aufgaben der inneren Organe (Peristaltik etc.)
- Wärmebildner durch Stoffwechselprozesse (Verbrennung) in den Muskelzellen.
- Wärmespeicher dank guter Muskeldurchblutung.
- Gewährleistung des venösen und lymphatischen Rückstromes von der Peripherie zum Herzen.

Kontraktionsarten

Isotonische Kontraktion = Muskel verkürzt sich und wird dadurch dicker.

Isometrische Kontraktion = Muskel ist kontrahiert, Länge und Dicke bleiben jedoch gleich. Verstärkung der Kraft.

Auxotone Kontraktion = Isotonisch und isometrisch gemischte Kontraktion.

Ruhetonus = Auch in Ruhestellung ist im Muskel immer eine gewisse Spannung da.

Haltemuskulatur

Neben den Bewegungsmuskeln finden wir beim Skelett auch die Haltemuskulatur, die – meist neben der Bewegung – die Aufgabe hat, den Körper zu halten. Siehe Abb. 27, S. 42.

Schleimbeutel (Bursae synoviales)

Es handelt sich um von Bindegewebe umschlossene Spalträume unterschiedlicher Größe, die mit wenig Synovia gefüllt sind. Sie wirken wie Wasserkissen als Druckverteiler und kommen an Stellen vor, wo Sehnen an Knochen reiben können oder wo Knochenvorsprünge direkt unter der Haut liegen, z.B. vor der Kniescheibe (Patella), seitlich am großen Rollhügel (Trochanter major) und am Ellenbogen (Olecranon).

In der Umgebung des Kniegelenkes sind die Schleimbeutel besonders zahlreich. Sie haben die Aufgabe, zu verhindern, daß die über das Gelenk hinwegziehenden Sehnen sich an den darunterliegenden Knochen und vorspringenden Knochenteilen reiben.

Sehnenscheiden (Vaginae synoviales tendinum)

Sehnenscheiden sind zweischichtige Bindegewebsröhren, die vor allem im Hand- und Fußbereich die Sehnen bestimmter Muskeln umgeben. Zwischen den beiden Schichten findet sich ein Gleitspalt mit wenig Synovia. Die Sehnenscheiden verhindern eine Reibung zwischen Knochen und Sehnen.

Begriffserläuterungen

Flexoren – Beuger
Extensoren – Strecker
Rotatoren – Dreher oder Roller
Synergisten – Mitspieler
Antagonisten – Gegenspieler
Abduktoren – Abspreizende Muskeln
Adduktoren – Anziehende Muskeln
Pronatoren – Einwärtsdreher
Supinatoren – Auswärtsdreher
Sphincter – Schließmuskel

Spezielle Muskellehre

Muskel	Lage	Aufgabe
Kopfmuskulatur		
Stirnmuskel (M. frontalis)*	Stirne	• Stirnrunzeln • Augenlider heben
Hinterhauptmuskel (M. occipitalis)	Hinterkopf	• Sehnenplatte nach hinten ziehen
Sehnenplatte (Galea aponeurotica)	oben beim Schädeldach	• Verbindung der beiden Kopfmuskeln

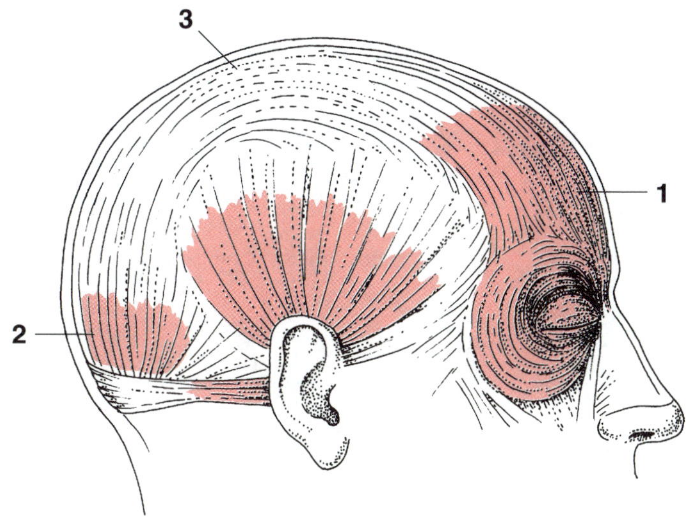

Abb. 28 **Kopfsehnenplatte**

1 Stirnmuskel (M. frontalis*)
2 Hinterhauptmuskel (M. occipitalis)
3 Flächenhafte Sehnenplatte (Galea aponeurotica)

* M = Musculus

Muskel	Lage	Aufgabe
Gesichtsmuskulatur		
Augenringmuskeln	rund um die Augen	• Schließen der Augen • Benetzen der Augenhäute durch Lidschlag • Mimikhilfe
Mundringmuskel	in den Lippen	• Schließen des Mundes • Sprechhilfe • Mimikhilfe
Schläfenmuskel (M. temporalis)	in der Schläfengegend	• Kautätigkeit • Mimikhilfe
Kaumuskel (M. masseter)	zwischen Jochbogen und Kiefer	• Kaumuskel • Mimikhilfe

Öffnen der Augen durch den eigentlichen Lidheber (M. levator palpebrae superioris) unterstützt vom Stirnmuskel (M. frontalis), welcher vor allem bei Müdigkeit hilft (= wenn uns die «Augen zufallen» wollen!)

Öffnen des Mundes durch Muskeln zwischen Unterkiefer und Brustbein, sowie gleichzeitig durch die Nackenmuskeln.

Muskel	Lage	Aufgabe
Halsmuskulatur		
Halshautmuskel (M. Platysma)	Hals, direkt unter der Haut	• Mimikhilfe
Kopfwender (M. sternocleido-mastoideus)	Schläfenbein zu Brust- und Schlüsselbein	• Kopf wenden • Atemhilfe durch Heben des Brustkorbs am Sternum
Nackenmuskeln	Nacken	• Kopf nach hinten halten
Rippenhalter (Mm. scaleni)	von den Querfortsätzen der Halswirbel zur 1. und 2. Rippe ziehend	• Beugen Halswirbelsäule nach vorne und seitlich • Helfen bei der Einatmung
Brustmuskulatur		
Großer Brustmuskel (M. pectoralis major)	Brust zu Oberarm	• Armsenkung und -innenrotation • Schulter nach vorne • Atemhilfe
Kleiner Brustmuskel (M. pectoralis minor)	Unter dem großen Brustmuskel	• Hilft dem großen Brustmuskel • Schulterblatt senken • Atemhilfe

Muskel	Lage	Aufgabe
Vorderer Sägemuskel (M. serratus anterior)	Rippen vorne zu Schulterlbatt hinten	• Schulterblatt nach vorne aufwärts drehen (zur Armhochnahme) • Atemhilfe
Zwischenrippen-muskulatur (Mm. intercostales)	Zwischen den Rippen (zweischichtig)	• Einatmung • Ausatmung
Zwerchfell (Diaphragma)	Zwischen Brust- und Bauchhöhle	• Gehört zusammen mit der Zwischen-rippenmuskulatur zur **eigentlichen Atemmuskulatur** (genauer Vorgang siehe S. 53)

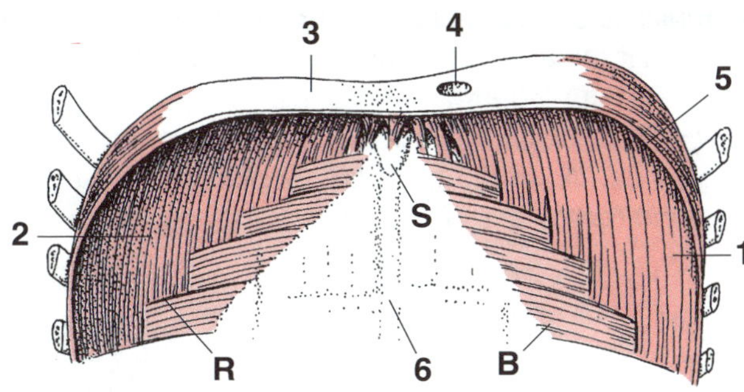

Abb. 29 **Zwerchfell** (Diaphragma) Vordere Hälfte von hinten ‹gesehen›

1 Rechte Zwerchfellkuppel } eigentlicher Muskel
2 Linke Zwerchfellkuppel }
3 Zentrales Sehnenblatt (Centrum tendineum), verbindet die beiden Muskelgruppen des Zwerchfells
4 Eine der diversen Öffnungen im Zwerchfell. Hier tritt die untere *Hohlvene* durch das Zwerchfell. Weiter hinten treten u. a. durch das Zwerchfell die *Speiseröhre* (Oesophagus), die *Hauptschlagader* (Aorta) und der *Hauptlymphgang* (Ductus thoracicus)
5 Schnittlinie durchs Zwerchfell
6 Hinteres Blatt der Rectusscheide

S Schwertfortsatz des Brustbeins (Sternum)
R Rippenbogen
B Querer Bauchmuskel (M. transversus abdominis)

Bauchmuskulatur

Äußerer schräger Bauchmuskel (M. obliquus externus)	Fortsetzung des vorderen Sägemuskels bauchwärts	• Thorax nach unten • Ausatmungshilfe • Oberkörper schräg nach vorne (bei einseitiger Kontraktion)

Muskel	Lage	Aufgabe
Innerer schräger Bauchmuskel (M. obliquus internus)	Unter dem äußeren schrägen Bauchmuskel	• hilft dem äußeren schrägen Bauchmuskel
Gerader Bauchmuskel (M. rectus abdominis)	Mittlere Rippenknorpel zu Symphyse	• Oberkörper nach vorne • Ausatmungshilfe
Querer Bauchmuskel (M. transversus abdominis)	Innerste Schicht, Untere Rippenknorpel quer über den Bauch	• Dient als elastischer Gürtel um die Taille • Hauptmuskel der Bauchpresse
Rectusscheide oder Bauchsehnenplatte	Mitte des Bauches von oben bis unten	• Verbindungs- und Ansatzstelle der diversen Bauchmuskeln

Alle *Bauchmuskeln* zusammen sind, in Zusammenarbeit mit *Zwerchfell* und *Beckenbodenmuskulatur*, verantwortlich für die *Bauchpresse* (= Entleerung des Darmes, der Harnblase sowie der Gebärmutter bei der Austreibung des Kindes während der Geburt).

Die gesamte *Bauchmuskulatur* ist *paarig* angeordnet, links und rechts der Mittellinie (Linea alba). Auch die gesamte *Rückenmuskulatur* ist *paarig* angeordnet, links und rechts der Wirbelsäule.

Rückenmuskulatur		
Trapezmuskel oder Kapuzenmuskel (M. trapezius)	Vom Hinterhauptsbein und von der Hals- und Brustwirbelsäule zum Schulterblatt	• Heben und Senken der Schultern • Unterstützung der Nackenmuskulatur • Drehen des Schulterblatts zur Armhochnahme
Schulterblattheber (M. levator scapulae)	Unter dem Trapezmuskel von Halswirbeln zum inneren Schulterblattwinkel	• zieht medialen Schulterblattwinkel hoch und • senkt dadurch die Schultergelenkpfanne
Breiter Rückenmuskel (M. latissimus dorsi)	Brust- und Lendenwirbel zu Oberarmknochen	• Arminnenrotation • Armsenkung
Großer und kleiner Rautenmuskel (M. rhomboideus major und minor)	Unter dem Trapezmuskel von Wirbelsäule abwärts zum inneren Schulterblattrand	• Helfen dem Trapezmuskel
Rückensehnenplatte (Fascia thoraco = lumbalis)	umhüllt die langen Rückenmuskeln	• analog der Bauchsehnenplatte. Hintere Ansatzsehne der schrägen Bauchmuskeln

Muskel	Lage	Aufgabe
Lange Rückenmuskeln (M. erector trunci)	Entlang der Wirbelsäule auf beiden Seiten bis etwa $^1/_4$ nach lateral	• Wirbelsäule nach dorsal und zur Seite biegen
Kurze kleine Rückenmuskeln	Bei den Wirbeln	• Rumpfdrehung • Vorwiegend Aufgabe als Haltemuskulatur
Oberarmmuskulatur		
Deltamuskel (M. deltoideus)	Schlüsselbein und Schulterblatt zu Oberarm	• Arme heben • Außenrotation • Innenrotation
Großer Rundmuskel (M. teres major)	Schulterblatt unten zum Oberarm axillär	• Gegenspieler des Deltamuskels, jedoch • Mithilfe bei Arminnenrotation
Zweiköpfiger Oberarmmuskel (M. biceps brachii)	Schulterblatt zu Speiche an der Vorderseite des Oberarms	• Armadduktion und -abduktion • Beugung und Supination des Unterarmes
Innerer Armbeuger (M. brachialis)	Oberarm zu Elle an der Vorderseite des Oberarms	• Unterarm beugen
Dreiköpfiger Oberarmmuskel (M. triceps)	Schulter zu Ellenbogen an der Hinterseite des Oberarms	• Unterarm strecken
Unterarmmuskulatur		
Speichenmuskel (M. brachioradialis)	Oberarm zu Speiche	• Unterarm beugen
Pronatoren	Unteram medial	• Speiche über Elle ziehen = Pronationsstellung
Supinatoren	Unterarm lateral	• Gegenspiel der Pronatoren = Supinationsstellung
Handmuskulatur		
Flexoren und Extensoren im Handgelenk	Vom untersten Teil des Oberarmknochens zu den Mittelhandknochen	• Bewegung und Fixierung der Hand im Handgelenk
Lange Fingermuskeln	Unterarm zu den Fingern	• Beugen und Strecken der Finger
Kurze Fingermuskeln	medial und lateral der Mittelhandknochen zu den Fingern	• Finger spreizen • Greifstellung
Hohlhandsehnenplatte (Palmaraponeurose)	Daumenballen Kleinfingerballen vorwiegend Hohlhand	• Bedecken der Handmuskeln und der Blutgefäße

Muskel	Lage	Aufgabe
Lendenmuskulatur		
Großer Lendenmuskel (M. psoas major)	Lendenwirbelkörper zu Innenseite des Femur	• Beugung im Hüftgelenk • Anheben des Beines • Laufschritt
Darmbeinmuskel (M. iliacus)	Darmbeinschaufel innen zu Femur	• Beugung im Hüftgelenk • Hauptverantwortlich für Laufschritt
Der große Lendenmuskel und der Darmbeinmuskel gehören als *Hüftlendenmuskel* (M. iliopsoas) zusammen.		
Vierseitiger Lendenmuskel (M. quadratus lumborum)	Darmbeinkamm zu 12. Rippe und Lendenwirbel (zieht aufwärts)	• Wirbelsäule zur Seite • Rippen nach unten ziehen
Gesäßmuskulatur		
Großer Gesäßmuskel (M. glutaeus maximus)	Darmbeinschaufel, Kreuzbein und Steißbein hinten zu Femur dorsal	• Wichtig für Streckbewegung des zuvor gebeugten Hüftgelenks, z. B. beim Aufrichten aus der Kniebeuge, beim Treppen steigen, Laufen, Gehen, Springen etc. • Sorgt dafür, daß Rumpf nicht nach vorne überkippt
Mittlerer Gesäßmuskel (M. glutaeus medius)	Liegt unter dem großen Gesäßmuskel und oberhalb von diesem unter dem Darmbeinkamm	• Oberschenkel abduzieren • Wichtiger Muskel für ventrogluteale Injektionen (siehe Krankenpflege)
Kleiner Gesäßmuskel (M. glutaeus minimus)	Liegt unter dem mittleren Gesäßmuskel	• Unbedeutender Muskel, der den mittleren Gesäßmuskel unterstützt; beide: Halten des Rumpfes auf einem Bein
Oberschenkelmuskulatur		
Vierköpfiger Oberschenkelmuskel: (M. quadriceps femoris)		
– **Gerader Oberschenkelmuskel** (M. rectus femoris)	Vom vorderen unteren Darmbeinstachel zur Kniescheibensehne	• Oberschenkel beugen und Unterschenkel strecken

Muskel	Lage	Aufgabe
– **Äußerer Schenkelmuskel** (M. vastus lateralis)	Lateral des Femurs zur Kniescheibensehne	• Unterschenkel strecken
– **Innerer Schenkelmuskel** (M. vastus medialis)	Medial des Femurs zur Kniescheibensehne	• Unterschenkel strecken
– **In der Mitte liegender Schenkelmuskel** (M.intermedius)	Liegt unter dem M. rectus femoris vorne	• Unterschenkel strecken

In der Sehne des M. quadriceps ist als Widerlager gegen die Oberschenkelkondylen die Kniescheibe eingelagert. (Siehe auch S. 37 u. 39).

Muskel	Lage	Aufgabe
Zweiköpfiger Oberschenkelmuskel (M. biceps femoris) *Halbsehniger Muskel* (M. semitendinosus) *Halbhäutiger Muskel* (M. semimembranosus)	Vom Sitzbeinhöcker an Rückenfläche des Femurs zu Condylen der Tibia	• Im Hüftgelenk strekken • Im Kniegelenk beugen
Hüftabduktur (M. tensor fasciae latae)	Vom Darmbeinkamm zum lateralen Condylus der Tibia	• Hüftabduktion bei gebeugtem Hüftgelenk
Schneidermuskel (M. sartorius)	Vorderer oberer Darmbeinstachel zur Medialfläche der Tibia	• ist als einziger Muskel in der Lage, Hüft- und Kniegelenk gleichzeitig zu beugen • Unterschenkelinnenrotation bei gebeugtem Knie • unterstützt Adduktion
Großer, langer und kurzer Schenkelanzieher (M. adductor magnus, longus et brevis)	Vom Hüftbein zum unteren, mittleren und oberen Teil des Oberschenkelknochens ziehend. Medial	• Anziehung des Oberschenkels zur Körpermitte
Schlankmuskel (M. gracilis)	Länglicher Muskel an der medialen Seite des Oberschenkels, vom Hüftbein zum Schienbein	• Anziehung des Oberschenkels im Hüftgelenk • Beugung des Unterschenkels im Kniegelenk
Kamm-Muskel (M. pectineus)	Vom Schambeinkamm zum kleinen Rollhügel hin ziehend	• Anziehung des Oberschenkels • hilft beugen im Hüftgelenk

Muskel	Lage	Aufgabe
Unterschenkelmuskulatur		
Vorderer Schienbeinmuskel (M. tibialis anterior)	Vorne und lateral des Schienbeins an Kahnbein	• Fuß nach dorsal beugen • Einwärtsdrehung (Supination) der Fußspitze
Hinterer Schienbeinmuskel (M. tibialis posterior)	Hinterseite von Schien- und Wadenbein	• Fuß senken • Einwärtsdrehung (Supination) der Fußspitze
Dreiköpfiger Wadenmuskel (M. triceps surae)	Von den Condylen des Femur, die Wade bildend, mit Hilfe der Achillessehne am Fersenbein befestigt	• Heben der Ferse = Fuß bodenwärts (Plantarflexion) • Zehenspitzengang
2 Köpfe = *Wadenmuskel* (M. gastrocnemius) und 1 Kopf = *Schollenmuskel* (M. soleus)		
Wadenbeinmuskeln (M. fibularis oder M. peroneus longus et brevis)	Von Wadenbeinköpfchen entlang dem Wadenbein zum lateralen Fußrand	• Fuß bodenwärts • Heben des lateralen Fußrandes (Pronation)
Fußmuskulatur		
Langer gemeinsamer Zehenbeuger (M. flexor digitorum communis) *Großzehenbeuger* (M. flexor hallucis longus)	Wadenseite zum Fuß (bodenwärts)	• Zehen beugen • Erhaltung des Fußgewölbes
Muskeln an der Fußsohle	Fußsohlenseite	• Zehen beugen • Wölbungsträger
Gemeinsamer Zehenstrecker (M. extensor digitorum communis) *Großzehenstrecker* (M. extensor hallucis longus)	Unterschenkel-Vorder- und Außenseite, vom Schienbein zu den Zehen	• Zehen strecken
Muskeln am Fußrücken	Fußrückenseite	• Zehen strecken
Fußsohlensehnenplatte (Plantaraponeurose)	analog der Handsehnenplatte, an der Fußsohle	• Bedeckt die Muskeln und Sehnen der Fußsohle und leistet einen wichtigen Beitrag zur Erhaltung des Fußgewölbes

Zusammenfassung der wichtigsten Muskeln und Sehnen

Eigentliche Atemmuskulatur

- Zwerchfell (Diaphragma)
- Zwischenrippenmuskulatur (Interkostalmuskulatur)
- Rippenhalter (Mm. scaleni, auch Treppenmuskeln genannt)

Atemhilfsmuskeln zur Einatmung

- Kopfwender (M. sternocleidomastoideus) durch Heben des Thorax
- Großer Brustmuskel (M. pectoralis major)
- Kleiner Brustmuskel (M. pectoralis minor)
- Vorderer Sägemuskel (M. serratus anterior)

} durch Heben der Rippen

Atemhilfsmuskeln zur Ausatmung

- Alle Bauchmuskeln (M. obliquus externus und internus, M. transversus und M. rectus abdominis) } durch Senken der Rippen und Kompression des Bauches

Muskulatur und Atmungsvorgang

Einatmung

Bei der Einatmuung (Inspiration) sind folgende Muskeln wirksam:

- Kontraktion (Abflachung) des *Zwerchfells* (Diaphragma)
- Hebung und dadurch Vergrößerung des Brustkorbes durch Kontraktion der *Rippenhalter* (Mm. scaleni) und der *äußeren Zwischenrippenmuskeln* (Mm. intercostales externi).
- Weitere Atemhilfsmuskeln, die den Brustkorb anheben wie der *Kopfwender* (M. sternocleidomastoideus), der große und *kleine Brustmuskel* (M. pectorialis major und minor) und der *vordere Sägemuskel* (M. serratus anterior).

Ausatmung

Bei der Ausatmung (Exspiration) sind neben der *Eigenelastizität der Lungen* und des *Brustkorbs* (siehe S. 167) folgende Muskeln wirksam:

- *Muskeln der Bauchdecke* (Bauchpresse), weil sie das Zwerchfell nach oben drängen (siehe Bauchpresse S. 48) und den Brustkorb nach abwärts ziehen.
- Anspannung der *inneren Zwischenrippenmuskeln* (Mm. intercostales interni).

Die inneren Zwischenrippenmuskeln verlaufen entgegengesetzt den äußeren Zwischenrippenmuskeln. Dadurch können die beiden ihre antagonistische Aufgabe erfüllen.

Bei ruhiger Atmung genügen Zwerchfell, Rippenhalter und Zwischenrippenmuskeln (Einatmung) sowie Eigenelastizität der Lungen und des Brustkorbs (Ausatmung) völlig. Alle übrigen hier erwähnten Muskeln wirken vor allem als Atemhilfsmuskeln, d.h. sie werden nur bei Atemnot eingesetzt.

Muskel für ventrogluteale Injektion

- Mittlerer Gesäßmuskel (M. glutaeus medius)

Sehnen für wichtige Reflexprüfungen

- Kniescheibensehne (Patellarsehne)
- Sehne an der Hinterkante des Fersenbeins (Achillessehne)
- Bizepssehne (Sehne des M. biceps brachii)
- Trizepssehne (Sehne des M. triceps brachii)
  (siehe auch Nervensystem S. 101 u. 102).

Zusammenfassung der wichtigsten Muskeln, ausgegangen von ihrer Aufgabe

Stirnrunzeln	• Stirnmuskel (M. frontalis)
Augen schließen	• Augenringmuskeln
Augen öffnen	• Lidheber (M. levator palpebrae) • Stirnmuskel (M. frontalis)
Mund schließen	• Mundringmuskel
Mund öffnen	• Muskeln, die zwischen Unterkiefer und Brustbein liegen
Mimik	• Sämtliche Gesichtsmuskeln, unterstützt durch • Halshautmuskel (M. platysma)
Kopf wenden	• Kopfwender (M. sternocleidomastoideus)
Nacken halten	• Nackenmuskeln und • Oberer Teil des Trapezmuskels (M. trapezius)
Halswirbelsäule nach vorne und seitlich	• Kopfwender (M. sternocleidomastoideus) • Rippenhalter (Mm. scaleni, als Hilfsmuskeln)
Rumpf strecken	• durch die langen Rückenmuskeln (= Rumpfaufrichter oder M. erector trunci) im Gegenspiel zu den schrägen und dem geraden Bauchmuskel
Rumpf nach hinten	• durch verstärkte Tätigkeit der Rumpfaufrichter (M. erector trunci)
Rumpf beugen nach vorne	• durch Schwerkraft, wenn Rumpfaufrichter im Tonus nachlassen • Wenn sich die geraden und schrägen Bauchmuskeln seitengleich kontrahieren, kann der Rumpf extrem gebeugt werden
Rumpf seitwärts neigen	• Schräge Bauchmuskeln (M. obliquus internus und externus), je nach Seite rechts oder links

Bauchpresse	• Alle Bauchmuskeln als Arbeitsgemeinschaft mit dem Zwerchfell und der Beckenbodenmuskulatur • Beim Husten wirken Zwerchfell und Bauchmuskeln als Antagonisten
Schulterblatt heben	• Schulterblattheber (M. levator scapulae) zusammen mit • Trapezmuskel (M. trapezius) oberem Teil
Schulterblatt senken	• Trapezmuskel (M. trapezius) unterer Teil, zusammen mit • Kleinem Brustmuskel (M. pectoralis minor)
Schulterblatt nach lateral-vorne führen (Arme nach vorne)	• Sägemuskel (M. serratur anterior) zusammen mit • Kleinem Brustmuskel (M. pectoralis minor)
Schulterblatt nach medial führen (zur Wirbelsäule)	• Trapezmuskel (M. trapezius) mittlerer Teil als Hauptmuskel, übrige Teile als Hilfsmuskeln zusammen mit • Rautenmuskeln (M. rhomboideus major und minor)
Schulterblatt aufwärts drehen (Arme hoch nehmen)	• Sägemuskel (M. serratus lateralis) als Hauptmuskel, wirkt wie unterer Trapeziusteil • Trapezmuskel (M. trapezius) alle Teile: – oberer zieht Schultergelenk nach oben, – mittlerer Teil zieht Schulterblatt gerade zur Wirbelsäule, – unterer Teil zieht Innenkante nach unten und zur Wirbelsäule
Schulterblatt abwärts drehen (Arme senken, aufstützen)	• Rautenmuskeln (M. rhomboideus major und minor) und • Schulterblattheber (M. levator scapulae) führen Schulterblattkante nach oben, • Kleiner Brustmuskel (M. pectoralis minor) und • Großer Brustmuskel (M. pectoralis major) ziehen Humerus und Clavicula nach vorne unten. • Breiter Rückenmuskel (M. latissimus dorsi) zieht Arm und mit ihm Schulterblatt hinten abwärts
Arm nach vorne horizontal	• Deltamuskel (M. deltoides) unterstützt durch • Kleine Schultermuskeln, die unter dem Deltamuskel liegen
Arm von horizontal vorne an Rumpf	• Großer Brustmuskel (M. pectoralis major) • Breiter Rückenmuskel (M. latissimus dorsi) • Großer Rundmuskel (M. teres major)
Erhobener Arm zurück an Rumpf	• Großer Brustmuskel (M. pectoralis major) • Breiter Rückenmuskel (M. latissimus dorsi)
Beugung Unterarm gegen Oberarm (= Ellenbogenbeugung)	• Zweiköpfiger Oberarmmuskel (M. biceps brachii) • Innerer Armbeuger (M. brachialis) • Speichenmuskel (M. brachoradialis, als Hilfsmuskel)
Streckung Unterarm (= Ellenbogenstreckung)	• Dreiköpfiger Oberarmstreckmuskel (M. triceps) = Gegenspieler der Beuger

Unterarmdrehung: einwärts (Pronation) auswärts (Supination)	• Pronationsmuskeln am Unterarm • Supinationsmuskel am Unterarm, zusammen mit zweiköpfigem Oberarmmuskel (M. biceps brachii, als Hilfsmuskel) Die Supinatoren sind stärker als die Pronatoren, deshalb wird manche Verrichtung in Supinationsdrehung gemacht.
Handbewegung = Bewegung im Handgelenk	• Unterarmmuskeln – handflächenwärts (Beugung) = Flexion – handrückenwärts (Streckung) = Extension – seitwärts (Abwinkeln zur Kleinfinger- oder Daumenseite) = Abduktion
Finger beugen und strecken	• Unterarmmuskeln = oberflächliche und tiefe Fingerbeuger und Fingerstecker • Kontraktion der Muskeln der Hand und Finger, je nach Aufgabe handflächen- oder handrückenwärts
Oberschenkel in Hüfte beugen (*Hüft-Beuger*)	• Hüftlendenmuskel (M. iliopsoas) • Schneidermuskel (M. sartorius) und • Gerader Oberschenkelmuskel (M. rectus femoris = vorderer Kopf des vierköpfigen Oberschenkelmuskels) *unterstützt durch* *Mitspieler** • Bauchmuskeln
Oberschenkel in Hüfte strecken (*Hüft-Strecker*)	• Großer Gesäßmuskel (M. glutaeus maximus) *Mitspieler** • Rückenstrecker
Oberschenkel in Hüfte nach innen (*Hüft-Adduktoren*)	• Großer Anzieher (M. adductor magnus) • Langer Anzieher (M. adductor longus) • Kurzer Anzieher (M. adductor brevis) • Schlankmuskel (M. gracilis) • Kamm-Muskel (M. pectineus)
Oberschenkel in Hüfte nach außen (*Hüft-Abduktoren*)	• Mittlerer Gesäßmuskel (M. glutaeus medius) • Kleiner Gesäßmuskel (M. glutaeus minimus) • Hüftabduktur (M. tensor fasciae latae)
Unterschenkel in Knie strecken (*Knie-Strecker*)	= Vorne gelegene Muskeln • Vierköpfiger Oberschenkelmuskel (M. quadriceps femoris)
Unterschenkel in Knie beugen (*Knie-Beuger*)	• Langer und kurzer Kopf des zweiköpfigen Oberschenkelmuskels (M. biceps femoris) • Halbsehniger Muskel (M. semitendinosus) • Halbhäutiger Muskel (M. semimembranosus) *unterstützt durch* • Schlankmuskel (M. gracilis) • Schneidermuskel (M. sartorius) • Zwei Köpfe des dreiköpfigen Wadenmuskels (M. gastrocnemius)

→ = Kopplung

* Die Mitspieler haben u.a. die Aufgabe, das Becken zu halten, damit dieses ein Fixpunkt sein kann.

Einwärtsdrehen des Unterschenkels bei gebeugtem Knie (*Innenrotation*)	• Halbhäutiger Muskel (M. semimembranosus) • Halbsehniger Muskel (M. semitendinosus) • Schlankmuskel (M. gracilis)
Auswärtsdrehen des Unterschenkels bei gebeugtem Knie (*Außenrotation*)	• Zweiköpfiger Oberschenkelmuskel (M. biceps femoris)
Hüft-Innenrotation	• Kleiner Gesäßmuskel (M. glutaeus minimus) • Hüftabduktor (M. tensor fasciae latae)
Hüft-Außenrotation	• Gemeinschaft von kleinen Hüftmuskeln
Streckung des Fußes (*vorne = Extensorengruppe*)	= *Heben der Fußspitze* (**Dorsalflexion**) • Vorderer Schienbeinmuskel (M. tibialis anterior), und als Hilfsmuskeln: • Zehenstrecker (M. extensor digitorum) • Großzehenstrecker (M. extensor hallucis longus)
Beugung des Fußes (*hinten = Flexorengruppe*)	= *Senken der Fußspitze* (**Plantarflexion**) • Dreiköpfiger Wadenmuskel (M. triceps surae), und als Hilfsmuskeln: • Großzehenbeuger (M. flexor hallucis longus) • Langer Zehenbeuger (M. flexor digitorum longus) • Hinterer Schienbeinmuskel (M. tibialis posterior) (Die Plantarflexion geschieht zu 90% durch den Wadenmuskel und nur je etwa zu 5% durch die beiden Zehenbeuger)
Fuß einwärts (*Supination*)	• Hinterer Schienbeinmuskel (M. tibialis posterior) • Dreiköpfiger Wadenmuskel (M. triceps surae)
Fuß auswärts (*Pronation*)	• Wadenbeinmuskeln (M. peronaeus longus et brevis) • Langer Zehenstrecker (M. extensor digitorum longus, als Hilfsmuskel)
Zehen beugen	• Langer und kurzer Zehenbeuger (Mm. flexor hallucis longus et brevis)
Zehen strecken	• Langer und kurzer Zehenstrecker (Mm. extensor hallucis longus et brevis)

Testfragen: Allgemeine Muskellehre

1. Welche Muskelformen kennen Sie? Nennen Sie jeweils ein dazugehöriges Beispiel. (S. 41)
2. Was wissen Sie über die Fasern der quergestreiften willkürlichen Skelettmuskulatur? (Form, Aufbau, Ermüdung, Innervation). (S. 41 u. 42)
3. Was wissen Sie über die Zellen der glatten unwillkürlichen Organmuskulatur? (Form, Aufbau, Ermüdung, Innervation). (S. 41 u. 43)

4. Was wissen Sie über die Zellen der quergestreiften unwillkürlichen Herzmuskulatur (Aufbau, Innervation). (S. 43)
5. Nennen Sie die Aufgaben und Fähigkeiten der Muskeln. (S. 43)
6. Nennen und erklären Sie die verschiedenen Kontraktionsarten. (S. 42 ff.)
7. Wo gibt es Haltemuskulatur? (S. 42)
8. Wo finden wir Schleimbeutel, und welche Aufgabe kommt ihnen zu? (S. 44)
9. Was sind Sehnenscheiden, wo finden wir sie und welche Aufgabe erfüllen sie? (S. 44)

Testfragen: Spezielle Muskellehre

1. Nennen Sie die 14 Hauptmuskelgruppen (Titel). (S. 45–52)
2. Welche Muskeln gehören zur eigentlicher Atemmuskulatur? (S. 47 u. 53)
3. Nennen Sie die verschiedenen Atemhilfsmuskeln. (S. 46, 47, 48 u. 53)
4. Was wissen Sie über die Gesäßmuskeln? (Lage, Aufgabe, Besonderheit für die Krankenpflege). (S. 50 u. 54)
5. Nennen Sie vier wichtige Sehnen, an welchen Reflexprüfungen gemacht werden. (S. 54)
6. Welche Muskeln sind bei der Einatmung wirksam, welche bei der Ausatmung? (S. 53 u. 54)
7. Erklären Sie folgende Begriffe und beschreiben Sie ihr Vorkommen:
   - Flexor
   - Extensor
   - Abduktor
   - Adduktor
   - Pronator
   - Supinator
   - Sphincter

   } S. **44**, 45–57
7. Erklären Sie die Begriffe
   - Rotator
   - Synergist
   - Antagonist

   } S. **44**

* **Tip** (fakultativ)
Versuchen Sie aufgrund der Zusammenfassung der wichtigsten Muskeln (ausgegangen von ihrer Aufgabe S. 54–57) alle aufgeführten Bewegungen zu machen und die dabei jeweils aktiven Muskeln bewußt (auch mit Hilfe Ihrer Hände) zu spüren.

Die Sinnesorgane

Wesentliche Aufgabe der Sinnesorgane

- Dienen der Wahrnehmung aller Sinneseindrücke.

Die Sinnesorgane arbeiten via Nervenbahnen mit dem Nervensystem zusammen. Durch die Sinnesorgane nehmen wir Eindrücke wahr, die uns aber **erst im Gehirn bewußt** werden. Die Sinnesorgane nehmen Reize auf, wandeln diese in elektrische Impulse um, damit sie dann via Nervensystem ins jeweilige Zentrum des Großhirns geleitet werden können. (Bsp. Hörzentrum, Sehzentrum, Geschmackszentrum, Riechlappen etc.)

Wir kennen:

- Die Haut (Temperatur-, Schmerz-, Berührungs- und Tastempfindunng)
- Tiefensensibilität (Körperlageempfindung), Information über das Ausmaß und die Geschwindigkeit von Muskeldehnungen, Vibrationen, dank Mechanorezeptoren in Muskeln, Sehnen und Gelenken)
- Gehörorgan (Gehörempfindung)
- Gleichgewichtsorgan (Lage- und Bewegungsempfindung des Kopfes)
- Sehorgan (Sehempfindung)
- Geruchsinn (Geruchsempfindung)
- Geschmacksinn (Geschmacksempfindung)

Die Haut

Topographie

Die Haut (Derma = griech., Cutis = lat.) bedeckt die gesamte Körperoberfläche.

Makroskopie

Die gesunde Haut weist bei den Angehörigen der weißen Rasse eine mehr oder weniger starke *Rosafärbung* auf, die von der Dicke der obersten Hautschicht und von der Durchblutung der mittleren Hautschicht abhängt.

Leistenhaut nennen wir die unbehaarte Haut der Hohlhand und der Fußsohle, die bei jedem Menschen ein eigenes individuelles Muster zeigt. Die Epidermis ist hier mindestens 1 mm dick.

Felderhaut nennen wir die Haut am übrigen Körper, die behaart sein kann. Die Epidermis ist hier nur 0,1 mm dick.

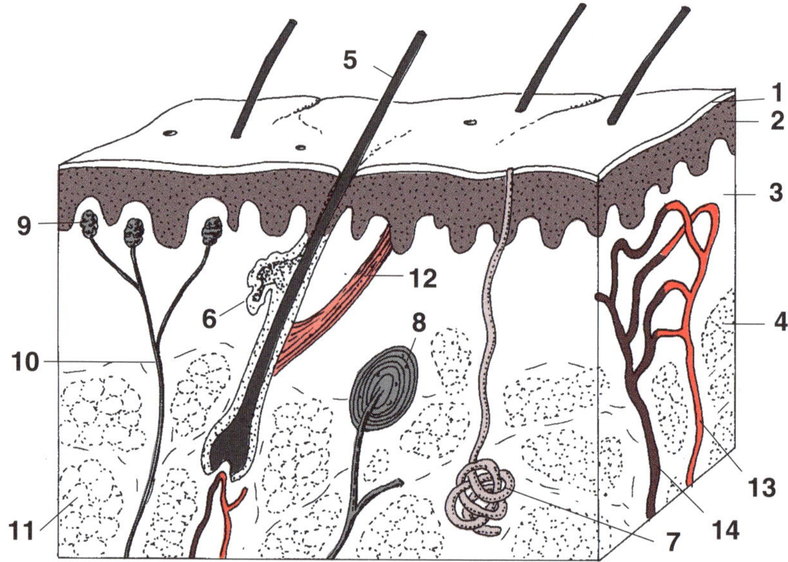

Abb. 30 **Schnitt durch die Felderhaut**

1 Hornschicht der Oberhaut
2 Keimschicht der Oberhaut, hier liegen auch die Pigmentzellen, die auf ultraviolette Bestrahlung hin Melanin bilden
1 und 2 zusammen bilden die Oberhaut (Epidermis)
3 Lederhaut (Corium oder Dermis)
Epidermis (1 und 2) und Corium bzw. Dermis (3) bilden die Cutis
4 Unterhaut (Subcutis)
5 Haarschaft mit Spitze
6 Talgdrüse
7 Schweißdrüse mit Ausführungsgang
8 Lamellenkörperchen (Vater-Pacini) reagieren auf Druck- und Vibrationsreize.
9 Meissnersches Tastkörperchen, besonders zahlreich an den Fingerspitzen, Hand- und Fußsohlen, Augenlidern, Lippen und äußeren Genitalien.
10 Ableitende Nervenfaser
11 Fetteinlagerungen (vorwiegend Depotfett)
12 Haaraufrichtemuskel
13 Arteriola
14 Venula (auch Venole)

Die Dicke der *Lederhaut* beträgt etwa 1 mm.

Die Dicke der *Unterhaut* kann je nach Fetteinlagerung wenige mm bis viele cm betragen.

Physiologie

Die Haut hat folgende Aufgaben:

- **Schutz** vor mechanischen, chemischen und thermischen Schädigungen, Schutz vor Strahlen (z. B. ultraviolette Strahlen, durch Melanin aus den Pigmentzellen der Keimschicht) und Schutz vor Bakterieninvasionen.
- **Speicherung** von Fett (vorwiegend Depotfett) im Unterhautgewebe.
- **Ausscheidung** von *Talg,* um Haut und Haare geschmeidig zu halten, und Ausscheidung von *Schweiß* (Wasser und Salze zur *Wärmeabgabe* durch Verdunstung, Essigsäure und Buttersäure zur Bildung eines *bakterienhemmenden* Säuremantels, stickstoffhaltige Abbauprodukte zur Unterstützung der *Nierenfunktion*).
  Als Sonderform von Schweißdrüsen sind die *Duftdrüsen* zu erwähnen. Sie finden sich an bestimmten Körperbezirken (z. B. Achselhöhle, Leistenbeuge, Schamgegend usw.) und geben ihr Sekret erst mit Beginn der Pubertät ab. Sie spielen bei Säugetieren eine größere Rolle.
- **Temperaturregulation** (Thermoregulation), das heißt Konstanthaltung der durch die Stoffwechselprozesse (Verbrennung) entstandenen Wärme im Körperinneren. Dies geschieht durch das *Blutgefäßnetz* in der Lederhaut und durch die mehr oder weniger starke *Schweißabsonderung.*
- **Sinnesfunktion.** Dank den verschiedenen Empfindungskörperchen in der Haut können wir *Wärme, Kälte, Berührung* (Tast- und Druckempfindung) und *Schmerz,* auch Spannung bzw. Dehnung und Vibration wahrnehmen.

Anhangsorgane der Haut

Haare

Man unterscheidet:

- *Flaum- oder Lanugobehaarung* beim Neugeborenen am ganzen Körper, beim Erwachsenen an den großen Hautpartien zu finden.
- *Terminalbehaarung*. Barthaare, Schamhaare, Achselhaare, Haare der Nasenöffnung und des äußeren Gehörgangs, Kopfhaare und als sog. Borstenhaare die Augenwimpern und Augenbrauen (siehe Abb. 31, S. 62).

Nägel

Die Nägel sind von der Epidermis gebildete Hornplatten und dienen dem *Schutz* der Finger- und Zehenendglieder. Durch die Nägel wird zudem die *Tastempfindung* verstärkt (siehe Abb. 32).

Hautdrüsen

- Talgdrüsen (siehe S. 60 und 62)
- Schweißdrüsen (siehe S. 60 und 62)
- Duftdrüsen (siehe S. 61)
- Brust- oder Milchdrüsen (siehe S. 62 und 63).

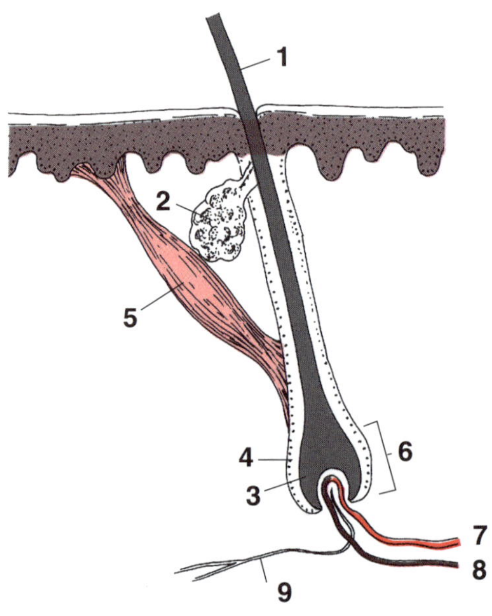

Abb. 31 **Haar**

1 Haarschaft (ragt frei hervor)
2 Talgdrüse
3 Haarwurzel (steckt in der Unterhaut)
4 Haarbalg
5 Haaraufrichtemuskel
6 Haarzwiebel
7 Arteriola
8 Venula (auch Venole)
9 Lymphgefäß

Abb. 32 **Nagel**

1 Nagel-Hornplatte
2 Nagelwurzel
3 Nagelwall oder Nagelfalz
4 Seiten des Nagelbettes (Häutchenumschlag)
5 freier Nagelrand
6 Nagelbett (unter dem Nagel)

Die weibliche Brustdrüse setzt sich aus 15–20 Einzeldrüsen zusammen, die mit jeweils selbständigen Ausführungsgängen (Milchgängen) auf der Brustwarze münden. Die Brustdrüse produziert nach der Schwangerschaft auf hormonalen Reiz hin (*Prolaktin* des Hypophysenvorderlappens) *Muttermilch*, die schließlich durch den Saugreiz des Säuglings und auf den Anreiz des Hormons *Oxytocin* (im Hypophysenhinterlappen gespeichertes Hormon) ausgeschieden wird (siehe Endokrinsystem).

Prolaktin = für Milchproduktion

Oxytocin + **Saugreiz** des Säuglings = für Milchabgabe

Testfragen: Sinnesorgane, Haut

1. Wie sieht die Haut makroskopisch aus? (S. 59)
2. In welche Schichten wird die Haut mikroskopisch eingeteilt? (S. 60)
3. In welcher Hautschicht sind die verschiedenen Einschlüsse? (S. 60)
4. Nennen und erklären Sie die Aufgaben der Haut. (S. 61)
5. Erklären Sie den Unterschied zwischen Lanugo- und Terminalbehaarung. (S. 61)
6. Was sind Nägel und welche beiden Aufgaben erfüllen Sie? (S. 62)
7. Nennen Sie die verschiedenen Hautdrüsen und ihre Aufgaben. (S. 60 bis 63)

Tiefensensibilität

Topographie

Die Rezeptoren, welche für die Wahrnehmung der Tiefensensibilität verantwortlich sind, liegen in der Unterhaut (Vater-Pacinische Lamellenkörperchen), in den Muskeln, Sehnen, deren Bindegewebshüllen und an Gelenkkapseln.

Mikroskopie

Diese Rezeptoren (auch Propriozeptoren genannt, = Muskelspindeln, Sehnenspindeln und Golgi-Mazzonische Körperchen) sind unterschiedlich klein (z. B. Muskelspindeln 2–10 mm lang, 0,2–1 mm dick).

Physiologie

Durch Dehnung (z. B. des Muskels) verändert sich die Form der Rezeptoren, welche dadurch erregt werden. Der so entstandene Impuls wird ins Gehirn (u. a. Kleinhirn und Großhirnrinde) gemeldet. So kennen wir genau unsere *Körperlage* und die *Stellung der Gelenke* **(= Stellungssinn)**, die *Körperbewegungen* **(= Bewegungssinn)** sowie die *Kraft*, die wir z. B. *gegen Widerstand* bei einer Bewegung einsetzen **(= Kraftsinn).**

(Wir wissen auch im Dunkeln, wie unsere Glieder liegen, wie wir uns bewegen etc.).

Unbewußte Meldungen werden schon auf Rückenmarksebene umgeschaltet (siehe Reflexe S. 101 ff.).

Hör- und Gleichgewichtsorgan

Diese beiden Organe müssen, da sie örtlich sehr eng beieinander gebaut sind, *anatomisch* zusammen besprochen werden. *Physiologisch* gesehen haben sie jedoch getrennte Aufgaben.

Topographie

Beide Organe sind im Felsenbein eingebettet.

Makroskopie

(siehe Abbildung Seite 65).

Mikroskopie

Die Sinneszellen des Gehörorgans liegen im *Cortischen Organ.* Das Cortische Organ liegt im häutigen Schneckengang (Ductus cochlearis), einem schlauchartigen Hohlraum, der seinerseits in der Knöchernen Schnecke (Cochlea) liegt, einem spiralig gewundenen Knochenraum, der mit Flüssigkeit (Perilymphe bzw. Ohrlymphe) gefüllt ist. Die häutige Schnecke enthält ebenfalls eine Flüssigkeit (Endolymphe). Die Basalmembran der häutigen Schnecke (Reissnersche Membran) trägt das Cortische Organ.

Die Sinneszellen des Gleichgewichtsorgans liegen in den Erweiterungen (Ampullen) der drei Bogengänge, die dreidimensional angelegt sind, und in den *beiden häutigen Säckchen* (Utriculus und Sacculus), die im knöchernen Vorhof liegen.

Prinzipiell sind die Sinneszellen an allen hier erwähnten Orten fast gleich gebaut (siehe Abb. 34 und 35, S. 66).

Physiologie Hörorgan

Die physikalische Einheit der *Lautstärke* (Schallintensität) wird mit *Dezibel* oder *Phon* gemessen, die physikalische Einheit der *Tonhöhe* mit *Hertz* (Schwingungen pro Sekunde).

Hörvorgang

- Schallwellen gelangen durch den Gehörgang aufs Trommelfell.
- Trommelfell wird dadurch in Schwingungen versetzt.
- Trommelfell überträgt Schwingungen auf Hammer, dieser auf Amboß und schließlich gelangen sie auf den Steigbügel.
- Steigbügel gibt Druckschwingungen weiter, indem er die Membrane des ovalen Fensters in der Schnecke bewegt, welche mit Flüssigkeit (Ohrlymphe) gefüllt ist.
- Bewegung der Ohrlymphe versetzt Hörhärchen der Hörzellen in Schwingungen.
- In den Hörzellen werden elektrische Impulse ausgelöst.
- Impulse werden durch Nervenfasern ins Hörzentrum des Großhirns geleitet. Wahrnehmung des Gehörten erst jetzt.

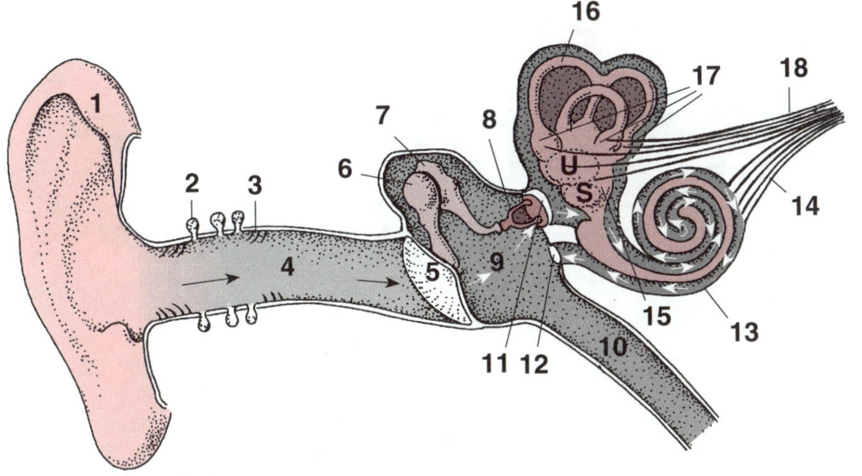

Abb. 33 **Hör- und Gleichgewichtsorgan**

Außenohr

1 Ohrmuschel
2 Ohrschmalzdrüsen, bilden ein fettiges Sekret
3 Schutzhärchen
4 Gehörgang

Mittelohr

5 Trommelfell
6 Hammer } Gehörknöchelchen
7 Amboß }
8 Steigbügel }
9 Paukenhöhle
10 Ohrtrompete (Eustachische Röhre)
11 Ovales Fenster
12 Rundes Fenster

Innenohr (Labyrinth)

13 Schnecke
14 Hörnerv
15 Knöcherner Vorhof mit beiden häutigen Säckchen
U = Utriculus
S = Sacculus
16 Bogengänge
17 Ampullen
18 Gleichgewichtsnerv

Nr. 1–13 = Hörorgan
Nr. 15–17 = Gleichgewichtsorgan
Nr. 14 und 18 = VIII. Hirnnerv (siehe S. 98)

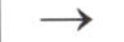
Schwarze Pfeile = Schallwellen

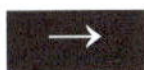
weiße Pfeile = Schwingungen, die als Druck weitergegeben werden, welcher die Ohrlymphe bewegt und dank dem runden Fenster ausgeglichen wird. (Siehe Hörvorgang.)

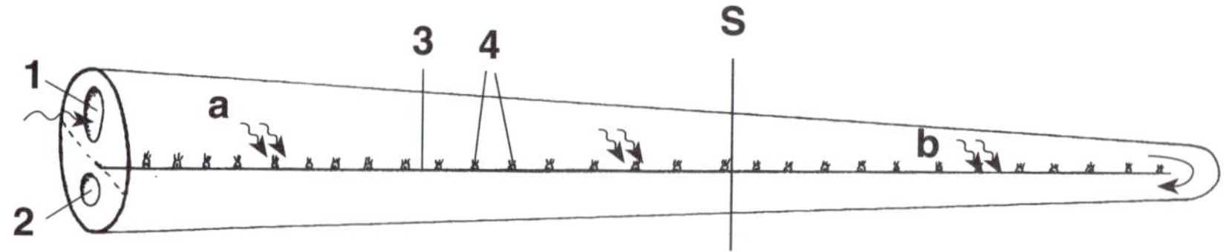

Abb. 34 a **Vereinfachte schematische Darstellung der aufgerollten Schnecke**

1 Ovales Fenster
2 Rundes Fenster
3 Cortisches Organ mit
4 Sinneszellen in der häutigen Schnecke
a Hohe Töne
b Tiefe Töne

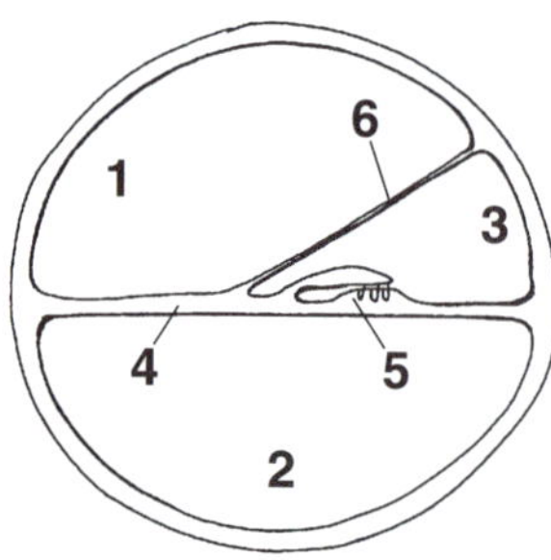

34 b **Schnecke** Querschnitt

1 Obere Etage des Schneckengangs (Vorhoftreppe) = Scala vestibuli, mit Perilymphe
2 Untere Etage des Schneckengangs (Paukentreppe) = Scala tympani, mit Perilymphe
3 Häutiger Schneckengang = Ductus cochlearis, mit Endolymphe
4 Basilarmembran
5 Cortisches Organ
6 Reissner-Membran = Membrana vestibularis

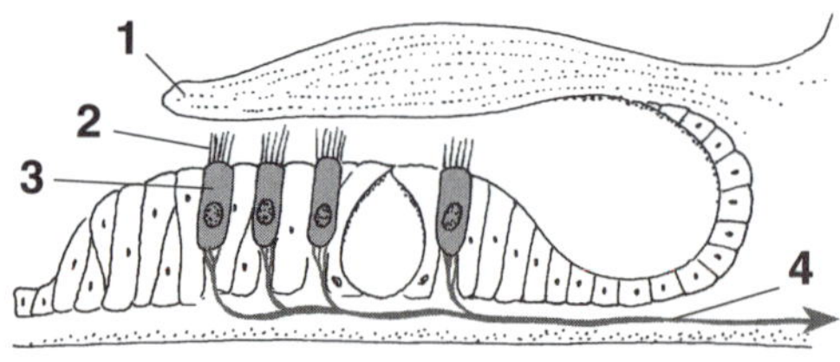

Abb. 35 **Sinneszellen des Hörorgans = Schnitt durch das Cortische Organ**

1 Deckmembran
2 Sinneshärchen
3 Sinneszellen
4 Ableitende Nervenfasern

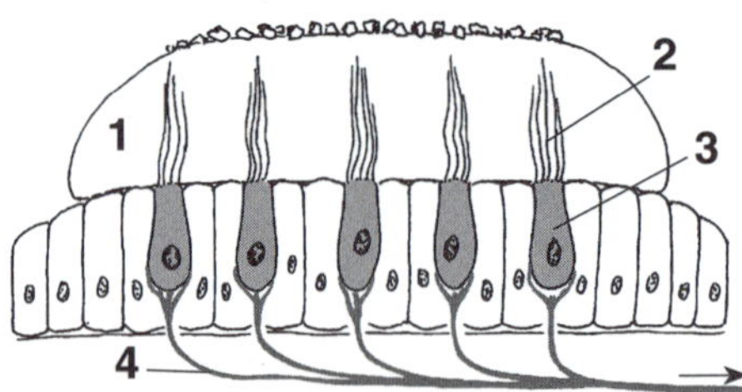

Abb. 36 **Sinneszellen des Gleichgewichtsorgans = Schnitt durch häutige Säckchen**

1 Deckmembran aus gelatinöser beweglicher Masse mit Kalkkristallen (Statolithen)
2 Sinneshärchen
3 Sinneszellen
4 Ableitende Nervenfasern

Hohe Töne reizen die Sinneszellen am *Anfang der Schnecke* (Merksatz: kurze Orgelpfeifen ergeben hohe Töne).

Tiefe Töne reizen die Sinneszellen am *Ende der Schnecke* (Merksatz: lange Orgelpfeifen ergeben tiefe Töne).

Zum *Druckausgleich* der Lymphbewegungen im *Innenohr* dient das *runde Fenster.* Zum *Druckausgleich* im *Mittelohr* finden wir die Verbindung zum Nasenrachenraum durch die *Ohrtrompete* (Eustachische Röhre).

Physiologie des Gleichgewichtsorgans

Das Gleichgewichtsorgan orientiert uns über

a) **Lage** bzw. Bewegungsrichtung (Linearbeschleunigung bzw. -verlangsamung) des Kopfes, und
b) **Drehbewegungen** (Drehbeschleunigung bzw. -verlangsamung) des Kopfes (Nicken, Drehen, Seitwärtsneigen).

a) Die beiden *häutigen Säckchen* (Utriculus und Sacculus) im *knöchernen Vorhof* besitzen auf den Sinneszellen eine gelatinöse bewegliche *Membran,* auf welcher *Kalkkristalle* (Statolithen) zu finden sind (siehe Abb. 36). Je nach Stellung des Schädels drücken diese *Kalkkristalle* via *Membran* auf verschiedene *Sinneszellen,* welche diesen Reiz wieder in Impulse umwandeln. Über Nervenfasern und schließlich über den Gleichgewichtsnerv gelangt die Meldung ins Gleichgewichtszentrum des Großhirns und orientiert uns über die *Lage* bzw. *Bewegungsrichtung des Schädels.*

   Ebenfalls über diesen Teil des Gleichgewichtsorganes können wir *Geschwindigkeitsänderungen* wahrnehmen, sofern diese stark genug sind und die gelatinöse Masse mit den Kalkkristallen (= Otolithen) in Bewegung bringen.

b) Die *Ampullen der Bogengänge* enthalten ebenfalls eine Flüssigkeit (Endolymphe), Sinneszellen und über diesen eine gallertige Masse. Drehen wir den Kopf, bewegt sich die *Endolymphe* und gibt einen Reiz via *Gallertmasse* auf *Sinneshärchen* und dann auf die *Sinneszellen,* welche den Reiz in elektrische Impulse umwandeln und via Nervenfasern ins Gleichgewichtszentrum des Großhirns leiten. Dies orientiert uns über die gemachte *Drehbewegung.*

Testfragen: Sinnesorgane, Hör- und Gleichgewichtsorgan

1. Wo liegt das Hör- und Gleichgewichtsorgan? (S. 64)
2. Wie wird das Hörorgan makroskopisch eingeteilt? (S. 65)
3. Wo liegen die Sinneszellen des Hörorgans? (S. 64)
4. Erklären Sie den Hörvorgang. (S. 64 u. 67)
5. Welche Aufgabe hat das runde Fenster des Mittelohrs, welche Aufgabe die Ohrtrompete? (S. 67)
6. Wo liegen die Sinneszellen des Gleichgewichtsorganes? (S. 66 u. 67)
7. Erklären Sie die Physiologie des Gleichgewichtsorganes. (S. 67)

Sehorgan

Topographie

Die Augen liegen in den knöchernen *Augenhöhlen,* eingebettet in ein Fettpolster (Baufett).

Makroskopie

Das Sehorgan wird unterteilt in *Augapfel* (Bulbus oculi, siehe Abb. 37) und *Hilfsapparate* des Auges (siehe Abb. 38).

Mikroskopie

Linse

Die *Linse* (Lens) ist ein elastischer Körper, der durch Aufhängefasern am *Ziliarkörper* befestigt ist und seine Brechkraft durch stärkere Krümmung erhöhen kann (siehe Physiologie).

Ziliarkörper

Im *Ziliarkörper,* welcher im vorderen Abschnitt der Aderhaut (Chorioidea), von dieser gebildet wird und sich nach vorne der Regenbogenhaut (Iris) anschließt, liegt der *Ziliarmuskel* (M. ciliaris), welcher aus glatten Muskelfasern besteht und den Krümmungsgrad der Linse reguliert (Anpassung = *Akkommodation,* siehe Physiologie).

Regenbogenhaut

Die *Regenbogenhaut* (Iris) teilt den Raum zwischen Hornhaut und Linse in eine *vordere größere* und eine *hintere kleinere Augenkammer* ein.

Netzhaut

Die wohl wichtigste Augenhaut ist die *Netzhaut* (Retina). In ihr liegen die Sinneszellen, nämlich etwa 75–125 Millionen *Stäbchenzellen* und etwa 3–6 Millionen *Zapfenzellen.* Die Stäbchenzellen helfen uns, hell und dunkel (schwarz-grau-weiß) wahrzunehmen. Diese Zellen benötigen nur sehr wenig Licht und sind daher für das *Dämmerungssehen* zuständig. Die Zapfenzellen helfen uns, Farbunterschiede wahrzunehmen, wobei dafür ziemlich viel Licht vorhanden sein muß. Diese Zellen sind also eher für das *Tagessehen* oder für das Sehen bei tagesähnlichem Licht.

Die Netzhaut ist umgeben von der Pigmentschicht, welche reichlich Melanin enthält und einerseits das Augeninnere vor störendem Lichteinfall schützt und andererseits der Ernährung der Sinneszellen dient. Die Zellen der Pigmentschicht ragen mit schmalen Fortsätzen zwischen die Stäbchen- und Zapfenzellen. Löst sich die Netzhaut von der Pigmentschicht, so kommt es zur Netzhautablösung (Ablatio retinae). Es muß eine rasche Behandlung (Verklebung der beiden Schichten mittels Laserstrahlen) erfolgen (siehe Pathologie).

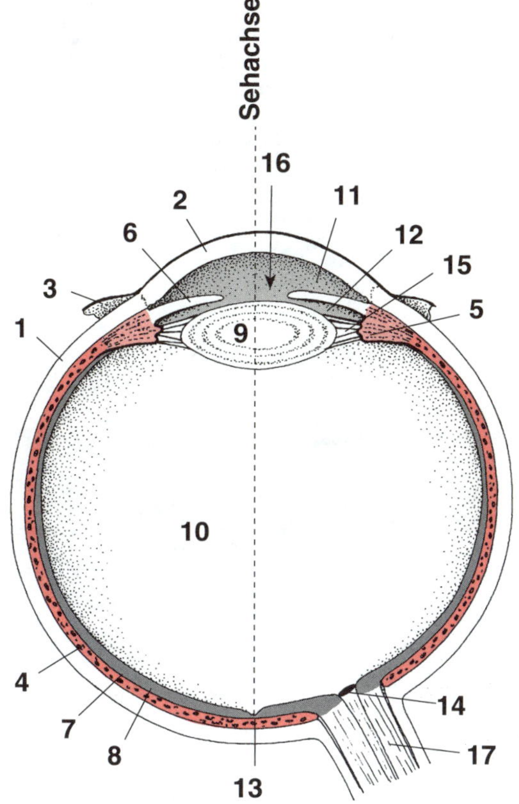

Abb. 37 **Horizontalschnitt durch das linke Auge**

Äußere Augenhaut

1 Lederhaut (Sklera = undurchsichtige weiße Haut)
2 Hornhaut (Cornea = durchsichtige, glasklare Haut, siehe lichtbrechende Anteile)
3 Bindehaut (Conjunctiva)

Mittlere Augenhaut

4 Aderhaut (Choroidea, auch Chorioidea) enthält die Aderhautgefäße, die vor allem die angrenzenden Schichten ernähren)
5 Strahlenkörper (Ziliarkörper)
6 Regenbogenhaut (Iris), gibt die individuelle Augenfarbe

Innere Augenhaut

7 Pigmentepithel (umkleidet Netzhaut)
8 Netzhaut (Retina) mit Sinneszellen

Lichtbrechende Anteile

2 Hornhaut (Cornea)
9 Linse (Lens) = wichtigster lichtbrechender Anteil
10 Glaskörper (Corpus vitreum = gallertige Füllmasse)
11 Vordere größere Augenkammer } mit Kammerwasser
12 Hintere kleinere Augenkammer }

Weitere Anteile des Auges

13 Sehgrube (Fovea centralis) im Gelben Fleck. Anhäufung von Zapfenzellen, die optimalem scharfem Sehen dienen. Die Sehachse kann zu diesem Zweck auf einen Gegenstand eingestellt werden, so daß die Lichtstrahlen genau auf die Sehgrube fallen.
14 Blinder Fleck. Da hier der Sehnerv austritt, finden wir an dieser Stelle keine Sinneszellen.
15 Aufhängefasern des Ziliarkörpers
16 Sehloch (Pupille)
17 Sehnerv (N opticus = II Hirnnerv)

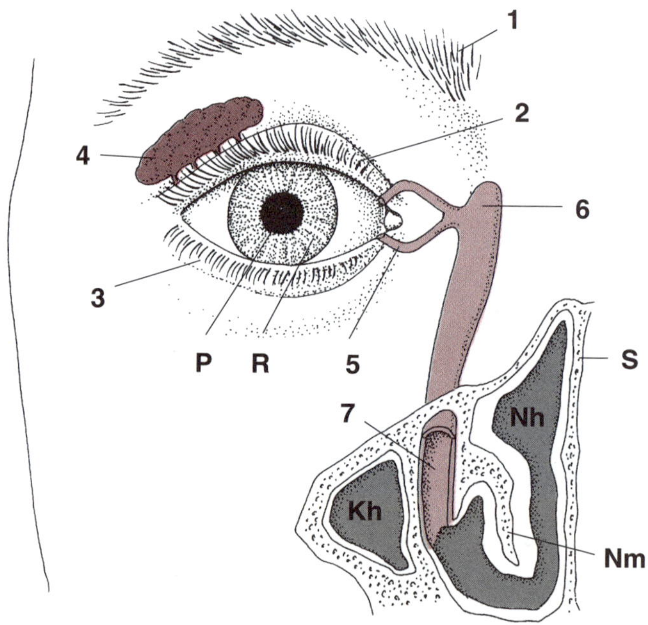

Abb. 38 **Hilfsapparate des Auges**

1 Augenbrauen
2 Oberes Augenlid mit Wimpern
3 Unteres Augenlid mit Wimpern
4 Tränendrüse
5 Tränenröhrchen oder Tränenkanälchen
6 Tränensack
7 Tränennasengang

Die sechs *Augenmuskeln* sind auf dieser Zeichnung nicht zu sehen. Sie gehören ebenfalls zu den Hilfsapparaten des Auges und ermöglichen ein feines sorgfältiges Bewegen der Augen in alle Richtungen.

P = Pupille
R = Regenbogenhaut (Iris)
S = Septum oder Nasenscheidewand
Nm = Nasenmuschel (unterste)
Nh = Nasenhöhle
Kh = Kieferhöhle

Physiologie

Linse

Die *Linse* (Lens) ist der wichtigste Anteil des lichtbrechenden Apparates und stellt, gleich der Linse beim Fotoapparat, die ‹*Sehschärfe*› der Bilder ein. Ist ein Gegenstand nahe, so verdickt sich die Linse mit Hilfe des kleinen, im Ziliarkörper gelegenen Muskels. Ist ein Gegenstand weit entfernt, verflacht die Linse. Der Linsenkern kann trüb werden. Wir sprechen dann vom *Grauen Star* (Katarakt). Bei einer Operation kann die getrübte Linse entfernt und heute durch eine zu implantierende Kunststofflinse ersetzt werden. Früher wurde die entfernte Linse durch entsprechende (dicke) Brillengläser ersetzt (siehe Pathologie).

Regenbogenhaut – Pupille

Die *Regenbogenhaut* (Iris), gleich der Blende beim Fotoapparat, schützt vor zu starkem Lichteinfall und ermöglicht bei Dunkelheit optimalen Lichteinfall. Ist viel Licht vorhanden, verbreitert sich die Regenbogenhaut, dadurch wird die Pupille (Sehloch) eng. Ist wenig Licht vorhanden, verschmälert sich die Regenbogenhaut, und die Pupille wird weit. Diese reflexartige Anpassung von Regenbogenhaut und Pupille kann als *Pupillenreflex* mit einer Taschenlampe geprüft werden.

Zur Erfüllung dieser Aufgabe enthält die Regenbogenhaut zwei glatte Muskeln (ein Pupillenschließmuskel und ein Pupillenerweiterer). Für die Pupillenschließung (= Verbreiterung der Regenbogenhaut) ist der Parasympathikus zuständig, für die Pupillenerweiterung (= Verengung der Regenbogenhaut) der Sympathikus.

Augenkammern und Kammerwasser

In Bindegewebsfortsätzen des Ziliarkörpers (Processus ciliares) wird das *Kammerwasser* gebildet, eine Flüssigkeit, die in ihrer Zusammensetzung dem Liquor verwandt ist und Hornhaut und Linse ernährt. Das Kammerwasser gelangt zunächst in die hintere Kammer und dann, da es in ständiger Bewegung ist, durch die Pupille auch in die vordere Kammer.

Der Abfluß des Kammerwassers erfolgt durch kleine Spalträume, die im *Kammerwinkel* zwischen der Regenbogenhaut (Iris) und der Hornhaut (Cornea) liegen und über den sog. Schlemmschen Kanal ins venöse Blut führen.

Kammerwasserbildung und -abfluß sind normalerweise im Gleichgewicht. Ist dieses Gleichgewicht gestört, kommt es zur gefährlichen *Erhöhung des Augeninnendruckes.* Ursachen für eine solche Störung können gewisse Augenkrankheiten sein, die den Abfluß behindern oder bestimmte Medikamente, die den Augendruck erhöhen. Wir sprechen vom *Grünen Star* oder *Glaukom.* Wichtig ist eine rasche Behandlung (Senken des Augeninnendruckes mittels parasympathisch wirksamen Augentropfen oder Operation), da es sonst zur Schädigung der Netzhaut und des Sehnerven bis zur Erblindung führen kann (siehe Pathologie).

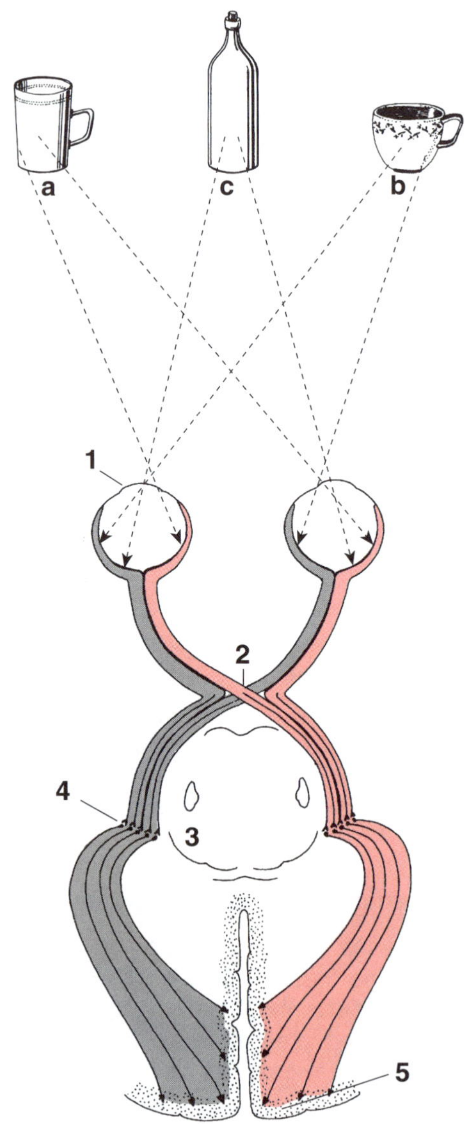

Abb. 39 **Sehvorgang** (schematische Ansicht von oben)

1 Hornhaut (Cornea)
2 Sehnervenkreuzung (Chiasma opticum)
3 Sehhügel (Teil des Zwischenhirns)
4 Synapsen (Umschaltstellen) im Hirnstamm
5 Sehrinde im Hinterhauptslappen des Großhirns = Sehzentrum

a Das Glas wird auf der rechten Seite des Großhirns wahrgenommen
b Die Tasse wird auf der linken Seite des Großhirns wahrgenommen
c Die Flasche wird auf beiden Seiten des Großhirns wahrgenommen

Sehvorgang

Damit die Lichtstrahlen richtig auf die Netzhaut fallen, müssen sie verschiedene Teile durchlaufen: *Hornhaut, vordere Augenkammer, Linse* und *Glaskörper.* Die Lichtstrahlen werden dabei, wie weiter oben erwähnt, an der Hornhaut und vor allem in der Linse gebrochen (d. h., etwas nach innen abgelenkt).

Um den eigentlichen Sehvorgang zu verstehen, muß man folgende Punkte wissen:

- Lichtstrahlen nehmen immer den kürzesten geradesten Weg (Luftlinie).
- Lichtstrahlen müssen immer den Weg durch die lichtbrechenden Anteile nehmen.
- Lichtstrahlen müssen schließlich auf die Sinneszellen (Netzhaut) fallen.
- Nervenfasern, die von der *lateralen Netzhautseite* kommen, leiten ihren Reiz auf der *gleichen Seite* weiter ins Großhirn, d. h. die Nerven *kreuzen nicht.*
- Nervenfasern, die von der *medialen Netzhautseite* (nasenwärts gelegene Netzhaut) kommen, leiten ihren Reiz auf der *entgegengesetzten Seite* weiter ins Großhirn, d. h. diese Nerven *kreuzen* in der sog. *Sehnervenkreuzung* (Chiasma opticuum).

Schutzvorrichtungen des Auges

Zu den Schutzvorrichtungen des Auges gehören die *Lider* (= Lidreflex), welche das Eindringen von Fremdkörpern verhindern, die *Wimpern* und die *Brauen,* welche vor Stirnschweiß schützen und die *Tränenflüssigkeit,* welche die äußeren Augenhäute (Hornhaut, Bindehaut und vorderster Teil der Lederhaut) dank dem Lidschlag feucht hält.

Testfragen: Sinnesorgane, Sehorgan

1. Wo liegt das Sehorgan? (S. 68)
2. Das Sehorgan wird grob in zwei Teile eingeteilt, in welche? (S. 68–70)
3. Nennen Sie die Anteile des Augapfels und zeigen Sie sie am Modell oder an der Tabelle. (S. 69)
4. Nennen Sie die Hilfsapparate des Auges und ihre Aufgaben. (S. 70 und 73)
5. Erklären Sie den mikroskopischen Bau der Netzhaut. (S. 68)
6. Nennen und erläutern Sie die Schutzvorrichtungen des Auges. (S. 73)
7. Welche Aufgabe kommt der Linse zu? (S. 71)
8. Erklären Sie die Aufgabe der Regenbogenhaut bzw. den Pupillenreflex. (S. 71)
9. Wo wird das Kammerwasser gebildet, wo zirkuliert es und welche Aufgabe erfüllt es? (S. 71)
10. Nennen Sie den Weg, den das Licht von außen bis zur Netzhaut nimmt. (S. 72 u. 73)

11 Nennen Sie die lichtbrechenden Anteile des Auges. (S. 69)

12. Erklären Sie den Sehvorgang. (S. 72 u. 73)

Riechorgan

Topographie

Die Sinneszellen des Riechorgans liegen in der *Schleimhaut der obersten Nasenmuschel.*

Makroskopie

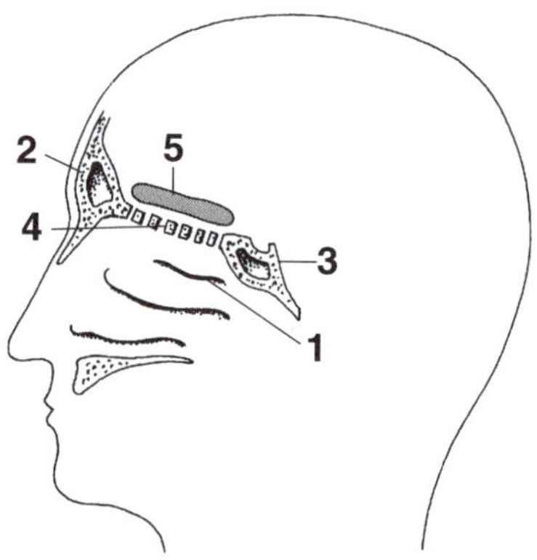

Abb. 40 **Schematischer Schnitt durch das Riechorgan**

1 Oberste der drei Nasenmuscheln
2 Stirnbein (Os frontale)
3 Keilbein (Os sphenoidale)
4 Siebbein (Os ethmoidale) = Durchtrittsstelle für die Riechnervenfasern
5 Riechkolben (Bulbus olfactorius, gehört zum Großhirn)

Mikroskopie

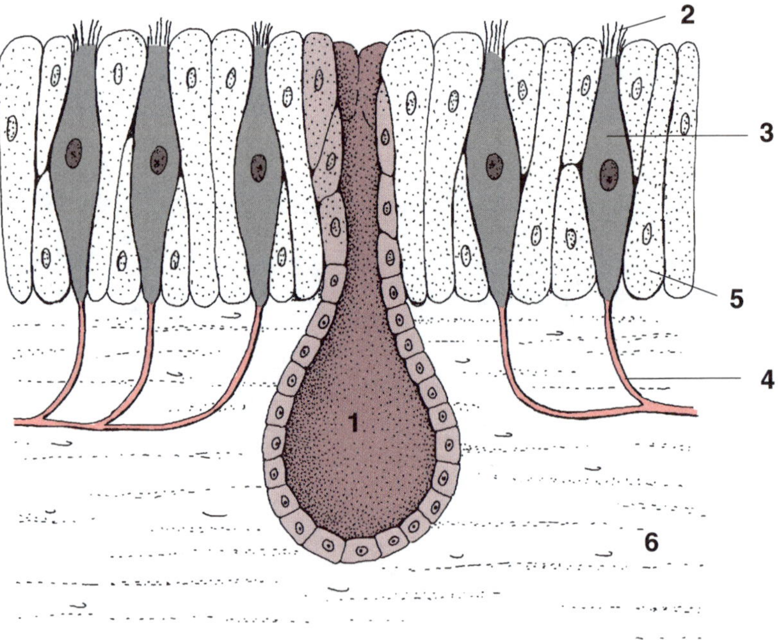

Abb. 41 **Schnitt durch die Riechschleimhaut**

1 Spüldrüse
2 Sinneshärchen
3 Sinneszellen (Riechzellen)
4 Riechnervenfasern (Fila olfactoria)
5 Zylinderepithel der Schleimhaut
6 Bindegewebe

Physiologie

- Duftstoff gelangt durch Einatmung auf die Schleimhaut der obersten Nasenmuschel.
- Sinneshärchen werden dadurch erregt und geben den Reiz an die Sinneszellen weiter.
- Sinneszellen wandeln den Reiz in elektrische Impulse um.
- Impulse werden über die Riechnervenfasern durch die Siebbeinplatte in den Riechkolben (Bulbus olfactorius) des Hirns geleitet.
- Meldung des Duftreizes im Riechzentrum des Großhirns (Schläfenlappen). Wahrnehmung des Duftes erst jetzt.

Geschmacksorgan

Topographie

Die Geschmacksknospen, welche die Geschmackssinneszellen enthalten, liegen verstreut auf der *Zunge,* meist in den Wänden der sogenannten Papillen.

Makroskopie

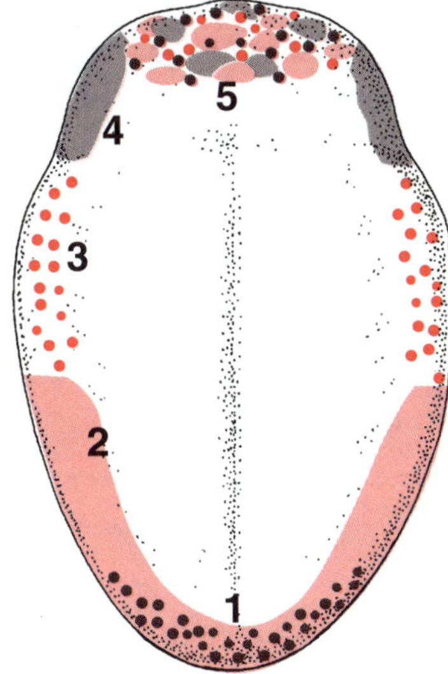

Abb. 42 **Zunge mit Geschmacksknospen**

1 Zungespitze mit Geschmacksknospen = <Süß- u. Salzzone>
2 Geschmacksknospen seitlich = <Salzzone>
3 Geschmacksknospen seitlich = <Sauerzone>
4 Geschmacksknospen hinten = <Bitterzone>
5 Geschmacksknospen auf der Zunge in Richtung Rachen, hier können alle Geschmacksqualitäten wahrgenommen werden.

Die Reize für die Geschmacksqualitäten süß, sauer und bitter werden durch die Geschmacksknospen, jene für die Qualitäten salzig und scharf direkt von freien Nervenenden in der Schleimhaut aufgenommen.

Mikroskopie

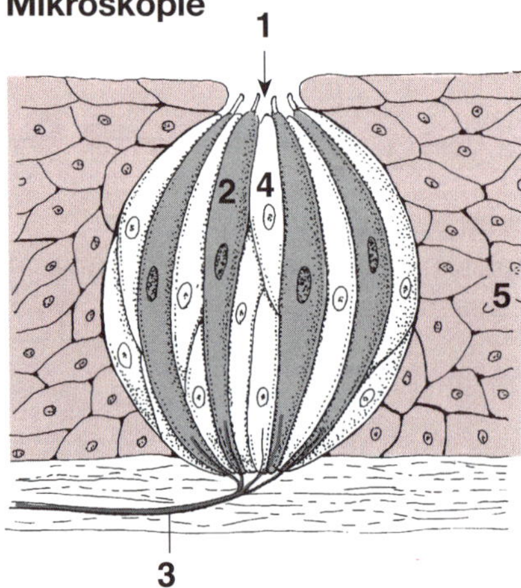

Abb. 43 **Schematischer Schnitt durch eine Geschmacksknospe**

1 Geschmacksporus
2 Sinneszellen (Geschmackszellen)
3 Geschmacksnervenfasern
4 Stützzellen
5 Schleimhautepithel

Physiologie

- Damit ein Stoff die Sinneszellen des Geschmacksorgans reizen kann, muß er *wasserlöslich* sein.
- Wasserlöslicher Stoff gibt also Reiz durch die Geschmackspore auf die Sinneszellen, welche diesen Reiz wieder in elektrische Impulse umwandeln.
- Impulse werden via Geschmacksnervenfasern ins Großhirn geleitet, wo der Geschmack wahrgenommen wird.
- Dank längst gespeicherten Geschmackserinnerungen im sog. Feld der Geschmackserinnerungen des Großhirns, kann ein Geschmack so erkannt werden.

Diesen Speichermechanismus finden wir auch bei den anderen Sinnesorganen (Feld der Hörerinnerungen, Feld der Seherinnerungen, Feld der Riecherinnerungen etc., siehe auch Nervensystem).

Testfragen: Sinnesorgane, Riechorgan und Geschmacksorgan

1. Wo liegen die Sinneszellen des Riechorgans? (S. 74)
2. Skizzieren Sie schematisch einen Schnitt durch die Riechschleimhaut. (S. 74)
3. Erklären Sie die Physiologie des Riechorgans anhand der gemachten Skizze. (S. 74 u. 75)
4. Wo liegen die Sinneszellen des Geschmacksorgans? (S. 75)
5. Wo liegen auf der Zunge die verschiedenen Geschmackszonen? (S. 75)
6. Skizzieren Sie schematisch einen Schnitt durch eine Geschmacksknospe. (S. 75)
7. Erklären Sie die Physiologie des Geschmacksorganes anhand der gemachten Skizze. (S. 75 u. 76)

Nervensystem

Wesentliche Aufgabe des Nervensystems

Übergeordnete Stelle, die

- alle Funktionsabläufe und Tätigkeiten (zusammen mit dem Hormonsystem) der Organe (Zellen, Gewebe, Körpersäfte) steuert (VNS)
- Reize der Sinnesorgane vermittelt und als Empfindungen wahrnimmt (sensibel) (PNS und ZNS)
- Befehle (willkürlich oder unwillkürlich) zur Bewegung der Muskulatur erteilt (motorisch). (ZNS und PNS)

Allgemeines

Das gesamte Nervensystem ist eine *untrennbare Einheit.* Unterteilungen können aus anatomischen und physiologischen Gründen gemacht werden.

A Zentrales Nervensystem (ZNS): Gehirn- und Rückenmark.
B Peripheres Nervensystem (PNS): Hirnnerven und Rückenmarksnerven.
C Vegetatives oder autonomes Nervensystem (VNS): Sympathikus und Parasympathikus.

Topographie

Das gesamte Nervensystem verzweigt sich wie ein stark verästelter Baum im *gesamten Organismus*. Als Zentralen des Nervensystems liegen im Schädel das Gehirn und im Wirbelkanal das Rückenmark.

Makroskopie

Viele Nervenfasern bündeln sich zu sog. Nervenbündeln. Erst diese sind makroskopisch gut sichtbar und werden Nerv (Nervus) genannt.

In den beiden Zentralen unterscheiden wir makroskopisch die *graue* und die *weiße Substanz*. Ihre Besprechung muß aber, wegen ihrer mikroskopischen Begründung, unter dem Kapitel Mikroskopie erfolgen.

Mikroskopie

Das Nervengewebe setzt sich, wie jedes Gewebe, aus unzähligen kleinen Zellen zusammen. Eine Nervenzelle, auch Ganglienzelle, Neurozyt oder Neuron genannt, besteht aus dem *Zelleib* und seinen *Fortsätzen.* Da in den

Fortsätzen ebenfalls Zellplasma zu finden ist, gehören sie vollumfänglich zur Zelle. Die Fortsätze sind also eine Art Ausläufer, die zusammen mit dem Zelleib von der Zellmembran umgeben sind.

Eine Vielzahl von Zelleibern beieinander erscheint für unsere Augen grau und wird deshalb *graue Substanz* genannt. Eine Vielzahl von Fortsätzen beieinander erscheint für unsere Augen weiß, wir sprechen deshalb von *weißer Substanz.*

Als Besonderheit finden wir beim Nervengewebe ein Stütz- und Hüllgewebe, welches aus eigenen Zellen besteht, den sog. *Gliazellen* (Stützzellen), auch Nervenkitt genannt, die in ihrer Gesamtheit das *Gliagewebe* ausmachen. Zum Gliagewebe zählen auch die Zellen der Schwannschen Scheide (siehe S. 79 u. 80). Das Gliagewebe hat neben der Stützfunktion auch die Aufgabe, die Nervenzellen mit Nährstoffen zu versorgen, gegeneinander zu isolieren und vor schädlichen Einflüssen zu schützen (siehe Blut-Hirn-Schranke und Blut-Liquor-Schranke).

Blut-Hirn-Schranke und Blut-Liquor-Schranke

Im Gehirn bilden eine besondere Art von Gliazellen (Astrozyten) mit ihren Ausläuferfüßchen einen Mantel um die Blutgefäße. So entsteht die *Blut-Hirn-Schranke* (siehe Abb. 44 a), die zum Schutze der Nervenzellen nicht alle Stoffe (z. B. bestimmte Medikamente, Giftstoffe etc.) passieren läßt.

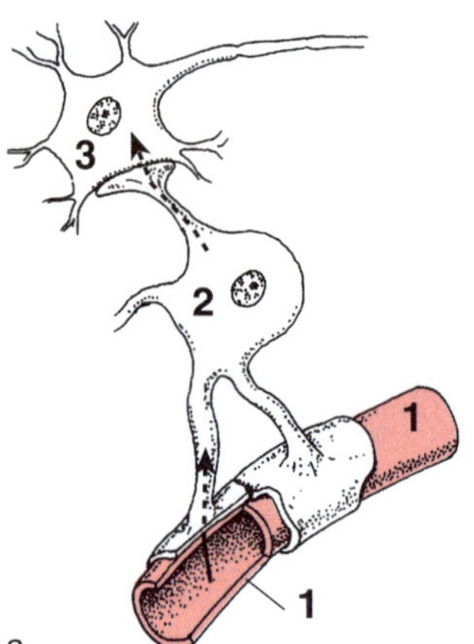

Abb. 44 a **Blut-Hirn-Schranke**

1 Blutkapillare des Hirngewebes
2 Gliazelle (Astrozyt)
3 Nervenzelle

↑ Pfeile: Stoffe aus dem Blut müssen durch die Gliazelle hindurchwandern, um die Nervenzelle zu erreichen

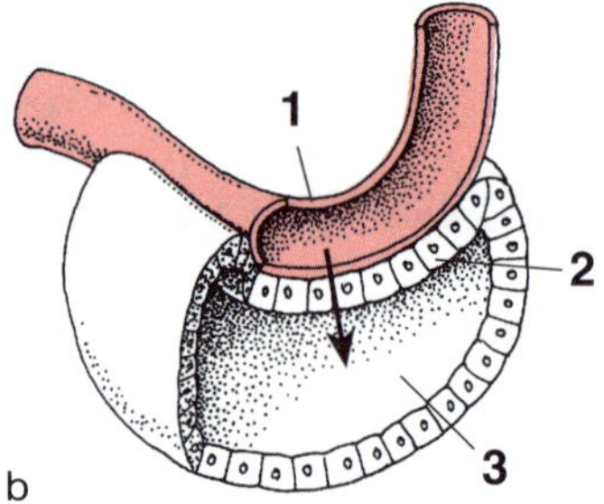

Abb. 44 b **Blut-Liquor-Schranke**

1 Blutkapillare des Adergeflechts der Hirnkammer
2 Gliazelle (Ependymzelle)
3 Hirnkammer, angefüllt mit Liquor

↓ Pfeile: Stoffe aus dem Blut müssen durch die Gliazelle hindurchwandern, um in den Liquor zu gelangen.

Auch der Liquorraum ist in ähnlicher Weise gegen den Eintritt vieler Stoffe aus dem Blut geschützt durch die *Blut-Liquor-Schranke* (siehe Abb. 44 b).

Die Blut-Hirn-Schranke wird erst im Laufe des ersten Lebensjahres voll ausgebildet. Deshalb kann bei der schweren Gelbsucht des Neugeborenen (Erythoblastose) der gelbe Gallenfarbstoff in das Hirngewebe eintreten und zu schwerer Schädigung des Hirngewebes (Kernikterus) führen. Bei einer später auftretenden Gelbsucht kommt es dagegen nicht mehr zu einer Hirnschädigung, weil der gelbe Gallenfarbstoff die Blut-Hirn-Schranke nicht passieren kann (siehe Pathologie).

Nervenzellen

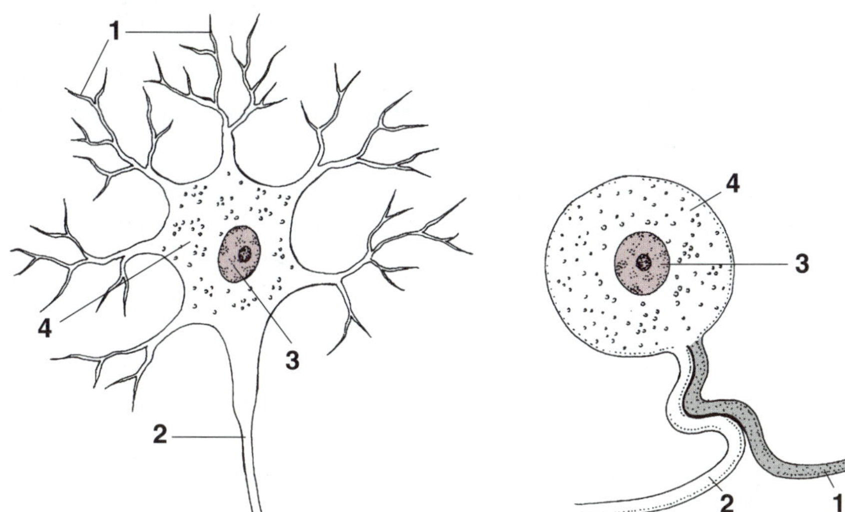

Abb. 45 **Mikroskopischer Bau eines motorischen und vegetativen Neurons**

1 Dendriten = zuführende Fortsätze
2 Neurit = wegführender Fortsatz
3 Zellkern
4 Plasma mit Tigroidsubstanz (auch Nissl-Schollen genannt = Ribosomen, vgl. Abb. 1)

Abb. 46 **Mikroskopischer Bau einer Rückenmarksnervenzelle** (Spinalganglienzelle, siehe Abb. 63) als **Beispiel eines sensiblen Neurons**

1 Dendrit (zuführender Fortsatz)
2 Neurit (wegführender Fortsatz)
3 Zellkern
4 Zellplasma

Dendriten sind zuführende (afferente) Fortsätze, der Neurit, auch Axon genannt, ist der wegführende (efferente) Fortsatz. Rund um den Neurit finden wir als *Isolationsschicht* die sog. *Schwannsche Scheide,* die aus eigenen Zellen (Schwannschen Zellen) besteht. Die Einschnürungen zwischen den Zellen (Schnürringe) dienen der Ernährung der Nervenfasern durch benachbarte Blutkapillaren und der raschen Reizleitung.

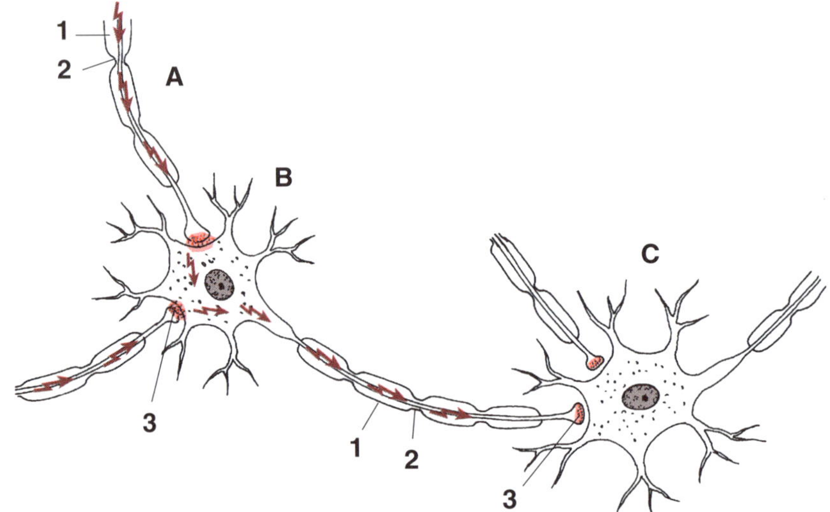

Abb. 47 **Schematische Darstellung eines Neurons mit Schwannscher Scheide und Synapsen**

1 Schwannsche Scheide (Isolationsschicht des Neuriten)
2 Schnürringe der Schwannschen Scheide (Ernährung des Neuriten)
3 Synapse (= Verbindung zwischen Neurit und Dendrit zweier Nervenzellen)

A Neurit einer Nervenzelle (hat bereits Dendrit von B erregt)
B Nervenzelle (der elektrische Strom fließt gerade zum Ende des Neuriten hin)
C Nervenzelle (noch unerregt)

Fließrichtung des elektrischen Stroms
chemischer Überträgerstoff (Adrenalin, Noradrenalin oder Acetylcholin)
aus dem Ende des Neuriten ausgetretener Überträgerstoff (wenn elektrische Impulse am Ende des Neuriten ankommen)

Versuchen Sie als Aufgabe den Weiterverlauf der Erregung bis in den Neuriten der Nervenzelle C zu zeichnen.

Physiologie (allgemein)

Wir kennen zwei Arten von Nervenbahnen. *Sensorische* (auch sensible) *Nervenbahnen* leiten Meldungen der Sinnesorgane von der Peripherie zu den Nervenzellen des Rückenmarks oder via Rückenmark ins Gehirn. Das Nervensystem arbeitet also mit den Sinnesorganen zusammen, indem es die von den Sinneszellen aufgenommenen Reize sensorisch weiterleitet.

Motorische Nervenbahnen leiten die in den Zentralorganen (Gehirn und Rückenmark) entstandenen Befehle auf die Erfolgsorgane, nämlich auf Muskeln oder Drüsen.

Damit Reize in beide Richtungen (sensorisch und motorisch) überhaupt weitergeleitet werden können, braucht es *Aktionsströme*. Zwischen den einzelnen Nervenzellen und der Zwischenzellflüssigkeit findet eine *Elektrolytwanderung* (vor allem Natrium- und Kaliumaustausch u. a.) statt. Durch diese Elektrolytwanderung wird die Zellmembran wie eine Batterie aufgeladen. Wird der Dendrit einer Nervenzelle nun durch chemischen Überträgerstoff aus einem Neuriten oder durch Druck, Wärme, Kälte (Dendriten in der Haut) gereizt, so entsteht in dem Dendriten ein *elektrischer Impuls,* welcher bis zum Ende der Neuriten dieser Nervenzelle weitergeleitet wird. Dort wird dann wieder Überträgerstoff freigesetzt, der nun den Dendriten der nächsten Nervenzelle erregt. So wird der Reiz im Nervensystem mit einer Geschwindigkeit von 1 m bis 120 m/sec. (je nach Dicke der Nervenfaser) fortgeleitet. Je stärker eine Nervenzelle erregt wird, in desto kürzeren Abständen laufen durch sie Impulse (Stromstößchen).

Ein Überspringen des elektrischen Impulses vom Dendriten auf den Neuriten des vorhergehenden Neurons (also rückwärts), ist nicht möglich, da sich zwischen den beiden ein Spalt befindet. Da sich der Überträgerstoff aber nur an den Enden der Neuriten (und nicht in den Dendriten) befindet, stellen Nervenbahnen *Einbahnstraßen* (sensibel oder motorisch) dar.

Die Nervenzellen sind untereinander durch *Synapsen* verbunden. Man könnte solche Synapsen bildlich mit Zwischensteckern bei Verlängerungskabeln vergleichen. Die häufigste Verbindung ist: Neurit auf Dendrit.

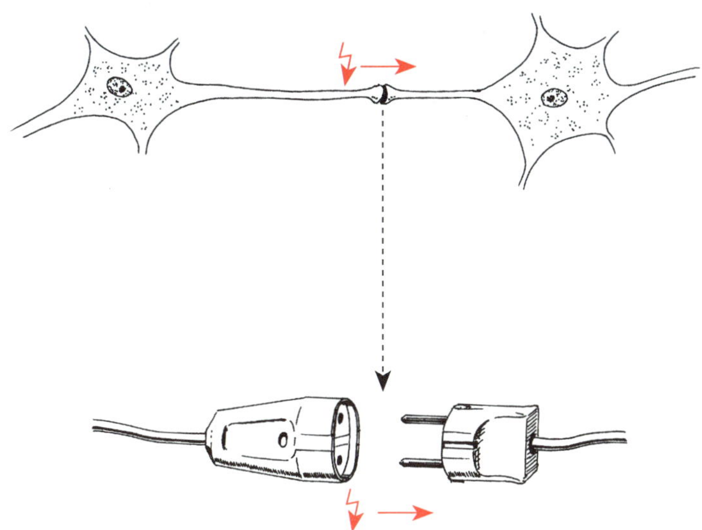

Abb. 48 **Synapsen im Vergleich mit Zwischenstecker** (schematisch)
↯ Fließrichtung des elektrischen Stroms. (Synapsen siehe auch Abb. 47)

Zur Übertragung eines Reizes auf eine Synapse oder ein Erfolgsorgan, ist ein chemischer Überträgerstoff notwendig. Als Überträgerstoffe dienen *Adrenalin* und *Noradrenalin* an den Enden der Neuriten der *sympathischen Nervenzellen,* und das *Acetylcholin* an den Enden der Neuriten der *parasympathischen Nervenzellen* und der *willkürlichen motorischen Nervenzellen.*

Adrenalin und Noradrenalin werden sowohl vom Nebennierenmark, als auch vom sympathischen Nervensystem gebildet. Acetylcholin ist ein Wirkstoff, dessen Synthese im Zytoplasma der Nervenendigungen erfolgt.

- Endet der Neurit eines *sensiblen Neurons* im *Rückenmark*, wird in der Regel ein *Reflex* ausgelöst (siehe Reflexe S. 101 ff.)
- Endet der Neurit eines *sensiblen Neurons* im *Gehirn,* wird bewußt oder unbewußt eine *Meldung* aus der Peripherie *registriert.*
- Endet der Neurit eines *motorischen Neurons* an einem *Muskel* (wir sprechen dort von der motorischen Endplatte), kann er eine willkürliche oder unwillkürliche *Kontraktion* auslösen.
- Endet der Neurit eines *motorischen Neurons* an einer *Drüse,* kann eine *Sekretion* oder *Sekretionshemmung* derselben ausgelöst werden.

Testfragen: Nervensystem, Allgemeines

1. Nennen Sie die drei Bereiche, in die das Nervensystem eingeteilt wird. (S. 77)
2. Erklären Sie die Begriffe: graue und weiße Substanz. (S. 77 u. 78)
3. Was sind Gliazellen? (S. 78)
4. Erklären Sie die Blut-Hirn-Schranke und die Blut-Liquor-Schranke. (S. 78 u. 79)
5. Skizzieren Sie eine einfache Nervenzelle. (S. 79)
6. Welche Aufgabe erfüllt die Schwannsche Scheide? (S. 79 u. 80)
7. Wie werden Aktionsströme gebildet und weitergeleitet? (S. 80 u. 81)
8. Was ist eine Synapse? (S. 81)

Zentrales Nervensystem

Topographie

Das Gehirn liegt im knöchernen Schädel, zwischen der Schädelbasis und dem Schädeldach. Das verlängerte Mark tritt durch das Hinterhauptsloch und geht über ins Rückenmark, welches im Wirbelkanal liegt. Gehirn und Rückenmark müssen in der Folge einzeln besprochen werden.

Gehirn

Makroskopie

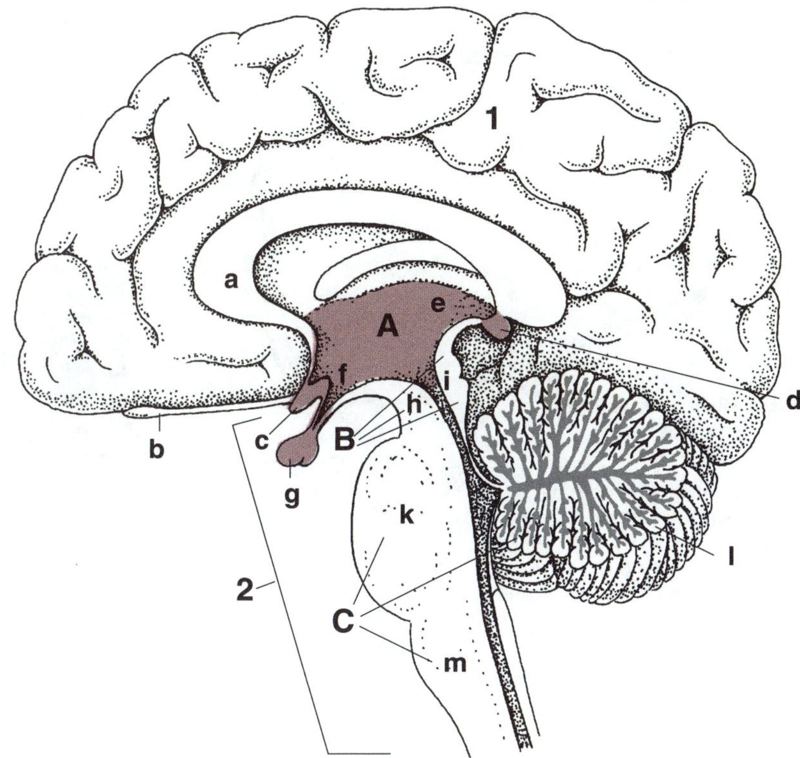

Abb. 49 **Medienanschnitt des Gehirns, rechte Hälfte von innen**

1 Großhirn oder Endhirn (Cerebrum oder Telencephalon)

a Balken (Corpus callosum) verbindet die beiden Großhirnhemisphären)
b Riechkolben (Bulbus olfactorius)

2 Hirnstamm

A *Zwischenhirn* (Diencephalon)
c Sehnervenkreuzung (Chiasma opticum)
d Zirbeldrüse oder Epiphyse (Corpus pineale)
e Thalamus
f Hypothalamus
g Hypophyse (nur teilweise zum Hirn gehörend; siehe Endokrinsystem, S. 174 u. 175)

B *Mittelhirn* (Mesencephalon)
h Hirnschenkel (von den zwei Hirnschenkeln ist hier nur einer sichtbar)
i Vierhügelplatte (auch hier nur die beiden rechten Hügel sichtbar)

C *Rautenhirn* (Rhombencephalon)
k Brücke (Pons)
l Kleinhirn (Cerebellum)
m Verlängertes Mark (Medulla oblongata)

Hirn- und Rückenmarkshäute

Um die beiden Zentralorgane liegen die sog. *Hirn-* und *Rückenmarkshäute* (Meningen), welche die Aufgabe haben, Hirn und Rückenmark gegen Erschütterungen und Stoß einzuhüllen.

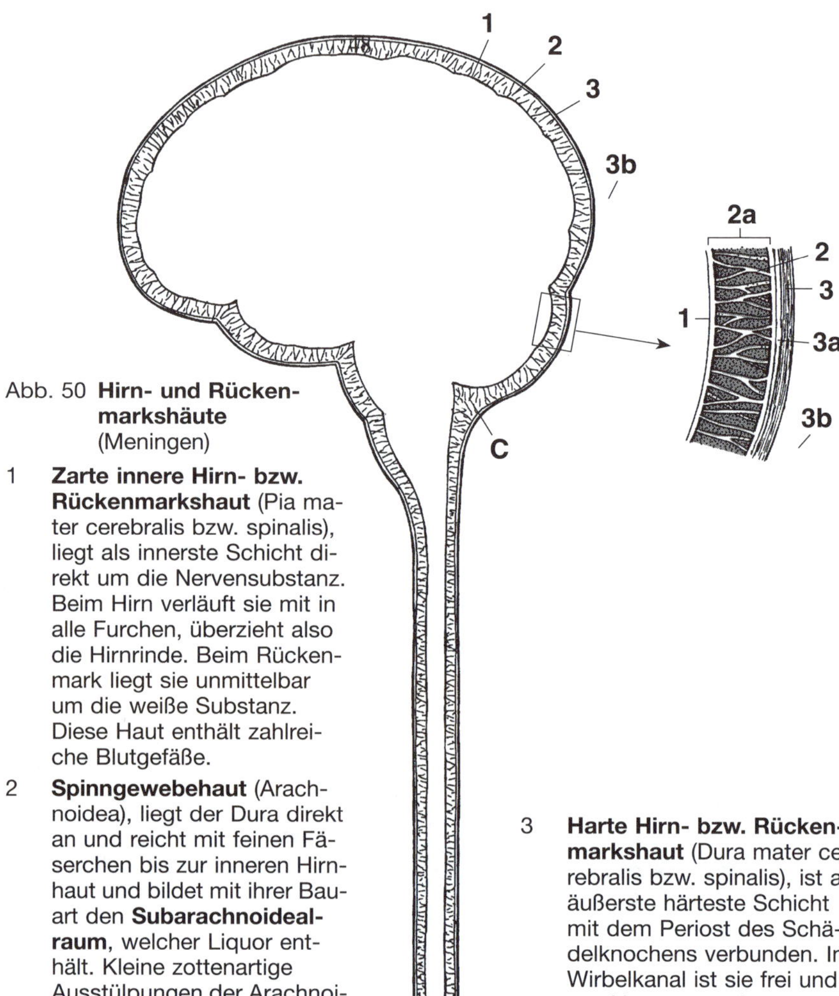

Abb. 50 **Hirn- und Rückenmarkshäute** (Meningen)

1 **Zarte innere Hirn- bzw. Rückenmarkshaut** (Pia mater cerebralis bzw. spinalis), liegt als innerste Schicht direkt um die Nervensubstanz. Beim Hirn verläuft sie mit in alle Furchen, überzieht also die Hirnrinde. Beim Rückenmark liegt sie unmittelbar um die weiße Substanz. Diese Haut enthält zahlreiche Blutgefäße.

2 **Spinngewebehaut** (Arachnoidea), liegt der Dura direkt an und reicht mit feinen Fäserchen bis zur inneren Hirnhaut und bildet mit ihrer Bauart den **Subarachnoidealraum**, welcher Liquor enthält. Kleine zottenartige Ausstülpungen der Arachnoidea im Hirnbereich nennen wir Arachnoidealzotten. Diese Haut ist fast gefäßlos. Die zarte innere Hirnhaut (Pia mater) und die Spinngewebehaut (Arachnoidea) bilden zusammen die **weichen Hirnhäute**.

2a **Subarachnoidealraum**, mit Liquor gefüllt, von Fäden der Spinngewebehaut durchzogen.

3 **Harte Hirn- bzw. Rückenmarkshaut** (Dura mater cerebralis bzw. spinalis), ist als äußerste härteste Schicht mit dem Periost des Schädelknochens verbunden. Im Wirbelkanal ist sie frei und von Venen umgeben.

3a **Subduralraum**

3b **Epiduralraum** bzw. Periduralraum nennen wir den Raum zwischen der äußersten Hülle im Rückenmark und dem Wirbelkanal.

C Cisterna cerebellomedullaris = größter derartiger Liquorraum, kann zur Liquorentnahme punktiert werden (Subokzipitalpunktion).

Im Wirbelkanal sind Periost der Wirbelknochen und Dura mater durch einen mit Fettgewebe und Venengeflechten ausgefüllten, wenige Millimeter breiten Spaltraum getrennt, der als Cavum epidurale (Epi- bzw. Periduralraum, siehe Abb. 50, 3b) bezeichnet wird. Er ist von Bedeutung im Zusammenhang mit traumatischen Blutungen bzw. mit Leitungsanästhesien. In der Schädelhöhle fehlt ein die Dura mater umgebender Epiduralraum. Bei einer Schädelblutung zwischen der äußersten Hülle und dem Schädelknochen spricht man dennoch von einer epiduralen Blutung.

Liquor-Ventrikel-System

Liquor:	Hirnrückenmarksflüssigkeit (Liquor cerebrospinalis)
Bildungsort:	In den Adergeflechten (Plexus chorioideus) der vier Hirnkammern (Ventrikel) aus Blutplasma.
Resorptionsort:	Vorwiegend in den Ausstülpungen der Aderhaut zu den sensiblen Rückenmarksganglien. Täglicher Umsatz ca. 500 ml.
Aufgabe:	Trägt und erleichtert Hirnmasse und schützt Hirn- und Rückenmarkshäute vor Reibung und Druck. Der Stoffaustausch zwischen Blut und Liquor ist, außer für Sauerstoff, Kohlendioxid und Wasser, mehr oder weniger stark behindert (siehe Blut-Hirn-Schranke und Blut-Liquor-Schranke, S. 78).
Farbe:	Klar und farblos.
Menge:	Pro Tag werden in den Adergeflechten etwa 650 ml Liquor gebildet. Der Liquor wird in den sog. Arachnoidealzotten (siehe Spinngewebehaut) größtenteils wieder ins Blut resorbiert. Die zirkulierende Liquormenge beträgt 120 bis 200 ml.
Zirkulationsort:	– Hirnventrikel – Hirnkanal (Aquaeductus) – Rückenmarkskanal (meist verödet ab der Jugend, dann nur noch stellenweise offen, also wenig Liquor, siehe Abb. 51, Z) – Subarachnoidealraum von Hirn und Rückenmark
Zusammensetzung:	Wasser und Salze (eiweißarmes Blutplasma) Eiweiß 15–30 mg% Zucker 40–70 mg% wenige (0–5/mm^3) Zellen
Liquorentnahme:	Liquor wird zu *diagnostischen* und *therapeutischen* Zwecken entnommen, meist mittels *Lumbalpunktion* zwischen dem 3./4. oder 4./5. Lendenwirbel. Weitere Möglichkeiten, Liquor zu punktieren, sind die *Subokzipitalpunktion* unter dem Hinterhauptsbein und die *Ventrikelpunktion,* die aber eher zu therapeutischen Zwecken (Ventrikeldrainage etc.) gemacht werden.

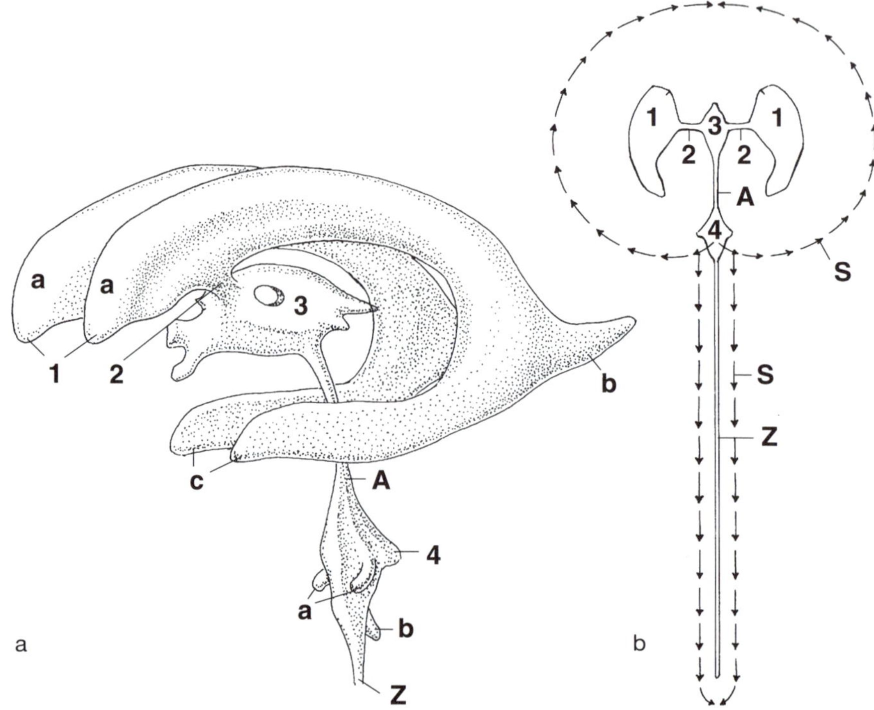

Abb. 51 a **Hirnkammern** (von links gesehen)
b Schema **Liquor-Ventrikel-System** (von hinten gesehen)

1 I. und II. Ventrikel, auch Seitenventrikel, sie werden von den Großhirnhemisphären, die hier weggenommen sind, überdeckt

a Vorderhorn der seitlichen Hirnkammer
b Hinterhorn der seitlichen Hirnkammer
c Unterhorn der seitlichen Hirnkammer

2 Verbindung zum III. Ventrikel
3 III. Ventrikel im Zwischenhirn
A Aquädukt oder Hirnkanal (Aquaeductus) im Mittelhirn, verbindet den III. und den IV. Ventrikel
4 IV. Ventrikel, liegt im Bereich des Rautenhirns unter dem Kleinhirn. Hier tritt der Liquor aus, um im Subarachnoidealraum das Gehirn und das Rückenmark zu umspülen.

a Öffnung in seitlichen Ausbuchtungen des IV. Ventrikels
b Mittlere Öffnung des IV. Ventrikels

Z Zentralkanal (auch Rückenmarkskanal). Sehr enger Kanal. Rest der Lichtung des embryonalen Neuralrohrs, beim Erwachsenen meist verödet.
S Subarachnoidealraum, von der Spinngewebehaut (Arachnoidea) gebildet. In ihm zirkuliert der Liquor und umspült so Gehirn und Rückenmark, verhindert Druck auf die beiden Organe.

Makroskopie des Großhirns

Die Hirnrinde des Großhirns ist zur Oberflächenvergrößerung in *Windungen* (Gyri) gelegt. Dadurch entstehen zwischen den Windungen *Furchen* (Sulci).

Wir teilen das Großhirn in verschiedene Lappen ein.

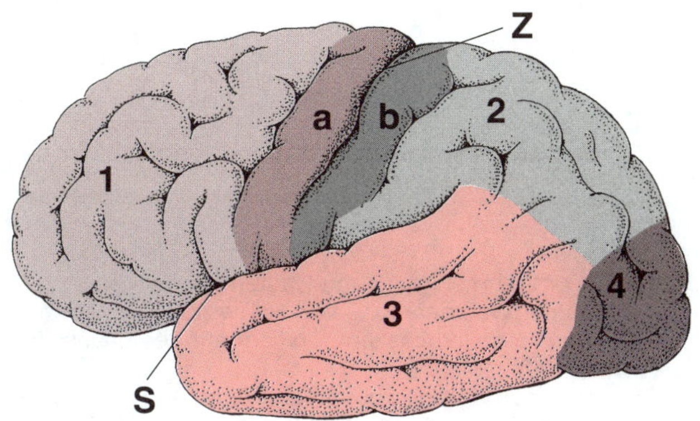

Abb. 52 **Anatomie des Großhirns.** (Ansicht von links)

1 Stirnlappen (Lobus frontalis)
2 Scheitellappen (Lobus parietalis)
3 Schläfenlappen (Lobus temporalis)
4 Hinterhauptslappen (Lobus occipitalis)
Z Zentralfurche (Sulcus centralis)
S Seitliche Großhirnfurche (Sulcus lateralis)
a Vordere motorische Windung (Gyrus praecentralis); siehe Rindenfelder
b Hintere sensorische Windung (Gyrus postcentralis); siehe Rindenfelder

Mikroskopie des Großhirns

Außen finden wir die *Hirnrinde*, die hauptsächlich von Zelleibern gebildet wird, also graue Substanz. Innen finden wir die hauptsächlich von Fortsätzen gebildete weiße Substanz, das *Hirnmark*. (Siehe S. 78)

Physiologie des Großhirns

Das Großhirn nimmt Wahrnehmungen der Sinnesorgane auf und verarbeitet diese. Zu diesem Zweck finden wir bestimmte *Rindenfelder.*

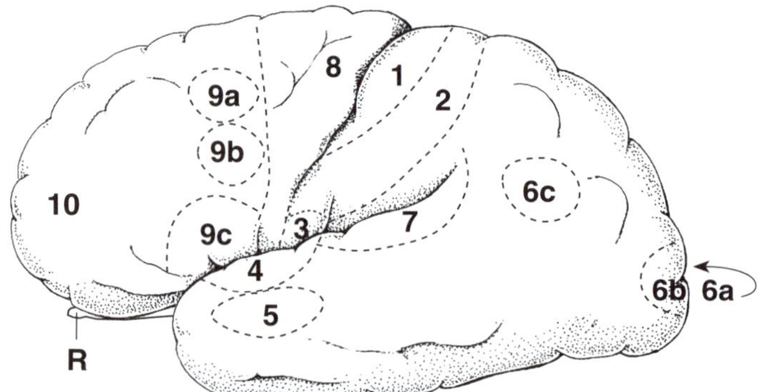

Abb. 53 **Vereinfachte Darstellung der wichtigsten Rindenfelder des Großhirns** (linke Großhirnhemisphäre)

Sensorische Felder

1 *Körperfühlsphäre* zur Wahrnehmung von Hautempfindungen
2 *Erinnerungszentren* der Wahrnehmung von Hautempfindungen
3 *Geschmackszentrum* (das Geruchszentrum liegt auf der Innenseite des Schläfenlappens, s. Abb. 59)
4 *Primäres Hörzentrum* zur Wahrnehmung von Tönen und Geräuschen
5 *Sekundäres Hörzentrum;* Verständnis für Gehörtes, z. B. Musik, Verkehrsgeräusche, Sprache die man kennt.
6 a *Primäres Sehzentrum,* Bewußt werden von etwas Gesehenem
b *Sekundäres Sehzentrum*, Erkennen bzw. Verstehen des Gesehenen (6a u. b liegen auf der Innenseite des Hinterhauptlappens, s. a. Abb. 39)
c *Tertiäres Sehzentrum,* vor allem für Schrift, sogenanntes «Lesezentrum».
7 *Sensorisches Sprachzentrum* (Wernicke-Zentrum) verbindet etwa gehörte Sprache (5) und gelesene Sprache (6c)
R Riechkolben (Bulbus olfactorius) s. Abb. 59

Motorische Felder

8 *Primär-motorisches Zentrum*, zur Bewegung der gesamten Skelettmuskulatur, ausgenommen der Augenmuskeln. Hier beginnt die Pyramidenbahn (siehe S. 91 u. 92).
9 *Sekundär-motorisches Zentrum* für Bewegungsabläufe.
a Sog. *«Schreibzentrum».* Das Schreibzentrum ist, wie auch das motorische Sprachzentrum, nur auf der einen Hirnhälfte angelegt, und zwar bei Rechtshändern auf der linken Hemisphäre und umgekehrt.
b Sog. *«Augenbewegungszentrum»* (Augenmuskelzentrum)
c Sog. *«Sprechzentrum»* (auch motorisches Sprachzentrum oder Brocasches Zentrum) zur Koordination der für die Sprache notwendigen Bewegungsabläufe: gleichzeitige Innervation von Lippen, Kehlkopf, Mimikmuskulatur, Zunge, etc.
10 *Antriebsfelder.* Aufgabe: Das Verhalten bestimmten Absichten und Plänen unterzuordnen und angeborene Verhaltensweisen zu kontrollieren. Verletzungen haben schwere Veränderungen der Persönlichkeit im emotionalen Bereich und im Verhalten zur Folge.

Die Verarbeitung der Sinneseindrücke kann auf zwei Arten erfolgen:

- registrieren ohne nachfolgende Reaktion, also rein sensorisch (siehe Beispiele A)
- registrieren und reagieren, also sensorisch und motorisch (siehe Beispiele B)

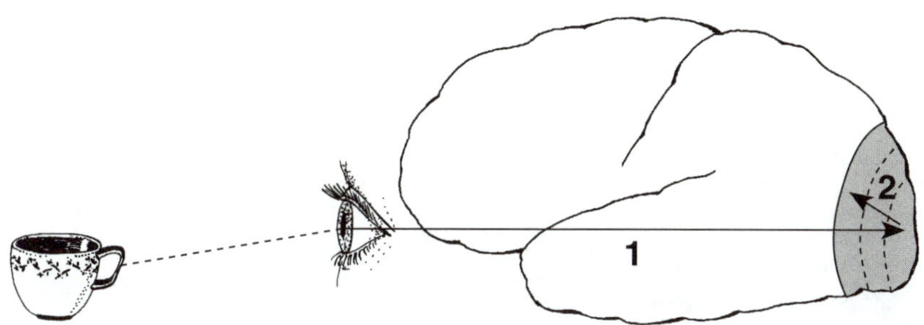

Abb. 54 **Beispiel A: Wir sehen und erkennen etwas**

1 Dank den Sinnenzellen in den Augen und der sensorischen Leitung via Sehnerven ins Sehzentrum sehen wir einen Gegenstand
2 Dank den gespeicherten Seherinnerungen erkennen wir den gesehenen Gegenstand

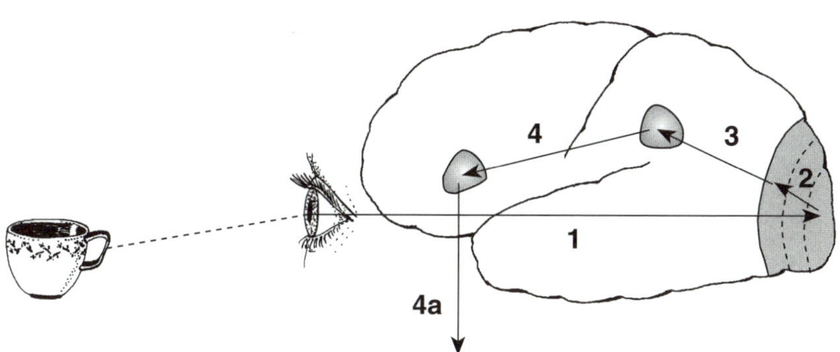

Abb. 55 **Beispiel B: Wir sehen und erkennen etwas und benennen es**

1 Wir sehen einen Gegenstand
2 Wir erkennen den Gegenstand
3 Dank dem sensorischen Sprachzentrum und der Spracherinnerung benennen wir den Gegenstand (noch unausgesprochen)
4 Dank dem motorischen Sprachzentrum kann ein Befehl gleichzeitig an Zunge, Kehlkopf- und Mimikmuskulatur gegeben werden
4a Das Wort zur Benennung des Gegenstandes wird ausgesprochen; Bsp. Tasse

Anstatt den Gegenstand nur zu benennen, kann vom Sehzentrum aus auch eine Umschaltung auf die vordere motorische Windung erfolgen und von da aus ein Befehl (zum Beispiel an die Arm- und Handmuskulatur) gegeben werden, den Gegenstand anzufassen.

Motorische Meldungen, die eine willkürliche Bewegung der Skelettmuskulatur zur Folge haben, laufen alle über die wichtigste motorische Hirnbahn, die *Pyramidenbahn.* (Näheres über die Pryamidenbahn siehe Seite 91 u. 92).

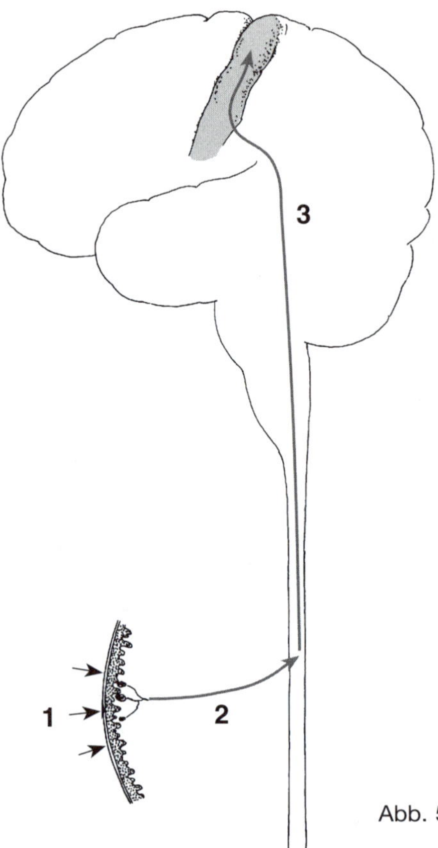

Abb. 56 **Beispiel A: Wir registrieren Hautempfindungen**

1 Einwirkung auf Haut, z. B. Wärme, Kälte, Schlag, Verletzung etc.
2 Sensorische Leitung ins Rückenmark
3 Sensorische Leitung auf hintere sensorische Windung = Körperfühlsphäre. Hier wird die Hautempfindung registriert

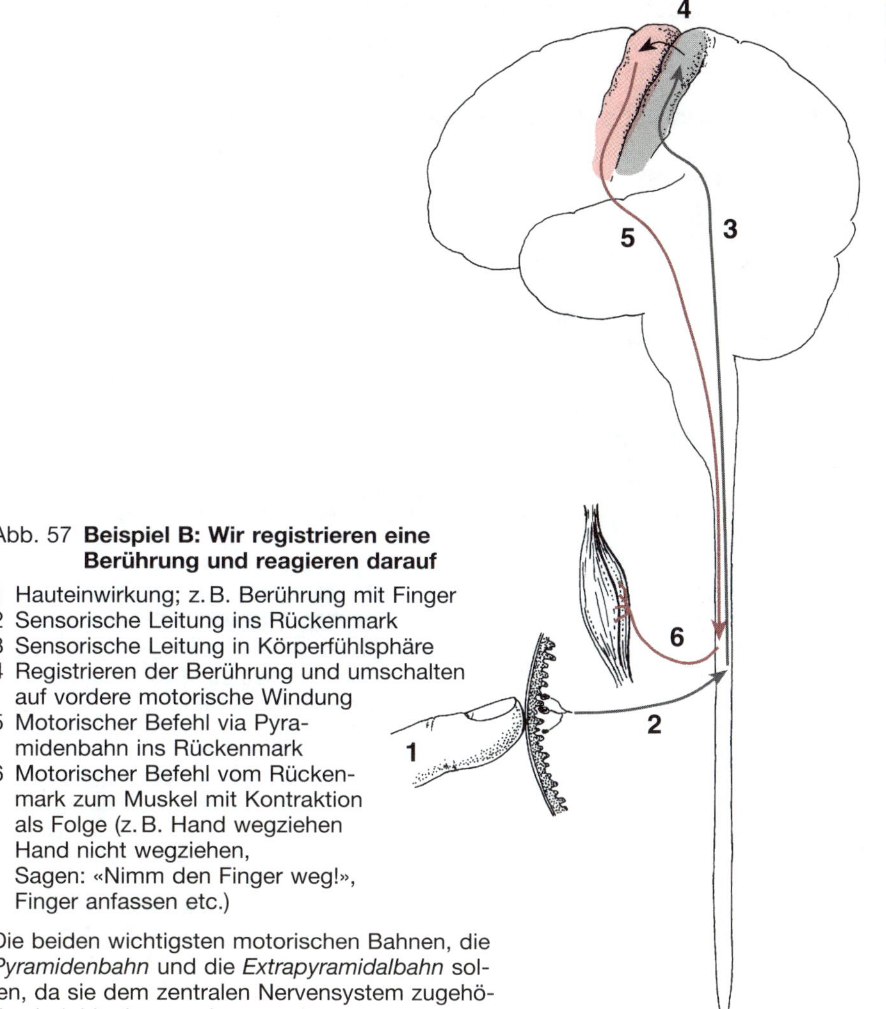

Abb. 57 **Beispiel B: Wir registrieren eine Berührung und reagieren darauf**

1 Hauteinwirkung; z. B. Berührung mit Finger
2 Sensorische Leitung ins Rückenmark
3 Sensorische Leitung in Körperfühlsphäre
4 Registrieren der Berührung und umschalten auf vordere motorische Windung
5 Motorischer Befehl via Pyramidenbahn ins Rückenmark
6 Motorischer Befehl vom Rückenmark zum Muskel mit Kontraktion als Folge (z. B. Hand wegziehen Hand nicht wegziehen, Sagen: «Nimm den Finger weg!», Finger anfassen etc.)

Die beiden wichtigsten motorischen Bahnen, die *Pyramidenbahn* und die *Extrapyramidalbahn* sollen, da sie dem zentralen Nervensystem zugehörig sind, hier besprochen werden.

Die Pyramidenbahn

Ursprung: Pyramidenzellen in der Hirnrinde der vorderen motorischen Windung.

Verlauf: Von den Pryamidenzellen verläuft sie zwischen den Hirnkernen (Innere Kapsel = Capsula interna) zum verlängerten Mark. Im verlängerten Mark kreuzen 90% aller Fasern, um die entgegengesetzte Körperhälfte zu versorgen.

10% der Fasern kreuzen erst in jenem Rückenmarksegment, wo die zu erreichenden Vorderhornzellen liegen. In den Nervenzellen der Vorderhörner findet eine Umschaltung von der Pyramidenbahn auf die motorische

Nervenwurzel statt. So wird der Reiz der Pyramidenbahn über die Spinalnerven (durch die Zwischenwirbellöcher) in die Peripherie geleitet, um die willkürliche Skelettmuskulatur zu innervieren.

Aufgabe: Willkürliche Bewegung von einzelnen Muskeln.

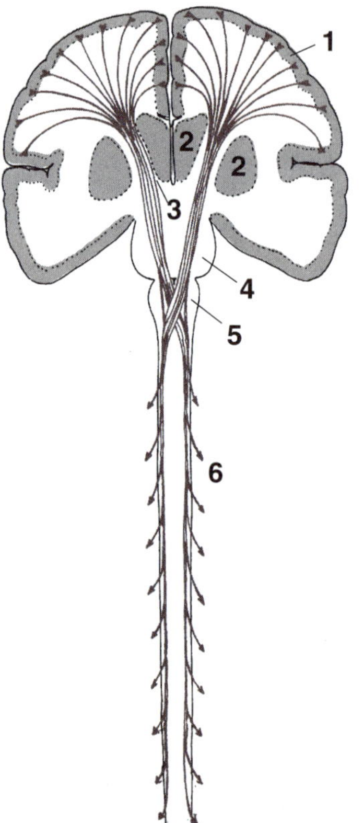

Abb. 58 **Pyramidenbahn**
Ansicht der beiden aufgeschnittenen Hemisphären von hinten

1 Hirnrinde mit Pyramidenzellen in der vorderen motorischen Windung
2 Hirnkerne (graue Substanz)
3 Innere Kapsel (Capsula interna)
4 Brücke (Pons)
5 Verlängertes Mark (Medulla oblongata). Hier kreuzen 90% der Pyramidenbahnfasern
6 Umschaltung des Reizes von der Pyramidenbahn auf vordere motorische Nervenwurzel, dann Weiterleitung des Reizes über motorischen Anteil der Spinalnerven. Die 10% der Fasern, die beim verlängerten Mark auf der eigenen Seite blieben, kreuzen in der Höhe der austretenden Spinalnerven.

Ein apoplektischer Insult (Hirnschlag) erfolgt sehr oft im Bereich der inneren Kapsel. Weil sich hier eine besonders schmale Stelle befindet, wird die Pyramidenbahn dann einseitig geschädigt, was zu einer Halbseitenlähmung (Hemiplegie) führen kann (siehe Pathologie).

Die Extrapyramidalbahn

Da es sich hier um mehrere Bahnen handelt, die jedoch alle das gleiche Ziel haben, spricht man auch vom *Extrapyramidalen System.*

Ursprung: Kerngebiete (graue Substanz) im Hirnstamm. Diese Kerngebiete erhalten ihrerseits *Impulse* von der *Großhirnrinde* (vor allem von den Feldern 9 a–c der Abb. 53) und vom *Kleinhirn.* Es bestehen auch *Verbindungen* von den *Kerngebieten* (subcortikalen Zentren) des *optischen Sinns* und des *Gleichgewichtssinnes.*

Verlauf: Nach verschiedenen Wegen im Bereiche des Gehirns gelangen alle Fasern dieser Bahnen, genau wie die Pyramidenbahn, auf die motorischen Vorderhörner im Rückenmark, wo dann die Umschaltung auf die Spinalnerven erfolgt.

Aufgabe: Unbewußt ablaufende motorische Funktionen wie
- Regelung des Muskeltonus
- Koordination von angeborenen und erlernten Bewegungsabläufen
- Koordination von Erregungen aus dem Gleichgewichtsorgan mit Augen- und Kopfbewegungen.

Das limbische System

Man vermutet, daß im limbischen System, das rund um den Balken des Großhirns liegt, etliche *seelische Vorgänge* ablaufen. Da gewisse Medikamente (z.B. Valium u.a.) im limbischen System wirken, soll es hier kurz erwähnt werden. Das limbische System verbindet das Riechsystem mit dem Hypothalamus, bildet also einen Übergang zum vegetativen Nervensystem.

Urfunktion des limbischen Systems: Nahrungssuche, Nahrungsaufnahme, Partnersuche, Fortpflanzung, Instinkt.

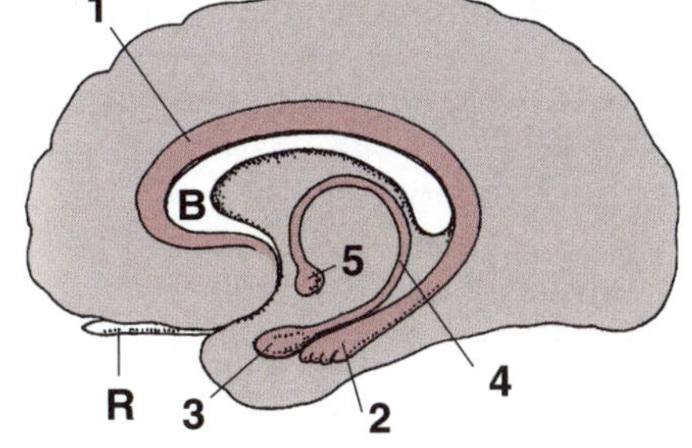

Abb. 59 **Das limbische System auf der medialen Fläche der rechten Großhirnhälfte**

1 Gürtel (Cingulum)
2 Gyrus hippocampi mit Geruchszentrum
3 Mandelkern (Corpus amygdaloideum) empfängt geruchliche (olfaktorische), optische und akustische Zuleitungen
4 Gewölbe (Fornix) mit
5 Mamillarkörper, welcher zum Zwischenhirn gehört (= Verbindung von dort zu Thalamus und Hypothalamus)
B Balken
R Riechkolben (Bulbus olfactorius) = primäres Riechzentrum

Alle hier im dunkleren rosa gefärbten Anteile (Nr. 1–5) bilden zusammen das limbische System. Einzeln aufgezählt werden sie hier lediglich, um den Zusammenhang ‹Riechen, Vegetatives Nervensystem, Seelische Vorgänge› besser verstehen zu können.

Übersicht über die wichtigsten Aufgaben der verschiedenen Hirnteile

Großhirn: Aufnehmen von Sinnesempfindungen, Denkvorgänge und Erteilen von Befehlen an die Skelettmuskulatur.

Zwischenhirn: Sitz vieler vegetativer Zentren. Zusammenhang mit dem Endokrinsystem durch die Hypothese.

Mittelhirn: Wichtige Schaltstelle für das optische und akustische System.

Kleinhirn: Koordination von Körperbewegungen (Feinmotorik) in Zusammenarbeit mit der Extrapyramidalbahn. Stabilisierung des Gleichgewichts.

Brücke: Verbindung zwischen Groß- und Kleinhirn. Diese Verbindung ist möglich, weil die Fasern der Brücke quer verlaufen.

Verlängertes Mark: Sitz wichtiger Zentren wie Atemzentrum, Kreislaufzentrum, Schluckzentrum, Hustenzentrum etc.

Rückenmark

Makroskopie

Beim Erwachsenen ist das Rückenmark etwa 45 cm lang. Mit dem zugespitzten Ende (Conus medullaris) reicht es bis in Höhe des 1.–2. Lendenwirbels, dann setzt es sich in das fadenförmige Filum terminale fort und bildet zusammen mit den kaudalen Spinalnerven den sog. Pferdeschwanz (Cauda equina).

Das Rückenmark wird in 31–32 Segmente eingeteilt. Aus diesen entspringen beiderseits ebenso viele Nervenwurzelgruppen, die sich zu ebenso vielen Rückenmarksnervenpaaren (N spinalis) vereinigen (siehe Peripheres Nervensystem, S. 99).

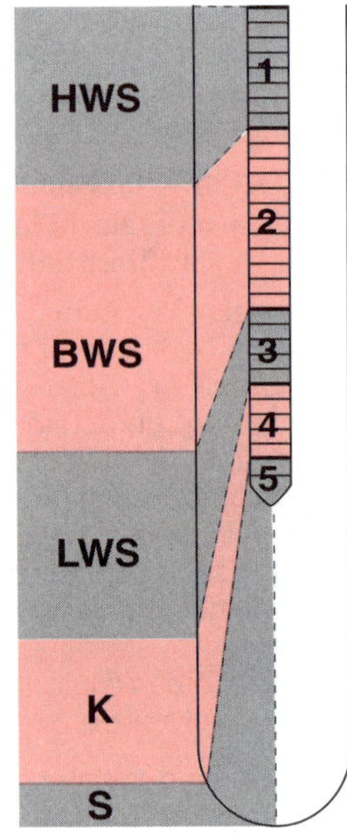

Abb. 60 **Lageverhältnis von Rückenmark und Wirbelsäule**

Rückenmark

1 Halsmark = 8 Segmente
2 Brustmark = 12 Segmente
3 Lendenmark = 5 Segmente
4 Kreuzmark = 5 Segmente
5 Steißmark = 1–2 Segmente

Wirbelsäule

HWS Halswirbelsäule = 7 Wirbel
BWS Brustwirbelsäule = 12 Wirbel
LWS Lendenwirbelsäule = 5 Wirbel
K Kreuzbein = 5 Wirbel (verschmolzen)
S Steißbein = 3–4 Wirbel (verschmolzen)

Da die Wirbelsäule beim werdenden Menschen schneller wächst als das Rückenmark, ergibt sich, daß im Endstadium des Wachstums die Wirbelsäule länger ist als das Rückenmark. Die Unterteilungen, die zwar gleich benannt werden, liegen demnach nicht am selben Ort. Weil das Rückenmark beim 1.–2. Lendenwirbel endet, werden Lumbalpunktionen zwischen dem 3. und 4. ggf. auch dem 4. und 5. Lendenwirbel gemacht.

Wegen dieser Bauweise verlaufen die Nervenfasern um so weiter unten desto senkrechter. Jene Rückenmarksnerven, die schließlich unterhalb des Rückenmarks als sog. Pferdeschwanz (siehe Abb. 61) verlaufen, weichen bei einer Lumbalpunktion aus und werden deshalb nicht verletzt.

Schneiden wir horizontal durch das Rückenmark und sehen wir uns ein *Segment* von oben an, erkennen wir eine schmetterlingförmige Figur aus *grauer Substanz.* Darum herum finden wir *weiße Substanz,* in der Nervenfasern nach oben und unten verlaufen.

Der Durchmesser des Rückenmarks beträgt etwa ein Zentimeter. Die genaue Besprechung soll daher unter Mikroskopie erfolgen.

Lumbalpunktion beim Säugling

Beim Fetus am Anfang des dritten Fetalmonats durchzieht das Rückenmark den gesamten Spinalkanal. Bereits im dritten Fetalmonat beginnt aber das Längenwachstum des Rückenmarks hinter dem der Wirbelsäule zurückzubleiben. Das Ende des Rückenmarks reicht bald nicht mehr in den Sacralkanal hinunter (d. h. nicht mehr in das Kreuzbein hinein). Beim Neugeborenen liegt das Ende des Rückenmarks in Höhe des dritten Lumbalwirbels. Die Lumbalpunktion bei Neugeborenen und Säuglingen wird wie beim Erwachsenen unterhalb des dritten oder vierten Lumbalwirbels durchgeführt. Hier kann man das Rückenmark auch bei Neugeborenen und Säuglingen nicht verletzen.

Die harte Rückenmarkshaut (Dura mater spinalis) und die Spinngewebehaut (Arachnoidea) bilden unten einen Sack, den sog. *Duralsack.* Die weiche Rückenmarkshaut (Pia mater spinalis) dagegen endet mit dem Rükkenmark, da sie direkt um das Rückenmark liegt. Der Liquor wird aus dem Subarachnoidealraum punktiert.

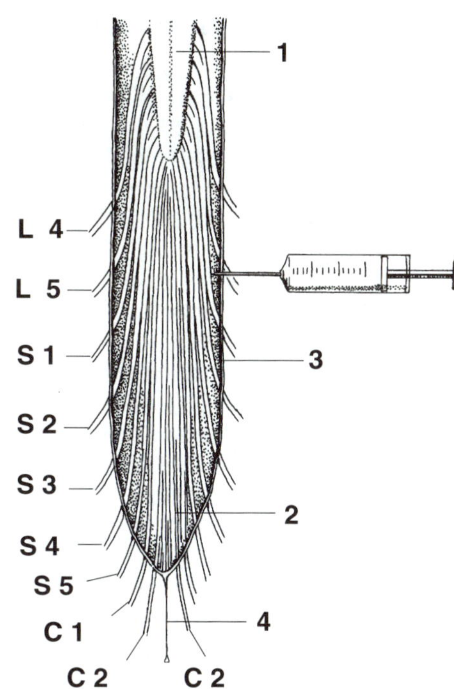

Abb. 61 **Duralsack mit Pferdeschwanz**

1 Unteres Ende des Rückenmarks
2 Absteigende Rückenmarksnerven, die den sog. Pferdeschwanz (Cauda equina) bilden und bei einer Lumbalpunktion ausweichen
3 Harte Rückenmarkshaut (Dura mater spinalis), die den Duralsack bildet

Mikroskopie

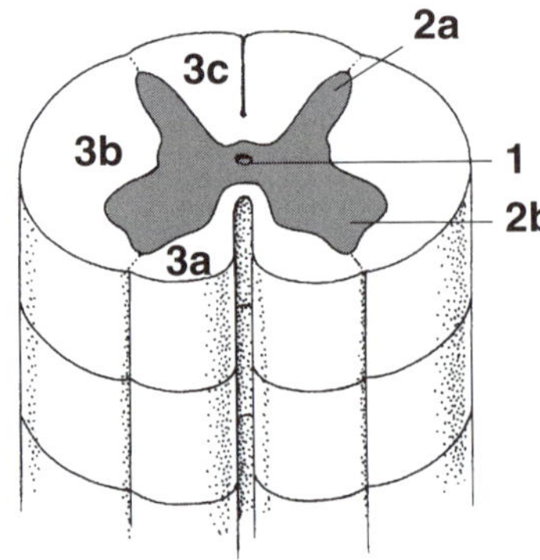

Abb. 62 **Querschnitt durch ein Rückenmarkssegment** (schematisch)

1	Zentralkanal (Canalis centralis) mit Liquor
2 (a + b)	Graue Substanz (Substanz grisea) (siehe S. 78)
2a	Hinterhorn (Cornu posterius)
2b	Vorderhorn (Cornu anterius)
3 (a–c)	Weiße Substanz (Substantia alba) (siehe S. 78)
3a	Vorderstrang (Funiculus anterior)
3b	Seitenstrang (Funiculus lateralis)
3c	Hinterstrang (Funiculus posterior)

Physiologie

Das Rückenmark *verbindet* das Gehirn mit dem peripheren Nervensystem in beide Richtungen, d.h. sensorisch und motorisch. Es dient außerdem dem Zustandekommen von *Reflexen* (siehe Seite 101 f.). Es ist also auch eine wichtige *Umschaltstelle,* da sämtliche Reize, die ins Rückenmark eintreten, umgeschaltet werden müssen, bevor sie an ihren Bestimmungsort (Gehirn oder Peripherie) weitergeleitet werden.

Testfragen: Nervensystem, Zentrales Nervensystem

1. Wo liegt das Zentrale Nervensystem? (S. 82)
2. Wo wird Liquor gebildet und wo zirkuliert er? (S. 85 u. 86)
3. Nennen Sie Menge, Farbe, Zusammensetzung und Aufgabe des Liquors. (S. 85)
4. Wo und zu welchem Zweck wird Liquor entnommen? (S. 85)
5. Welche Anteile gehören zum Gehirn? (S. 83)
6. Wie sind die Hirn- und Rückenmarkshäute angeordnet und welche Aufgabe haben sie? (S. 84)
7. Erklären Sie den makroskopischen Bau des Großhirns. (S. 87)
8. Nennen Sie die wichtigsten Rindenfelder des Großhirns und erwähnen Sie, in welchem Lappen sie liegen. (S. 88)
9. Erklären Sie den Vorgang im Nervensystem, wenn Sie einen Gegenstand sehen, erkennen und benennen. (S. 89)
10. Was geschieht in Ihrem Nervensystem, wenn Sie von jemandem berührt werden? (S. 90 u. 91)
11. Was wissen Sie über die Pyramidenbahn? (Ursprung, Verlauf, Aufgabe) (S. 91 u. 92)
12. Was wissen Sie über die Extrapyramidalbahn? (Ursprung, Verlauf, Aufgabe) (S. 92 u. 93)

13. Was wissen Sie über das limbische System? (Lage, Bedeutung) (S. 93)
14. Nennen Sie die wichtigsten Aufgaben folgender Hirnanteile:
    - Großhirn
    - Zwischenhirn
    - Mittelhirn
    - Kleinhirn
    - Brücke
    - Verlängertes Mark

    } (S. 93 u. 94)
15. Wie wird das Rückenmark makroskopisch eingeteilt? (S. 94)
16. Was verstehen Sie unter den Begriffen Pferdeschwanz und Duralsack? (S. 95)
17. Versuchen Sie einen Querschnitt durch das Rückenmark zu zeichnen und diesen zu beschriften. (S. 96)
18. Nennen Sie die drei Aufgaben des Rückenmarks. (S. 96)

Peripheres Nervensystem

Hirnnerven

Die motorischen und vegetativen Hirnnerven haben ihren Ursprung in den Hirnkernen (graue Substanz) des Hirnstammes, die sensorischen sind Neuriten der pseudounipolaren Ganglienzellen in den sensiblen Ganglien und enden in den Hirnkernen (graue Substanz). Ihr peripheres Versorgungsgebiet liegt im Kopfbereich, mit Ausnahme des X. und XI. Hirnnerven. Die folgende Numerierung ist in der Neurologie gebräuchlich.

Nummer	Name	Fasernart	Aufgabe
I	Riechnerv (N. olfactorius)	sensorisch	Übermitteln von Geruchswahrnehmungen
II	Sehnerv (N. opticus)	sensorisch	Übermitteln von Sehempfindungen
III	Augenmuskelnerv (N. oculomotorius)	motorisch	Innerviert alle Augenmuskeln ausgenommen jene zwei, die vom IV. und VI. Hirnnerv versorgt werden.
IV	Augenmuskelnerv (N. trochlearis)	motorisch	Versorgt den oberen schrägen Augenmuskel
V	Drillingsnerv (N. trigeminus)	sensorisch, der dritte Ast auch motorisch	Vermittelt Gesichtsempfindungen der Stirn, Nase, Wangen und Mundhöhle (z.B. Zahnweh). 3. Ast innerviert Kaumuskeln.
VI	Augenmuskelnerv (N. abducens)	motorisch	Versorgt den äußeren geraden Augenmuskel
VII	Gesichtsnerv (N. facialis)	motorisch und vegetativ	Ist hauptverantwortlich für die Mimikmuskulatur. Parasympathische Anteile innervieren auch Mundspeichel- und Tränendrüsen.
VIII	Hör- und Gleichgewichtsnerv (N. vestibulocochlearis)	sensorisch	Übermitteln von Hör- und Gleichgewichtsempfindungen
IX	Zungen- und Rachennerv (N. glossopharyngeus)	hauptsächlich sensorisch	Übermitteln von Geschmacksempfindungen und Schmerzen im Rachenbereich
X	Herumschweifender Nerv (N. vagus)	vegetativ = viszeromotorische und sensorische Fasern	Innerviert die meisten inneren Organe wie Herz (Beeinflussung), Lunge, Magen, Leber, Niere und verschiedene Drüsen, so wie Gaumen-, Rachen- und Kehlkopfmuskulatur.

N. = Nervus

Nummer	Name	Faserart	Aufgabe
			Als Vertreter des parasympathischen Systems ist der N. Vagus eher nachts aktiv. («Die Nacht ist der Tag der Vagus!») Sensibilitätswahrnehmung der inneren Organe (z. B. Bauchweh).
XI	Begleitnerv (N. accessorius)	motorisch	Verläßt wie der N. vagus den Kopfbereich und versorgt die Muskeln des Halses, so den Kopfwender (M. sternocleidomastoideus) und den Kapuzenmuskel (M. trapezius), die den Kopf wenden und nicken.
XII	Zungennerv (N. hypoglossus)	motorisch	Bewegung der Zunge

N. = Nervus

Rückenmarksnerven

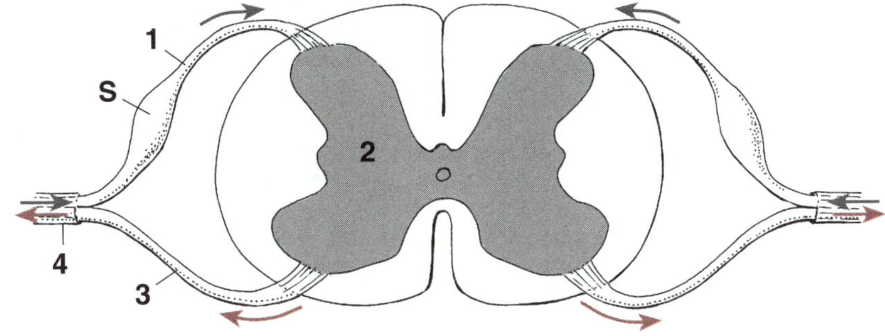

Abb. 63 **Rückenmarksnerven**

1 Sensorischer Anteil des Rückenmarksnerven bringt Reize aus der Peripherie (z. B. Haut) ins Rückenmark
2 Umschaltstelle: in der grauen Substanz werden die Reize zur Weiterleitung ins Gehirn oder direkt auf das motorische Vorderhorn umgeschaltet
3 Motorischer Anteil des Rückenmarksnerven leitet Reize aus dem Rückenmark in die Peripherie (z. B. Muskeln oder Drüsen)
4 Rückenmarksnerv, sensorisch und motorisch gemischt
S Sensibles Spinalganglion, Anhäufung von Nervenzellen (des Typs Abb. 46)

Insgesamt entspringen aus dem Rückenmark 31–32 Rückenmarksnervenpaare. Die Anteile der Rückenmarksnerven treten links und rechts als sog. Wurzeln aus dem Rückenmark, vereinigen sich zu den eigentlichen Rükkenmarksnerven (sensorisch und motorisch), und verlassen den Wirbelkanal durch die Zwischenwirbellöcher.

Unmittelbar nach dem Austritt aus dem Zwischenwirbelloch teilt sich jeder Nerv in mehrere Äste. Jeweils ein kleiner Seitenast tritt in Verbindung mit dem Vegetativen Nervensystem (siehe S. 103 u. 104).

Die für den Hals und die Extremitäten bestimmten Äste vereinigen sich zu Nervengeflechten (Geflecht = Plexus). Aus diesen Geflechten gehen die eigentlichen peripheren Nerven hervor.

Nervengeflechte

• **Halsnervengeflecht** (Plexus cervicalis)	(aus Halsmarksegmenten 1–4) – versorgt Haut und Muskulatur des Halses – versorgt das Zwerchfell mit N. phrenicus
• **Armnervengeflecht** (Plexus brachialis)	(aus Halsmarksegmenten 5–8 und Brustmarksegment 1) – versorgt Haut und Muskulatur des Schultergürtels und der oberen Extremitäten
• **Lendengeflecht** (Plexus lumbalis)	(aus Lendenmarksegmenten 1–3 und teilweise auch 4) – versorgt Beinmuskeln und Haut auf der Streckerseite der Oberschenkel
• **Kreuzbeingeflecht** (Plexus sacralis)	(aus Lendenmarksegmenten 4 und 5 und Kreuzbeinsegmenten 1–3) – versorgt Gesäßmuskeln und mit dem großen Hüftnerv (N. ischiadicus) Muskeln und Haut an Oberschenkelrückseite, Unterschenkel und Fuß
• **Schamgeflecht** (Plexus pudendus)	(aus Kreuzbeinsegmenten 3+4) – versorgt Scham- und Dammgegend

Zwischen Gehirn und Peripherie verlaufen also verschiedene sensorische und motorische Nervenbahnen. Alle diese Bahnen müssen ihren Weg über das Rückenmark nehmen.

Von den Arm- und Beinnervengeflechten sollen hier die wichtigsten, die Extremitäten versorgenden Nerven, erwähnt werden.

Name	Lage	Funktion
N. radialis aus dem Armnervengeflecht	zieht hinten um Oberarm zur Rückseite des Unterarms	Innerviert Hand- und Fingerstrecker
N. ulnaris aus dem Armnervengeflecht	liegt an Innen- (Kleinfinger-)seite des Unterarms	Innerviert die dort liegenden Beuger
N. medianus aus dem Armnervengeflecht	liegt an Beugeseite im Mittelbereich des Unterarms	Innerviert Beugemuskeln der Daumenseite

Name	Lage	Funktion
N. femoralis aus dem Lendengeflecht	liegt an Vorderseite des Oberschenkels	Innerviert Oberschenkelstrecker
N. ischiadicus aus dem Kreuzbeingeflecht	liegt an Rückseite des Oberschenkels	Innerviert die dort liegenden Muskeln, **spaltet sich oberhalb der Kniekehle auf in:**
N. tibialis und	liegt an Rückseite des Unterschenkels	Innerviert Beugemuskeln
N. peroneus oder **N. fibularis**	liegt an Vorderseite und seitlich am Unterschenkel	Innerviert Streckmuskeln und Mm. fibulares*

* Fibula lat., Perone gr., die Nadel

Reflexe

Unter einem Reflex verstehen wir eine automatische Übertragung eines Reizes von einer sensiblen Nervenbahn auf eine motorische Nervenbahn. Wir unterscheiden zwei Arten von Reflexen, die *Eigenreflexe* und die *Fremdreflexe*.

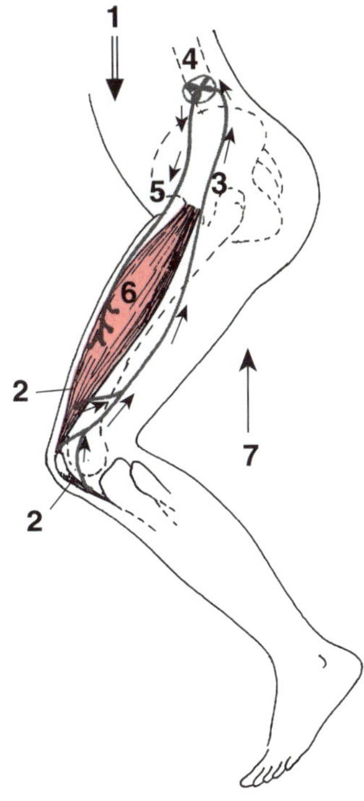

Abb. 64a **Schematische Darstellung eines Eigenreflexes am Beispiel des Patellarsehnenreflexes** *(Haltereflex)*

1 Stoß von oben (z.B. Auftreten, Aufspringen) führt zur Beugung im Knie, dadurch werden
2 Streckmuskel, Kniescheibensehne und deren Dehnungsrezeptoren gereizt. In diesen entstehen elektrische Impulse.
3 Impulse werden im sensiblen Nerven zum Rückenmark geleitet (siehe kleine Pfeile)
4 direkte Umschaltung im Rückenmark auf motorische Nerven
5 Impulse im motorischen Nerven zum Streckmuskel (siehe kleine Pfeile)
6 Muskelkontraktion (M. quadriceps femoris) mit
7 Streckung im Kniegelenk bzw. Verhinderung des Zusammenknickens.

Funktion des Haltereflexes:

Der Reflex wirkt plötzlicher Überdehnung der Muskeln entgegen und dient dadurch der Aufrechterhaltung der Körperhaltung.

Eigenreflexe

Reiz und Antwort liegen hier im selben Organ und zwar stets in einem Muskel. Der *Reflexbogen* (= nervöse Bahn zwischen Reizorgan und Erfolgsorgan) läuft beim Eigenreflex über *eine einzige Schaltstelle* (Synapse). Eigenreflexe treten grundsätzlich an allen Muskeln auf, die über Muskelspindeln (sensible Rezeptoren) verfügen. Die Aufgabe der Eigenreflexe ist es, die *Muskelspannung* und damit die gesamte *Körperhaltung* zu *regulieren*. Wir sprechen deshalb auch vom **Haltereflex**. Ungewollte Längenveränderungen des Muskels werden ständig über Eigenreflexe korrigiert.

Der Arzt kann diesen Reflex durch einen Schlag auf die *Patellarsehne* auslösen. Abnorm lebhafte Eigenreflexe deuten auf eine Störung der Kontrolle von übergeordneten Hirnstrukturen hin. Fehlende Eigenreflexe deuten auf eine Störung im Rückenmark (sensible Bahn, Rückenmarkssegment, motorische Bahn) hin. Weitere wichtige *Eigenreflexprüfungen* für den Arzt sind der **Achillessehnenreflex** und der **Bizepssehnenreflex.**

Fremdreflexe

Reiz und Antwort liegen hier nicht im selben Organ, der *Reflexbogen* läuft über *mehrere Schaltstellen* (Synapsen). Die wichtigsten Fremdreflexe sind:

- *Fluchtreflexe* z. B. bei Schmerzeinwirkung (siehe Abb. 64 b)
- *Schutzreflexe* z. B. Tränensekretionsreflex
  Kornealreflex (Lidschluß bei Reizung)
  Pupillenreflex
  Hustenreflex
  Niesreflex
  Periostreflexe (z. B. Vorderarmperiostreflex)
  Bauchdeckenreflex
- *Ernährungsreflexe* z. B. Saugreflex
  Schluckreflex
  Sekretionsreflexe im Verdauungskanal

Ein weiterer wichtiger Fremdreflex ist der *Brustwarzenreflex*. Bei Berührung der Brustwarze durch den Säuglingsmund kommt es zur Erektion der Brustwarze (durch die glatte Hautmuskulatur in ihr), so daß die Warze vom Säuglingsmund besser umfaßt werden kann.

Zu den oben erwähnten Fremdreflexen, die der Arzt prüfen kann, gehören als wichtigste Fremdreflexprüfungen der **Bauchdeckenreflex** und der **Kremasterreflex** (Hautreflexprüfung beim Mann).

Fremdreflexuntersuchungen werden allgemein zur Lokalisation von krankhaften Prozessen im Zentralen Nervensystem gemacht.

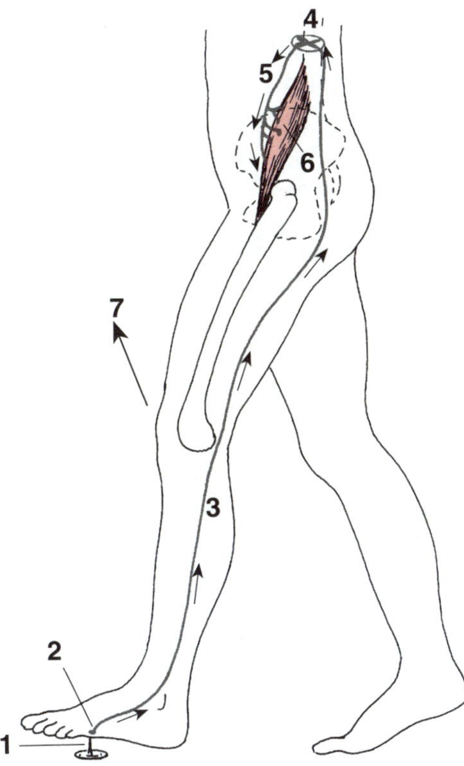

Abb. 64 b **Schematische Darstellung eines Fremdreflexes am Beispiel des Fußsohlenreflexes** *(Fluchtreflex)*

1 starke Hautreizung, dadurch
2 entsteht in Rezeptoren der Haut ein elektrischer Impuls
3 im sensiblen Nerven zum Rückenmark (siehe kleine Pfeile)
4 Umschaltung im Rückenmark (über ein oder mehrere Segmente)
5 im motorischen Nerven zum Muskel (siehe kleine Pfeile)
6 Muskelkontraktion (M. psoas major)
7 Anheben des Beines durch Kontraktion des Muskels.

Funktion des Fluchtreflexes:

schnelle Entfernung von Körperteilen aus Gefahrenbereich.

Vegetatives Nervensystem

Das vegetative Nervensystem oder autonome Nervensystem hat die Aufgabe, die ‹vegetativen› (lebenswichtigen), nicht dem Willen unterstellten Funktionen zu steuern.

Beispiele: Kreislauf
Atmung
Verdauungssystem
Stoffwechsel
Herz (nur Beeinflussung, siehe Reizleitungssystem des Herzens)

Hauptvertreter dieses Nervensystems sind zwei Gegenspieler, die sich durch ihr Gegenspiel eigentlich ergänzen. Das heißt, wo der eine die Aufgabe hat, ein Organ zur Tätigkeit zu stimulieren, muß der andere dessen Tätigkeit hemmen. Wo der eine mehr tagsüber aktiv ist, ist es der andere eher nachts oder in Ruhe.

Sympathikus

Ausgang
In der grauen Substanz des Rückenmarks, in der sog. Seitensäule, links und rechts des ‹Schmetterlings›.

Aufgaben allgemein
- Körper auf Arbeit einstellen
- Stoffwechsel anregen
- Energie freisetzen

Überträgerstoffe
- Noradrenalin (Hormon auch des Nebennierenmarks), hier aus dem sympathischen Nervensystem
- Adrenalin (Hormon auch des Nebennierenmarks) dient als Erregungsmittel
- Acetylcholin (Enzym, auch Gewebshormon) (siehe S. 81), (wirksam nur bei Schweißdrüsennerven)

Parasympathikus

Ausgang
Im Hirnstamm vegetative Anteile einiger Hirnnerven, besonders des X. Hirnnerven (N. vagus, s. S. 98 u. 99) sowie im Kreuzbeinabschnitt des Rückenmarks.

Aufgaben allgemein
- Körper auf Ruhe und Erholung einstellen
- Stoffwechsel bremsen
- Verdauung anregen und dadurch
- Speicherung von Nährstoffen

Überträgerstoff
- Acetylcholin

Diese beiden Vertreter des Vegetativen Nervensystems sind, wie erwähnt, immer beide gleichzeitig tätig, aber immer als ergänzende Gegenspieler. *Tagsüber* zum Beispiel ist der *Sympathikus* bedeutend aktiver als der Parasympathikus. *Nachts und nach dem Essen* überwiegt die Aktivität des *Parasympathikus* (= Müdigkeit nach dem Essen!). (Die vom ‹Sandmännchen gestreuten Sandkörnchen› zum Beispiel, sind sozusagen ein Produkt des Parasympathikus.)

Bei einem plötzlichen freudigen oder erschreckenden *seelischen Erlebnis*, kann der eine oder andere zur Aktivität veranlaßt werden. Dies äußert sich zum Beispiel durch einen beschleunigten oder verlangsamten Puls (Tachykardie bzw. Bradykardie), durch Schweißausbruch oder trockene Haut, durch erhöhten oder erniedrigten Blutdruck (Hypertonie bzw. Hypotonie), durch eine beschleunigte oder verlangsamte Atmung (Hyperventilation bzw. Hypoventilation), gegebenenfalls auch durch Durchfall in Prüfungsnöten etc.

Diese Äußerungen sind nicht bei jedem Menschen gleich, *sie richten sich ganz nach dem Individuum.*

Testfragen: Nervensystem, Peripheres Nervensystem

1. Nennen Sie Ursprung und Versorgungsgebiet (allgemein) der Hirnnerven. (S. 98)
2. Wie heißen die verschiedenen Hirnnerven und welche Aufgaben haben sie ? (S. 98 u. 99)
3. Wieviele Rückenmarksnerven haben wir? (S. 99)
4. Wie verlaufen die sensorischen Anteile der Rückenmarksnerven, wie die motorischen Anteile? (S. 99 und 100)
5. Nennen Sie die fünf Nervengeflechte. (S. 100)
6. Nennen Sie die wichtigsten Nerven an Arm und Bein (samt ihrer Lage und Funktion). (S. 100 u. 101)
7. Was ist ein Reflex? (S. 100)
8. Erklären Sie den Unterschied zwischen Eigenreflexen und Fremdreflexen. (S. 102 u. 103)
9. Nennen Sie die wichtigsten Reflexe. (S. 102)

Testfragen: Nervensystem, Vegetatives Nervensystem

1. Wie heißen die beiden Hauptvertreter des vegetativen Nervensystems? (S. 103 u. 104)
2. Nennen Sie jeweils Ausgangsort und allgemeine Aufgaben dieser Hauptvertreter. (S. 103 u. 104)

Das Blut

Wesentliche Aufgaben des Blutes

- Wichtiges Transportmittel für alle Stoffe im Körper, an *den* Bestimmungsort transportiert zu werden, wo sie gebraucht werden.
- Erfüllung der vielfältigen Aufgaben durch die dem Blut zugehörigen Blutzellen.

Allgemeines

Das Blut ist als *Gewebe* zu verstehen, dessen Zellen in Flüssigkeit aufgeschwemmt sind. Das Plasma wäre somit die Interzellularsubstanz. Wir teilen das Blut in feste und flüssige Bestandteile ein:

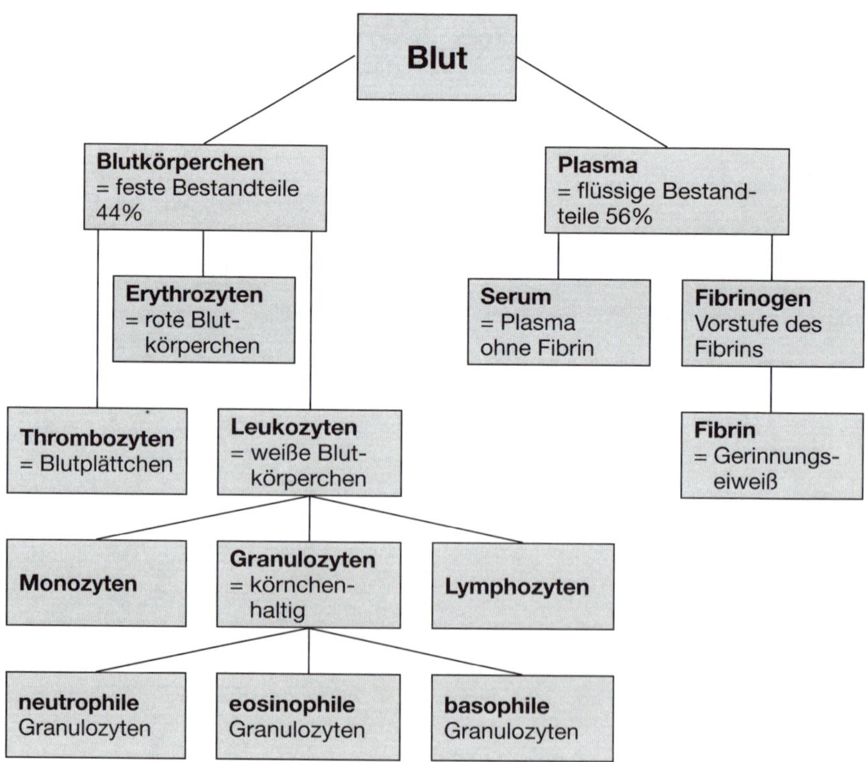

Begriffserläuterungen

Agglutination – Verklumpung (Zusammenkleben) der Erythrozyten.
Anämie – Blutarmut, auf die Erythrocyten, bzw. auf das Hämoglobin bezogen.
Blutmauserung – Ständiges Wechselspiel zwischen Aufbau neuer und Abbau alter Erythrozyten.
Erythropoese – Bildung der roten Blutkörperchen, der Erythrozyten
Hämatokrit – Verhältnis des Erythrozytenvolumens zum Gesamtblutvolumen, im Mittel 44%.
Hämolyse – Zerfall (Auflösung) der Erythrozyten.
Hämopoese – Bildung aller Blutbestandteile.
Leukämie – Extreme Vermehrung unreifer Leukozyten, im Volksmund Blutkrebs.
Leukopenie – Verminderung der Leukozyten unter 4000 je mm^3 Blut, z. B. nach Verabreichung von bestimmten Medikamenten (Zytostatika), nach zu intensiver Röntgenbestrahlung oder auch bei bestimmten Krankheiten.
Leukozytose – Vermehrung der Leukozyten bei entzündlichen Prozessen, über 9000 je mm^3 Blut.
Phagozytose – Fähigkeit von gewissen Zellen (z. B. Leukozyten), Fremdkörper und Bakterien zur Vernichtung aufzufressen.
Thrombopenie – Verminderung der Thrombozyten, Blutungsgefahr.
Thrombozytose – Vermehrung der Thrombozyten, Gefahr der Thrombosenbildung.

Blutmenge

Sie beträgt etwa 7,6% des Körpergewichts, also 4,6 bis 5,4 Liter.

Reaktion

Das Blut reagiert *schwach alkalisch*, mit einem *pH-Wert von 7,4*. Mit dem pH-Wert (Potenz Wasserstoffionen) messen wir die Konzentration von Wasserstoffionen in einer wäßrigen Lösung. Ein pH-Wert von 7,0 ist neutral. Beträgt der pH-Wert 7,1 und mehr, sprechen wir von alkalischer oder basischer Flüssigkeit, beträgt er 6,9 und weniger, ist die Flüssigkeit sauer. Die physiologischen Schwankungen des pH-Wertes im Blut gehen von 7,35 bis 7,45.

Blutbildung

Die meisten Blutkörperchen, nämlich die *Erythrozyten* und die ganze Gruppe der *Granulozyten*, werden im roten *Knochenmark* gebildet (siehe S. 108 und 114). Die *Thrombozyten* stammen ebenfalls aus dem *roten Knochenmark*. Sie sind Abschnürungen der dort gebildeten Knochenmarksriesenzellen (Megakaryozyten). Die *Lymphozyten* werden im *Lymphsystem* (Lymphknoten und Milz) gebildet. Die *Monozyten* stammen aus dem roten Knochenmark. Gelangen sie in das Bindegewebe, werden sie dort zu den Histiozyten.

Topographie

Das Blut zirkuliert innerhalb des Gefäßsystems (siehe Kreislauf S. 140 ff.).

Makroskopie

Von bloßem Auge unterscheiden wir *sauerstoffreiches Blut*, das *hellrot* erscheint und *sauerstoffarmes Blut*, das *dunkelrot* erscheint. Da sauerstoffreiches Blut mit Ausnahme der Lungenvenen in den *Arterien* fließt, sprechen wir auch von *arteriellem Blut*, und weil sauerstoffarmes Blut mit Ausnahme der Lungenarterien in den *Venen* fließt, sprechen wir auch von *venösem Blut*.

Mikroskopie und Physiologie

Mikroskopisch und physiologisch müssen die Blutzellen einzeln besprochen werden. In Stichworten soll jeweils das Wichtigste gesagt werden.

Rote Blutkörperchen (Erythrozyten)

Bildungsort:	rotes Knochenmark (siehe S. 17 und Blutbildung S. 107)
Form:	runde, in der Mitte eingedellte Scheiben
Größe:	7–8 µm (1 µm = 1/1000 mm)
Dicke:	2 µm
Zusammensetzung:	• 30% Hämoglobin (Hb), das seinerseits wieder zusammengesetzt ist aus Eiweiß (95%) und rotem Farbstoff (5%), welcher das sauerstoffbindende Eisen (Fe) enthält • 10% übrige Eiweißbestandteile • 60% Wasser
Anzahl:	4,5–5 Millionen je mm^3 Blut
Lebensdauer:	3–4 Monate
Abbau:	in Milz und Leber (siehe Abbau unten)
Aufgaben:	– Dank dem eisenhaltigen Hämoglobin kann *Sauerstoff* von den Lungen zu den Zellen des gesamten Organismus *transportiert* werden. – Der Farbstoffanteil gibt dem Blut die *rote Farbe.* – Erythrozyten sind *Träger von Blutgruppe und Rhesusfaktor* (siehe S. 110–113).
Besonderes:	Erythrozyten besitzen nur während der Bildung im roten Knochenmark einen Kern, im peripheren Blutstrom sind sie *kernlos*.

Bildung der roten Blutkörperchen = Erythropoese

Damit die im roten Knochenmark gebildeten Erythrozyten reifen können, muß zuvor folgendes geschehen:

Mit der Nahrung nehmen wir *Vitamin* B_{12} auf. Wir nennen dies, da es von ‹außen› kommt, den *Extrinsic factor*. Im Magen wird ein *Ferment* (Castelsches Ferment) gebildet, das wir, da es von ‹innen› kommt, den *Intrinsic factor* nennen. Der Extrinsic factor kann sich mit dem Intrinsic factor verbinden. Dank dieser Verbindung kann das Vitamin B_{12} entscheidend besser resorbiert werden. Via Blutbahn gelangt es zur *Leber*, wird dort gespeichert und bei Bedarf zur *Reifung der Erythrozyten* ans *rote Knochenmark* abgegeben.

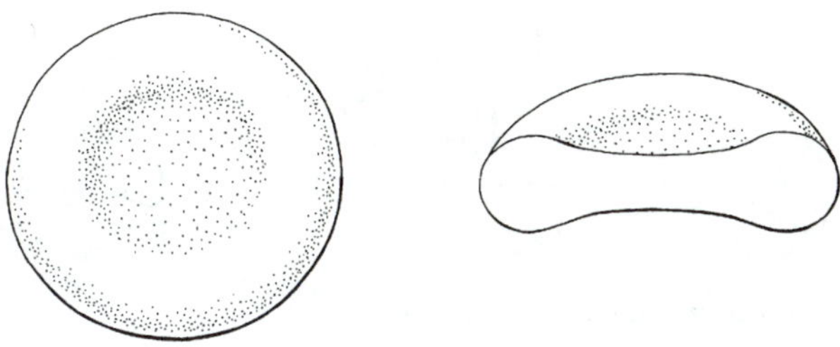

Abb. 65 **Erythrozyt** (von oben und Querschnitt)

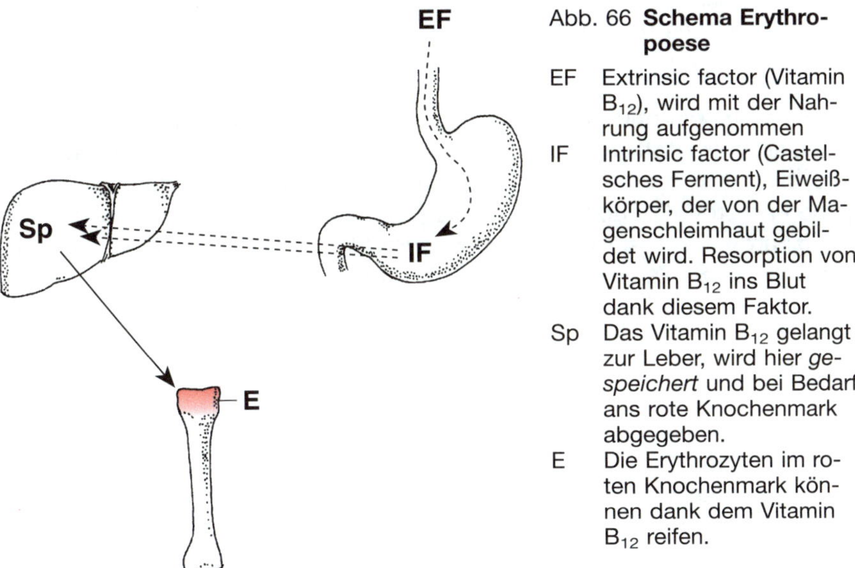

Abb. 66 **Schema Erythropoese**

- EF Extrinsic factor (Vitamin B_{12}), wird mit der Nahrung aufgenommen
- IF Intrinsic factor (Castelsches Ferment), Eiweißkörper, der von der Magenschleimhaut gebildet wird. Resorption von Vitamin B_{12} ins Blut dank diesem Faktor.
- Sp Das Vitamin B_{12} gelangt zur Leber, wird hier *gespeichert* und bei Bedarf ans rote Knochenmark abgegeben.
- E Die Erythrozyten im roten Knochenmark können dank dem Vitamin B_{12} reifen.

Anämie (Blutarmut) und Hypoxie (Sauerstoffmangel) bewirken, daß in den Epithelzellen der Nierenglomeruli das Gewebshormon *Erythropoetin* gebildet wird. Dieses steigert die Erythropoese und die Hämoglobin-Synthese im roten Knochenmark (siehe S. 230).

Abbau der roten Blutkörperchen

Die Erythrozyten können in nahezu allen Zellen des RES (siehe S. 153) abgebaut werden. Zum größten Teil erfolgt dieser Abbau aber in Milz und Leber. In der Milz und in der Leber wird der *Eisenanteil* der abgebauten Erythrozyten zum großen Teil *gespeichert* und bei Bedarf zum Neuaufbau von Erythrozyten ans rote Knochenmark abgegeben.

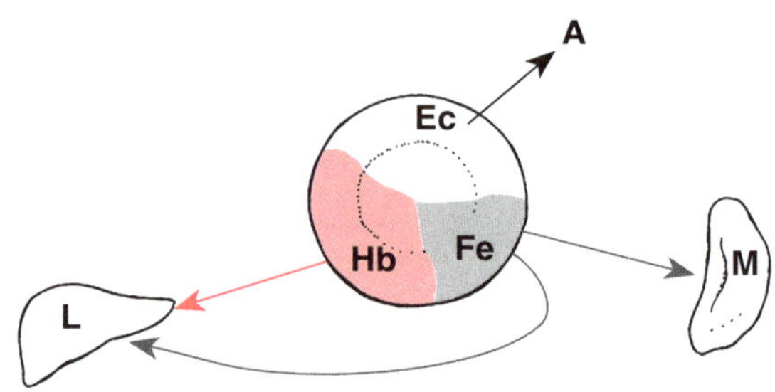

Abb. 67 **Schema Abbau der Erythrozyten**

Hb Hämoglobin (roter Blutstoff) wird in der
L Leber zu Bilirubin (gelber Gallenfarbstoff)
Fe Eisen (Ferrum) wird zum großen Teil in der Leber (L) und
M Milz gespeichert und bei Bedarf zum Wiederaufbau von neuen Erythrozyten an das rote Knochenmark abgegeben
Ec Der restliche Erythrozyt wird als Schlackenstoff via Blutbahn zu den
A Ausscheidungsorganen gebracht

Das Hämoglobin baut sich größtenteils in der Leber zu *Bilirubin*, dem gelben Gallenfarbstoff, ab. Bilirubin, welches außerhalb der Leber gebildet wird, bindet sich an Albumin und wird so zur Leber transportiert. Dieser gelbe Farbstoff (Bilirubin) wird an die *Galle* abgegeben und gibt dieser die gelbe Farbe. Der *restliche Teil des Erythrozyten* geht zugrunde und wird via Blutbahn als *Schlackenstoff* ausgeschieden.

Blutgruppen

1901 entdeckte K. Landsteiner die Blutgruppen. Er stellte fest, daß gewisse Leute auf ihren Erythrozyten eine *Eigenschaft* haben, die er **A** nannte. Bei anderen Leuten fand er eine andere Eigenschaft, die er **B** nannte. Bei einem Teil der Leute fand er auf den Erythrozyten beide Eigenschaften, nämlich **A und B** und bei den restlichen **gar keine**. Auf Grund dieses Wissens bezeichnete er die Blutgruppen mit **A, B, AB** und **0** (Null).

Im *Blutserum* von Menschen, die die Blutgruppe A, B oder 0 haben, finden sich *anti-Eigenschaften*, die sich mit anderen Blutgruppen nicht vertragen, d.h. es kommt zur *Agglutination*. Dank dem Wissen der Agglutinierbarkeit kann die Blutgruppe eines Menschen überhaupt bestimmt werden.

Menschen mit der **Blutgruppe A** besitzen in ihrem Blutserum den *anti-B-Faktor*, welcher sich *gegen die Gruppen B und AB* richtet. Dies bedeutet, daß Menschen mit der Gruppe A von solchen mit der Gruppe B und AB kein Blut bekommen dürfen.

Menschen mit der **Blutgruppe B** besitzen in ihrem Blutserum den *anti-A-Faktor*, welcher sich *gegen die Gruppen A und AB* richtet. Dies bedeutet, daß Menschen mit der Gruppe B von solchen mit der Gruppe A und AB kein Blut bekommen dürfen.

Menschen mit der **Blutgruppe 0** besitzen in ihrem Blutserum die *anti-Faktoren anti-A und anti-B*, welche sich *gegen die Blutgruppen A, B und AB* richten. Dies bedeutet, daß Menschen mit der Gruppe 0 nur von der eigenen Gruppe Blut bekommen dürfen.

Menschen mit der **Blutgruppe AB** besitzen in ihrem Blutserum *keine anti-Faktoren*, da sonst die eigene Blutgruppe sich nicht vertragen würde. Dies bedeutet, daß Menschen mit der Gruppe AB im Notfall von allen anderen Gruppen Blut bekommen dürfen.

Bei *Bluttransfusionen* wird in der Regel darauf geachtet, daß der Spender dieselbe Blutgruppe und Rhesusfaktor (siehe unten) besitzt wie der Empfän-

EMPFÄNGER

SPENDER	**0**	**A**	**B**	**A B**
	anti-A anti-B	**anti-B**	**anti-A**	
0	agglutiniert nicht	agglutiniert nicht	agglutiniert nicht	agglutiniert nicht
A	agglutiniert	agglutiniert nicht	agglutiniert	agglutiniert nicht
B	agglutiniert	agglutiniert	agglutiniert nicht	agglutiniert nicht
A B	agglutiniert	agglutiniert	agglutiniert	agglutiniert nicht

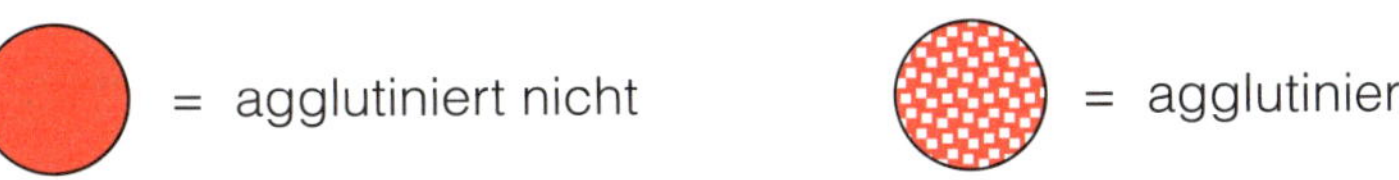

Abb. 68 **Komplizierteres Spender- bzw. Agglutinationsschema**

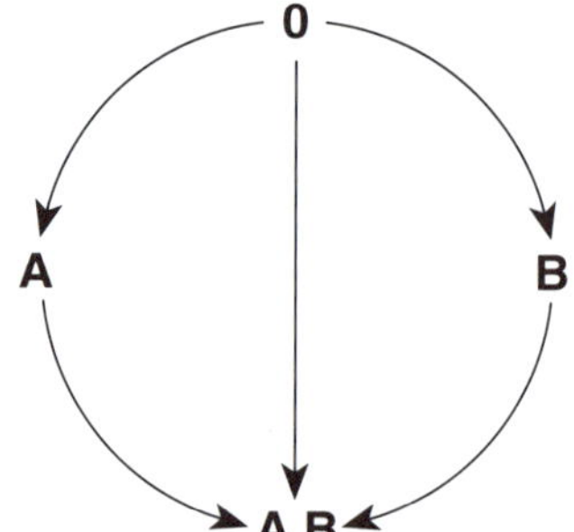

Abb. 69 **Einfaches Spenderschema zum Merken**

ger. Damit bestimmt keine Agglutination eintritt, wird vor der Transfusion, außerhalb des Körpers, Blut des Spenders mit Blut des Empfängers zusammengebracht.

Nur in äußersten Notfällen wird Blut einer anderen Gruppe transfundiert. Dies muß dann nach folgendem Spenderschema (zugleich Schema betr. Agglutinierbarkeit) geschehen (siehe Abb. 68 und 69):

Zum Merken:
Es kommt bei einer Transfusion nie auf die anti-Faktoren des Spenders an, sondern auf die anti-Faktoren des Empfängers. Durch die Verdünnung des transfundierten Blutes ist die Konzentration der Antikörper so gering, daß es weder zur Agglutination noch zur Hämolyse kommt, vorausgesetzt, der Empfänger besitzt keine anti-Faktoren gegen das Spenderblut.

Rhesusfaktor

Etwa 85% aller weißen Menschen haben eine weitere Eigenschaft auf ihren Erythrozyten. Diese Eigenschaft wird *Rhesusfaktor* genannt, ihre Träger werden als *Rhesus-positiv (Rh)* bezeichnet. Die übrigen 15% besitzen diese Eigenschaft nicht und werden als *Rhesus-negativ (rh)* bezeichnet.

Wird einem rh Menschen Rh Blut transfundiert, entwickelt dieser – im Moment, wo er das fremde Blut erhält – *Rhesus-Antikörper*, welche eine schwere allergische Reaktion auslösen können. Bei Transfusionen muß demnach neben der Blutgruppe auch der Rhesusfaktor und die Rhesusuntergruppen (z. B. cde unter anderen) berücksichtigt werden, um eine mögliche Antikörperbildung zu verhindern.

Spenderschema Rhesusfaktor

Rh spendet Rh:	*Keine Reaktion*
Rh spendet rh:	*Antikörperbildung; im Wiederholungsfall allergische Reaktion*
rh spendet rh:	*Keine Reaktion*
rh spendet Rh:	*Keine Reaktion*

Rhesuskinder

Ist ein Kind einer *rh Mutter Rhesus-positiv*, bildet die Mutter in der Regel kurz nach der Geburt dieses Kindes Rhesus-Antikörper, da durch Risse in der Plazenta Erythrozyten des Kindes ins mütterliche Blut übertreten. Bei der Mutter regt dies die Bildung von Rhesus-Antikörpern an. Dem ersten Kind schaden diese Rhesus-Antikörper deshalb in der Regel noch nicht. Beim zweiten Rhesus-positiven Kind können sich diese Rhesus-Antikörper schon während der Schwangerschaft gegen das Kind richten. In einem solchen Fall muß unmittelbar nach der Geburt das ganze *Blut des Neugeborenen ausgetauscht werden*.

Rhesus-negative Mütter können mit *Immunglobulin Anti D* ‹geimpft› werden, was die Bildung von Rhesus-Antikörpern verhindern soll.

Blutplättchen (Thrombozyten)

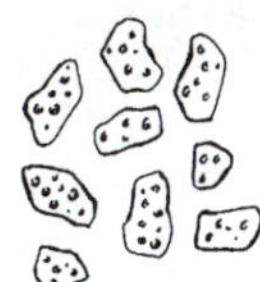

Abb. 70 **Thrombozyten**

Bildungsort:	rotes Knochenmark
Form:	winzige unregelmäßig geformte Zellteilchen
Größe:	0,5–2 µm
Aussehen:	nach Färbung im Labor rötliches Plasma mit dunkelroten Körnchen (Granula)
Anzahl:	200 000–500 000 je mm^3 Blut
Lebensdauer:	4–10 Tage
Abbau:	In Leber und Milz
Aufgabe:	Thrombozyten enthalten ein für die Blutgerinnung wichtiges Enzym (Thrombokinase). Da Thrombozyten bei geringster Verletzung sehr leicht zerfallen, kann dieses Enzym frei werden und die Blutgerinnung einleiten. (Siehe Blutgerinnung). Sinken die Thrombozyten in ihrer Anzahl unter 30 000 je mm^3 Blut, besteht kritische Blutungsgefahr!

Blutgerinnung (vereinfacht)

In der Leber werden die meisten Gerinnungseiweiße aufgebaut, darunter die beiden wichtigsten:

1. *Prothrombin* = Vorstufe des Thrombin. Es wird mit Hilfe von Vitamin K (aus den Koli-Bakterien des Dickdarmes) aufgebaut.
2. *Fibrinogen* = Vorstufe des Fibrin.

Diese Gerinnungsstoffe gelangen ins *Blutplasma*.
Bei einer Verletzung (von außen oder innen) werden zwei Enzyme frei, einerseits die erwähnte *Blutthrombokinase* aus den Thrombozyten und andererseits die *Gewebsthrombokinase*. Diese beiden Enzyme sowie Kalziumionen (Ca^{++}) vermögen ein System in Gang zu bringen, das schließlich *Prothrombin zu Thrombin* umwandelt.

Das *Thrombin* seinerseits hat einen Einfluß auf das *Fibrinogen* und wandelt dieses in *Fibrin* um. Das *Fibrin* bildet bei der Verletzung ein *Fasergerüst*, in dem sich die Blutzellen verfangen. Es kommt zur <Verklebung> des verletzten Gefäßes und damit zur *Blutstillung*.

Die Gerinnungsfaktoren (hier sind nur die wichtigsten erwähnt) sind also <auf Abruf> im Plasma bereit, der ganze Gerinnungsablauf beginnt jedoch erst bei einer Verletzung, nämlich mit der Freisetzung der Thrombokinase.

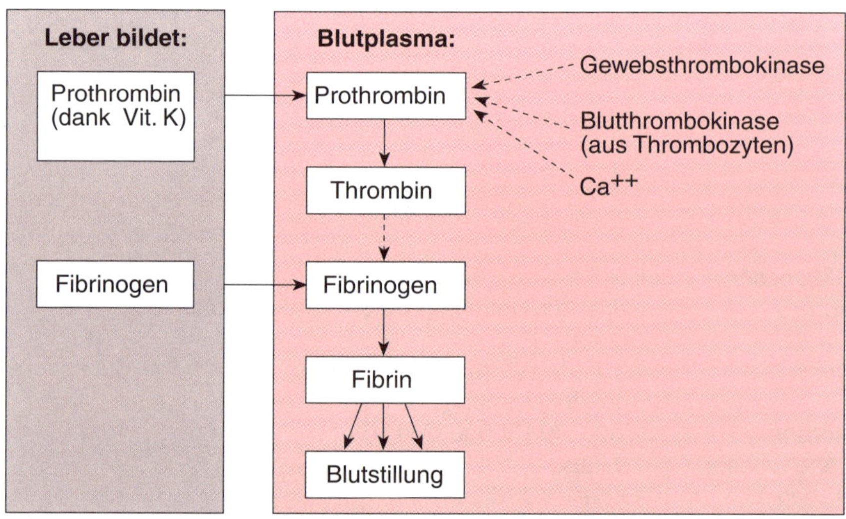

Abb. 71 **Schema der Blutgerinnung**

Weiße Blutkörperchen (Leukozyten)

Einteilung: *Myeloische Leukozyten* (Myelon, gr. das Mark, hier das Knochenmark)

- Monozyten
- Granulozyten (neutrophile, eosinophile und basophile Granulozyten, sie lassen sich durch Färbung der Körnchen erkennen)

Lymphatische Leukozyten

- Lymphozyten

Bildungsort: rotes Knochenmark (Monozyten und Granulozyten) Lymphsystem (Lymphozyten)

Form: Kugelform, veränderlich durch amöboide Bewegung
Größe: im allgemeinen etwas größer als Erythrozyten
Aussehen: im natürlichen Zustand sind die Zellen (wie auch die Thrombozyten, s. S. 113) farblos, daher «weiße» Blutkörperchen. Bei der Besprechung der einzelnen Gruppen werden die Farben angegeben, die sie nach der üblichen Färbung (nach Pappenheim) im Präparat annehmen
Anzahl: 4000–8000 je mm^3 Blut
Lebensdauer: je nach Art, Stunden bis Monate, im Blut nur wenige Stunden bis Tage
Abbau: Leber, Milz und Infektionsherd
Aufgabe: Hauptsächlich *Abwehrfunktion*. Siehe Besprechung der einzelnen Gruppen.

Die einzelnen Leukozyten

Monozyten

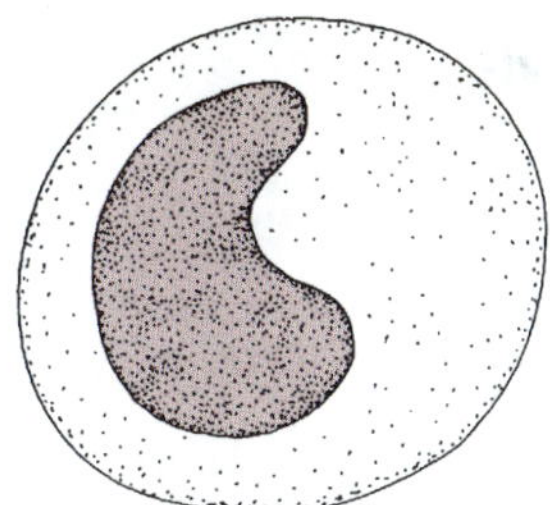

Abb. 72 **Monozyt**

Merkmale

- Die Monozyten machen 3–8% aller Leukozyten aus.
- Monozyten sind die größten Blutzellen. Ihre Größe beträgt 12–20 µm.
- Sie besitzen einen nierenförmigen Kern.
- Ihr Plasma ist bläulich, ihr Kern dunkelblau bis violett.
- Sie können sich amöboid fortbewegen und bei Bedarf die Blutbahn verlassen und ins Gewebe austreten.
- Sie haben die Fähigkeit der Phagozytose.
- Ihre Lebensdauer beträgt etwa zwei bis drei Tage.

Aufgabe

- Abwehrfunktion durch *Phagozytose.*

Neutrophile Granulozyten

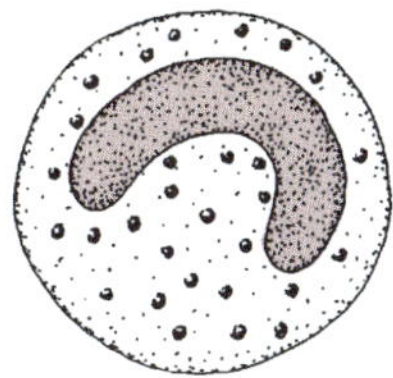

Abb. 73a **Junger stabkerniger neutrophiler Granulozyt**

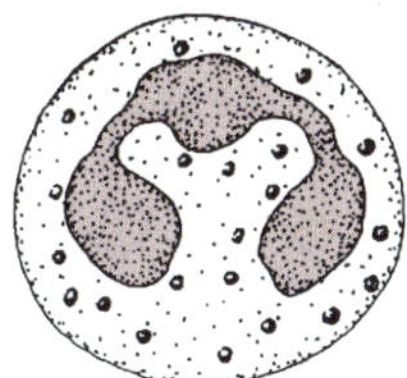

Abb. 73b **Ausgereifter segmentkerniger neutrophiler Granulozyt**

Merkmale

- Die neutrophilen Granulozyten machen 60–70% aller Leukozyten aus.
- Größe 11–14 μm.
- Junge Zellen besitzen einen stabförmigen Kern, ausgereifte Zellen einen segmentierten.
- Ihr Plasma ist hellrot, die Granula und der Kern lassen sich violett färben.
- Fähigkeit der amöboiden Beweglichkeit.
- Fähigkeit der Phagozytose.
- Ihre Lebensdauer beträgt wenige Tage.

Aufgabe

- Abwehrfunktion durch *Phagozytose*, wenn nötig ebenfalls außerhalb der Blutbahn. Sie wirken vor allem bei *bakteriellen Entzündungen.*
- *Eiterbildung!* (Eiter = zugrunde gegangene neutrophile Granulozyten, eingeschmolzenes Gewebe und tote Bakterien).

Eosinophile Granulozyten

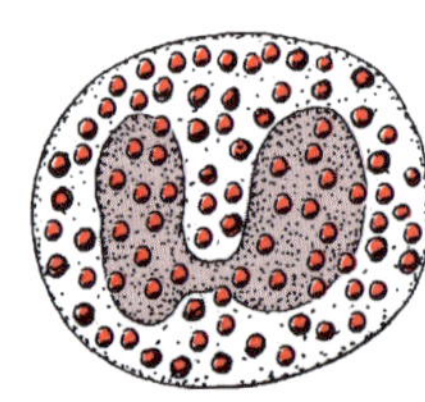

Abb. 74 **Eosinophiler Granulozyt**

Merkmale

- Die eosinophilen Granulozyten machen 2–4% aller Leukozyten aus.
- Größe 12–14 μm.
- Ihr Kern ist segmentiert, hat aber stets nur zwei Segmente.
- Ihr Plasma ist rötlich. Die Granula, die größer sind als bei den anderen Granulozyten, färben sich durch den Farbstoff *Eosin* leuchtend rot.
- Ihre Lebensdauer beträgt ein bis zwei Wochen.
- Bei Allergien sind sie stark vermehrt (Eosinophilie). Bei bestimmten Krankheiten verschwinden diese Zellen ganz und sind im Blutbild erst bei der Genesung wieder sichtbar. Zuweilen spricht man dann von der <Morgenröte der Genesung>.

Aufgabe

Bei allergischen Erkrankungen sowie bei parasitären Erkrankungen mit starkem Gewebszerfall (gewisse Wurminfektionen) kommt es zu einer Eosinophilie. Eosinophile Granulozyten können Antigen-Antikörper-Verbindungen aufnehmen und abbauen. Man vermutet, daß sie außerdem Histamin binden und inaktivieren können.

Basophile Granulozyten

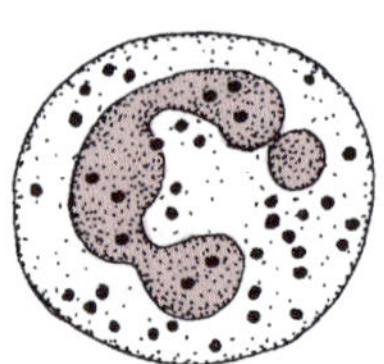

Abb. 75 **Basophiler Granulozyt**

Merkmale

- Die basophilen Granulozyten machen 0,5–1% aller Leukozyten aus.
- Größe 8–11 μm.
- Ihr Kern ist segmentiert, oft kleeblattförmig.
- Ihr Plasma ist bläulich, die Granula färben sich mit Hilfe des Farbstoffes *Hämatoxylin* tiefblau bis violett.
- Ihre Lebensdauer ist unbekannt.

Aufgabe

Die Granula enthalten *Heparin* und *Histamin*. Das Heparin wirkt der Blutgerinnung entgegen und verhindert das Zustandekommen der Blutgerinnung innerhalb des Kreislaufes. Durch das Histamin sind die basophilen Granulozyten an der allergischen Sofortreaktion (Arznei- oder Lebensmittelvergiftung) und an der immunologischen Reaktion beteiligt. Das Histamin wird sofort nach der Antigenbindung freigesetzt.

Heparin kann in Form von Heparin-Natrium medikamentös zur Antikoagulation verabreicht werden. (Nur injizierbar – rasche Wirkung mit kurzer Dauer!)

Lymphozyten

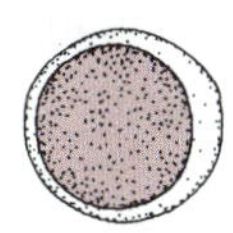

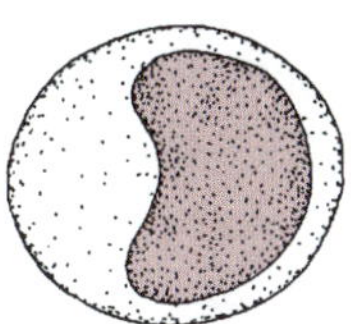

Abb. 76 **Lymphozyt**

Merkmale

- Die Lymphozyten machen 20–40% aller Leukozyten aus.
- Sie sind kleiner als die Granulozyten, etwa 7–9μm.
- Sie besitzen einen großen rundlichen Kern.
- Ihr Plasma ist bläulich, besitzt keine Granula, ihr Kern ist blau bis violett.
- Die meisten Lymphozyten befinden sich im Lymphsystem. Nur ein kleiner Teil ist im Blut zu finden.
- Geringe Fähigkeit der amöboiden Beweglichkeit.
- Keine Phagozytose.
- Ihre Lebensdauer beträgt bis zwei Monate.
- Man kann zwei Typen von Lymphozyten mit verschiedener Funktion unterscheiden:

  T-Lymphozyten

  Primär aus dem Knochenmark stammende Lymphozyten, die während einer bestimmten (frühen) Lebensphase den Thymus (siehe S. 152 u. 153) passieren, wo sie zu spezifischen T-Lymphozyten umgebildet werden und ihre T-lymphatischen Informationen erhalten, um sich dann in peripheren lymphatischen Organen (Lymphknoten, Milz) anzusiedeln. Wir sprechen bei diesen Lymphozyten, ihren Aufgaben entsprechend auch von:

→ Helferzellen (Kooperation mit B-Lymphozyten bei Antikörperbildung)

→ Killerzellen (töten Antigene ab, nachdem sie mit ihnen in Kontakt gekommen sind)

→ Suppressorzellen (können Antikörperbildung unterdrücken. Diese Form der T-Lymphozyten verhindern überschießende Reaktionen des Immunsystems. Nehmen sie unkontrolliert überhand, kommt es zu einer pathologischen Immunschwäche).

70–80% der im Blut zirkulierenden Lymphozyten sind T-Lymphozyten.

B-Lymphozyten
Auch die B-Lymphozyten stammen aus dem Knochenmark, gelangen aber (ohne Thymuspassage) direkt ins Blut. B-Lymphozyten sind Vorläufer antikörperbildender Zellen. Ihre Hauptaufgabe ist die Synthese spezifischer Immunglobuline.

Aufgabe
- *Immunreaktion* zum Beispiel bei Gewebstransplantaten.
- *Antikörperbildung* gegen artfremde Eiweiße.
- Abwehr durch *Antikörperbildung*, hauptsächlich bei chronischen Entzündungen (Krankheiten mit schleichendem Verlauf).

Plasma

Zusammensetzung

Der flüssige Bestandteil des Blutes macht etwa 56% der Gesamtblutmenge aus und besteht aus:

- 90% Wasser
- Salze (organische und anorganische)
- Wirkstoffe (Hormone und Enzyme)
- Nährstoffe (Glukose, Aminosäuren, Glycerin und Fettsäuren)
- Farbstoffe (z.B. der Bilirubinanteil im Blut läßt das Plasma gelblich erscheinen)
- Körpereigene Eiweiße (Albumine und Globuline u.a.)
- Gerinnungsfaktoren (siehe Blutgerinnung S.113 und S.114, bekannt sind etwa 13 Gerinnungsfaktoren)
- Schlackenstoffe

Nimmt man aus dem Plasma das Gerinnungseiweiß Fibrin, erhält man eine fast wasserklare ungerinnbare Flüssigkeit. Man spricht dann von *Serum*.

Fibrinogen ist *wasserlöslich*. An der Luft (z.B. im Reagenzglas) setzt sofort die Blutgerinnung ein, wodurch schließlich das Fibrinogen in Fibrin umgewandelt wird. *Fibrin* ist *wasserunlöslich*, es bildet sich ein weißes fadenförmiges Gerinnsel.

Aufgaben

Das Blutplasma erfüllt zwei große Aufgaben:

1. Transportfunktion

Im Plasma werden alle im Blut befindlichen Stoffe transportiert, die ihrerseits an den verschiedenen Bestimmungsorten verschiedene Aufgaben haben. Hier seien nur die wichtigsten erwähnt:

- Nährstoffe, von den Aufnahme- und Speicherorganen zu den Zellen.
- Schlackenstoffe, von den Zellen zu den Ausscheidungsorganen (Nieren, Schweißdrüsen, Darm und Lungen).
- Blutkörperchen. Sauerstofftransport durch Erythrozyten, Blutgerinnung durch Thrombozyten und Abwehrfunktion durch Leukozyten.
- Eiweiße. Albumine, Globuline und Antikörper zur Abwehrfunktion, andere körpereigene Eiweiße und Aminosäuren zum Aufbau von Zellen.
- Wirkstoffe. Siehe auch Endokrinsystem.
- Kohlendioxid. Es wird auf verschiedene Arten zu den Lungen transportiert:
  - 10% des CO_2 bleiben im Plasma physikalisch gelöst.
  - 10% werden direkt an Hämoglobin-Moleküle gebunden und so von den Erythrozyten zu den Lungen gebracht.
  - Die restlichen 80% aus dem Zellstoffwechsel werden in den Erythrozyten in Bikarbonat umgewandelt. Etwas weniger als die Hälfte davon bleibt in den Erythrozyten und gelangt durch sie zu den Lungen. Etwas mehr als die Hälfte davon diffundiert wieder ins Plasma zurück und wird so – an Natrium und Plasmaeiweiße gebunden – zur Ausatmung zu den Lungen gebracht.

  In den Lungen laufen alle beschriebenen Reaktionen in umgekehrter Richtung ab. Das Bikarbonat wird wieder in CO_2 zurückverwandelt. Ein großer Teil des CO_2 wird abgeatmet. Ein Teil bleibt jedoch, zur Aufrechterhaltung des physiologischen pH-Wertes sowie für die Steuerung der Atmung, im Blut.
- Wärmetransport (siehe auch Regulationsfunktion).

2. Regulationsfunktion

Das *Konstantbleiben der Körperinnentemperatur* (ca. 37,5 °C) muß gewährleistet sein. Dafür sorgt neben den Schweißdrüsen das Blut durch mehr oder weniger starke Durchblutung (siehe Haut, S. 60 u. 61). Bei hoher Außentemperatur ist die periphere Durchblutung stärker, weil der Körper versucht, Wärme nach außen abzugeben. Bei tiefer Außentemperatur ist die periphere Durchblutung geringer, weil der Körper versucht, das Blut (und damit die Wärme) im Körperinnern zu behalten.

Durch das Plasma werden *Wasser und Salze* sinnvoll im ganzen Körper *verteilt*. Dank dem können bestimmte Organe ihren Aufgaben nachkommen, als wichtigste seien die Nieren erwähnt (Filtration, Osmose, Diffusion und Sekretion, siehe Harnsystem, S. 228 ff.).

Außerdem wird durch diese Wasser-Salz-Verteilung der Flüssigkeitshaushalt des gesamten Organismus ständig geregelt und konstant gehalten.

Vom gesamten Wasser unseres Körpers, etwa 60% des Körpergewichtes, sind nur ungefähr *5% im Blutplasma* (intravasal) vorhanden. *40–50%* sind *innerhalb des Plasmas der* verschiedenen *Zellen* (intrazellulär) und etwa *15%* finden sich in der *Zwischenzellsubstanz* (interzellulär oder interstitiell).

Testfragen: Blut

1. Wie wird das Blut eingeteilt? (S. 106)
2. Was wissen Sie über die Erythrozyten? (Bildungsort, Anzahl, Zusammensetzung, Lebensdauer, Abbauort). (S. 108)
3. Erklären Sie die Erythropoese. (S. 108 u. 109)
4. Was geschieht mit den Erythrozyten bei ihrem Abbau? (S. 109 u. 110)
5. Welche Blutgruppe haben Sie?
    - Welche anti-Faktoren sind demnach in Ihrem Plasma vorhanden?
    - Mit welchen anderen Blutgruppen würde Ihre Blutgruppe agglutinieren, mit welchen würde sie sich vertragen?

   Versuchen Sie die beiden Fragen nun auch für die anderen drei Blutgruppen zu beantworten. (S. 110 bis 112)
6. Erklären Sie das Spenderschema hinsichtlich des Rhesusfaktors. (S.112)
7. Was wissen Sie über die Thrombozyten? (Bildungsort, Anzahl, Lebensdauer, Abbauort, Aufgabe). (S. 113 u. 114)
8. Was wissen Sie über die Leukozyten allgemein? (Einteilung, Bildungsort, Anzahl, Lebensdauer, Abbauort). (S. 114 u. 115)
9. Was wissen Sie über die Monozyten und die Lymphozyten? (Prozentualer Anteil, Fähigkeiten, Aufgaben). (S. 115 u. 117 bis 118)
10. Was wissen Sie über die neutrophilen, eosinophilen und basophilen Granulozyten? (Prozentualer Anteil, Fähigkeiten, Aufgaben). (S. 115 bis 117)
11. Unterscheiden Sie die T-Lymphozyten und die B-Lymphozyten. (S. 117 u. 118)
12. Aus was setzt sich das Blutplasma zusammen? (S. 118)
13. Was ist Serum? (S. 118)
14. Welche Aufgaben erfüllt das Blutplasma? (S. 118 u. 119)

Das Herz

Wesentliche Aufgabe des Herzens
- Treibende Kraft, die das aus Körper- und Lungenkreislauf ins Herz zurückgeflossene Blut in den großen und kleinen Kreislauf pumpt.

Das Herz ist ein Teil des <Herz-Kreislauf-Systems> und dient gewissermaßen als ‹*Motor*›, während die Arterien (Gefäße, die vom Herzen weg führen) und die Venen (Gefäße, die zum Herzen hin führen) das ‹Verteil-System› bilden.
Größe: etwa Faustgröße des Trägers.
Gewicht: etwa 5 g je Kilo Körpergewicht (250–350 g).

Topographie

- Im Mittelfellraum (Mediastinum = Organ- und Bindegewebskomplex zwischen den Lungen) zwischen den Lungenflügeln.
- Vor der Luftröhre (Trachea) und der Speiseröhre (Oesophagus).
- $^2/_3$ auf der linken, $^1/_3$ auf der rechten Seite.
- Hinter dem Brustbein (Sternum).
- Vor der Brustwirbelsäule.
- Untere Grenze ist das Zwerchfell (Diaphragma).
- Die Herzspitze zeigt nach links vorne.

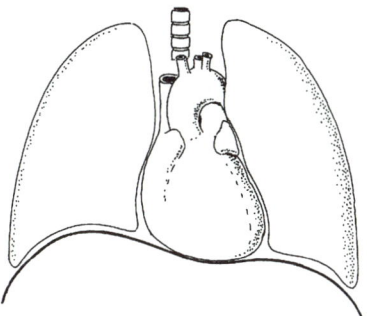

Abb. 77 **Topographie des Herzens**, das Brustbein (Sternum) und die Rippen sind hier weggenommen

Makroskopie

Das Herz ist ein *muskuläres Hohlorgan*.

Einteilung

Der Hohlraum ist durch eine längs verlaufende *Scheidewand* (Septum) in eine *linke und eine rechte Hälfte* geteilt. Jede Hälfte ist nochmals unterteilt in einen *Vorhof* (Atrium) und eine *Kammer* (Ventrikel). In jeden Vorhof münden *zwei* bzw. *vier große Gefäße* (Venen), und aus jeder Kammer geht *ein großes Gefäß* (Arterie) weg.

Eintretende Gefäße

- In den linken Vorhof: je zwei linke und rechte Lungenvenen (Venae pulmonales sinistrae und dextrae) mit *sauerstoffreichem* (arteriellem) Blut.
- In den rechten Vorhof: untere und obere Hohlvene (Vena cava inferior und superior), außerdem die herzeigene Vene (Sinus cavernosus) mit *sauerstoffarmem* (venösem) Blut.

Austretende Gefäße

- Aus der linken Kammer: Hauptschlagader (Aorta) mit *sauerstoffreichem* (arteriellem) Blut.
- Aus der rechten Kammer: Lungenarterienstamm mit zwei Ästen (Arteriae pulmonales) mit *sauerstoffarmem* (venösem) Blut.

Herzklappen

Zwischen den Vorhöfen und den Kammern sowie zwischen den Kammern und den großen austretenden Arterien finden wir verschiedene *Klappen*, die das *Zurückfließen des Blutes verhindern*. Bestimmt wird das Öffnen und Schließen der Klappen vom Druck, der beidseits der Klappen herrscht. Als Beispiel die Taschenklappe der Aorta (= Aortenklappe):

Ist der Druck in der linken Kammer größer als in der Aorta, ist die Aortenklappe offen. Wird der Druck in der linken Kammer kleiner als in der Aorta, schließt sich die Aortenklappe.

- *Dreizipflige Segelklappe* (Valva tricuspidalis), sie liegt *zwischen* dem *rechten Vorhof* und der *rechten Kammer*. Sie ist dreizipflig gebaut, daher ihr Name. Sie hat die Aufgabe, zu verhindern, daß das Blut aus der rechten Kammer in den rechten Vorhof und den großen Kreislauf zurückfließt.

- Zweizipflige Segelklappe (Valva mitralis), sie liegt *zwischen* dem *linken Vorhof* und der *linken Kammer*. Sie ist zweizipflig gebaut und wird deshalb so benannt. Sie hat die Aufgabe, zu verhindern, daß das Blut aus der linken Kammer in den linken Vorhof und in die Lunge zurückfließt.

- *Taschenklappen*. Sowohl *zwischen* der *rechten Kammer* und der *Lungenarterie* als auch *zwischen* der *linken Kammer* und der *Aorta* finden wir Taschenklappen. Sie verhindern das Zurückfließen des Blutes aus den großen Gefäßen in die Herzkammern.

Die beiden **Segelklappen** nennt man auch *Vorhof-Kammer-Klappen* (atrioventrikuläre Klappen). Durch feine Sehnenfäden sind diese Klappen an den Papillarmuskeln (kleine kräftige Müskelchen) an der Kammerwand befestigt (siehe Abb. 78).

Taschenklappen finden wir außer zwischen Herzkammern und Arterien auch in den Venen und Lymphgefäßen (siehe Abb. 79a + b auf S. 124).

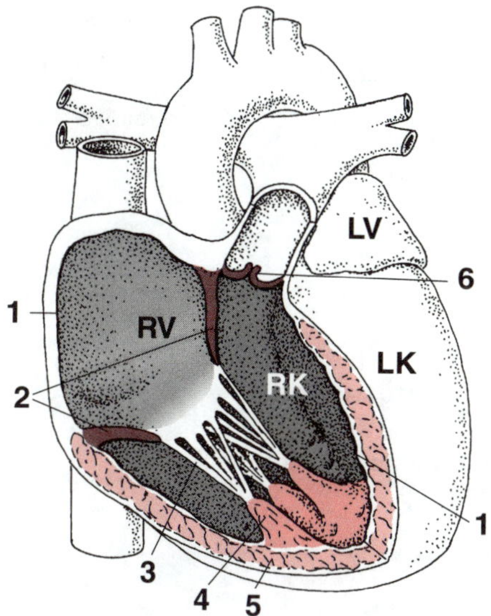

Abb. 78 **Segelklappen – Beispiel: Rechte Herzseite**

RV Rechter Vorhof (Atrium dextrum)
RK Rechte Kammer (Ventriculus dexter)
} längs aufgeschnitten

LV Linker Vorhof (Atrium sinistrum)
LK Linke Kammer (Ventriculus sinister)
} von außen

1 Innenhaut (Endokard)
2 Segel, vom Endokard überzogen. Hier sind nur zwei der drei Segel sichtbar
3 Sehnenfäden
4 Papillarmuskeln, ebenfalls vom Endokard überzogen
5 Herzmuskel (Myokard)
6 Taschenklappe zwischen der rechten Kammer und der Lungenarterie

Die Nummern 2 bis 4 sind Teile der dreizipfligen Segelklappe (Valva tricuspidalis), welche zwischen dem rechten Vorhof und der rechten Kammer liegt. Bei diesem Beispiel sind die Segelklappen offen und die Taschenklappen zu (Diastole), damit sich die Herzkammern neu mit Blut füllen können.

Funktion

1. Der Druck des strömenden Blutes öffnet die Klappen.
2. Druck des Blutes in Kammer schließt die Klappen.
3. Papillarmuskeln werden bei Kammerkontraktion *aktiv*. Dadurch werden die Sehnenfäden straff angezogen. Dies verhindert das Zurückschlagen der Segel in den Vorhof.

Mikroskopie

Mikroskopisch finden wir zuinnerst im Herz eine auskleidende Epithelschicht. In der mittleren Schicht finden wir die auf Seite 42 (Allgemeine Muskellehre) besprochenen quergestreiften, unwillkürlichen Muskelzellen. Die äußerste Schicht des Herzens besteht aus Bindegewebszellen (siehe auch Herzwandschichten).

Querschnitt

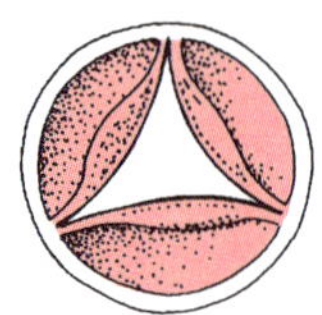

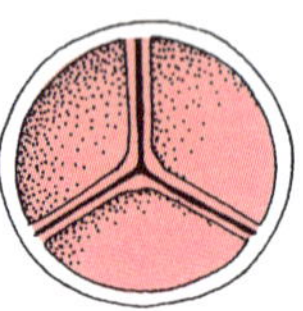

Längsschnitt

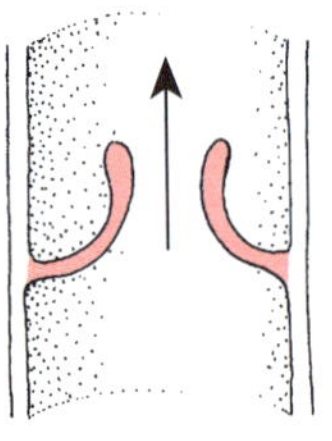

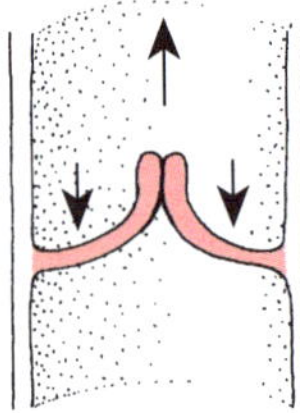

a b

Abb. 79 **Schematische Darstellung von Taschenklappen**
a Klappe etwas geöffnet
b Klappe dicht geschlossen

Funktion

1. Druck des strömenden Blutes öffnet die Klappen.
2. Blut in Arterie (Lungenarterie oder Aorta) angelangt, gibt Druck auf Klappen.
3. Klappen schließen sich wegen diesem Druck des Blutes *passiv*.

Herzwandschichten

Innenhaut *(Endokard)*

Das *Endokard* besteht aus einer dünnen, feinfaserigen Bindegewebsschicht, die zum Herzinnenraum von einem *Endothel* bedeckt ist, einem einschichtigen flachen Epithelgewebe, wie wir es in allen Blut- und Lymphgefäßen finden. Das Endokard bildet auch die Taschenklappen und die Segelklappen und überzieht die dazugehörigen Papillarmuskeln.

Muskelschicht (Myokard)

Das Myokard, der eigentliche Herzmuskel (siehe S. 42, Zellen der quergestreiften unwillkürlichen Herzmuskulatur) ist die dickste Schicht der Herzwände. Die Dicke bzw. Stärke des Herzmuskels variiert je nach geforderter Leistung. So ist das Myokard der Vorhöfe dünn, das der Kammern dicker, links sogar mehr als dreimal stärker (ca. 1 cm) als rechts. Dies auf Grund der weit größeren Arbeitsleistung.
Im Myokard liegt das Reizleitungssystem des Herzens (siehe unten). Ernährt wird der Herzmuskel durch das Blut der Koronararterien (siehe unten).

Außenhaut (*Epikard* und *Perikard*)

Das Herz wächst während der embryonalen Entwicklung in einen Beutel hinein, in den sog. *Herzbeutel = Perikard*. Das innere Blatt des Herzbeutels bildet die äußere Schicht der drei eigentlichen Herzwandschichten, das

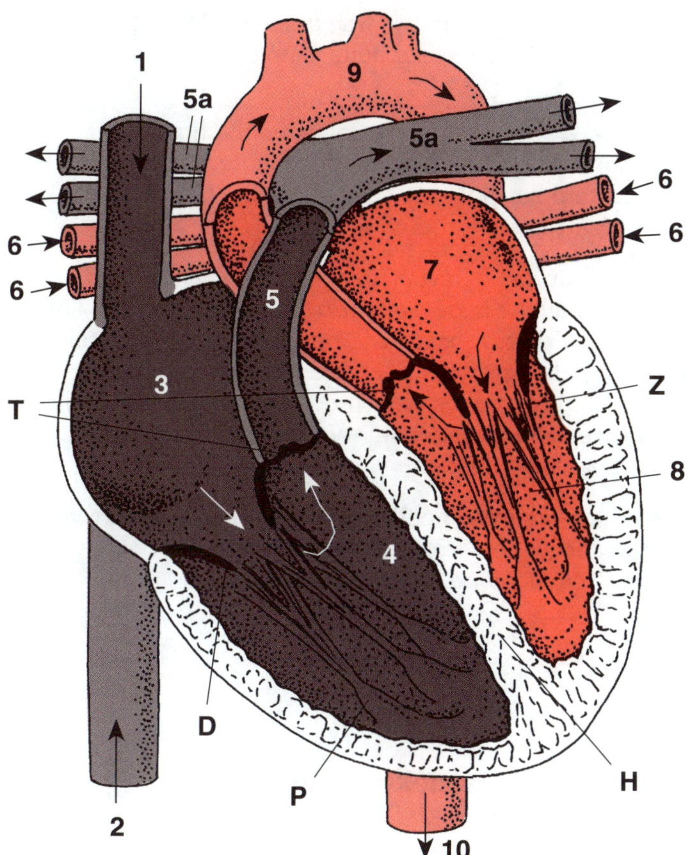

Abb. 80 **Längsschnitt durch das Herz (Cor)** (schematisch)

Bei dieser Zeichnung wurde die Lungenarterie zum besseren Verständnis stark schematisiert dargestellt.

1 Obere Hohlvene (Vena cava superior)
2 Untere Hohlvene (Vena cava inferior)
3 Rechter Vorhof (Atrium dextrum)
4 Rechte Kammer (Ventriculus dexter)
5 Lungenarterienstamm mit
5a Lungenarterien (Arteriae pulmonales)
6 Lungenvenen (Venae pulmonales)
7 Linker Vorhof (Atrium sinistrum)
8 Linke Kammer (Ventriculus sinister)
9 Hauptschlagader (Aorta)
10 Brustaorta (Aorta thoracica)

H Herzscheidewand (Septum)
D Dreizipflige Segelklappe (Valva tricuspidalis)
Z Zweizipflige Segelklappe (Valva mitralis)
T Taschenklappen
P Papillarmuskeln

Epikard. Im Herzbeutel finden wir wenig seröse Flüssigkeit, die eine Reibung verhindert. Dank dem Herzbeutel kann sich das Herz bewegen, bzw. ausweiten.

Das *Epikard* (viszerales Blatt, auch Epicardium) und das *Perikard* (parietales Blatt, auch Pericardium) sind seröse Häute, welche den **Herzbeutel** bilden. Das Epikard schlägt sich bei den großen Gefäßen des Herzens um in das äußere Blatt des Herzbeutels.

Zum serösen Spaltraum (Cavum pericardii) hin, finden wir beim *Epikard* und *Perikard* eine dünne Lage *platter Epithelzellen*. Darunter finden wir Bindegewebe, beim *Epikard lockeres Bindegewebe* mit gespeichertem *Fett* (Abrundung der Herzgestalt), beim *Perikard* eine derbe *Kollagenfaserschicht*, die bindegewebig mit der Umgebung verbunden ist und deren Fasern eine der Herzaktion angepaßte Verformung, aber keine rasche Dehnung des Herzbeutels erlauben.

Beim Sportlerherz oder beim pathologisch erweiterten Herz wird der Herzbeutel wohl weiter, ist aber trotzdem nicht dehnbar (z. B. bei einer Herztamponade, siehe Pathologie).

Physiologie

Reizbildungs- und Reizleitungssystem

Einige Muskelzellstränge im *Myokard* haben sich beim werdenden Menschen (im fetalen Stadium) so umgewandelt, daß sie rascher als die anderen elektrischen Reize bilden und weiterleiten können. Den Reizbildungsort nennen wir *Sinusknoten* (Schrittmacher). Die hier gebildeten Reize werden über das Reizleitungssystem bis zum Herzmuskel geleitet und lösen dort die eigentliche Herztätigkeit aus. (Siehe Abb. 81)

Das Herz arbeitet also unabhängig vom Nervensystem, nämlich *autonom* (selbständig). Lediglich die Schlagfolge und die Kraft werden vom vegetativen Nervensystem beeinflußt.

Ernährung des Herzmuskels

Im Bereich der Aortenklappen entspringen als erste Äste zwei Herzkranzgefäße (Koronararterien). Ihre im Myokard verteilten Äste sind für die Ernährung und Sauerstoffversorgung des Herzmuskels verantwortlich. Das venöse Blut des Herzens sammelt sich in größeren Gefäßen und schließlich im Sinus coronarius, einer Sammelvene, an der Rückseite des Herzens. Von dort strömt es direkt in den rechten Vorhof. Die Herzarterien sind Endarterien (siehe Kollateralkreislauf S. 142). Der Verschluß eines solchen Gefäßes kann zum Herzinfarkt führen. (Siehe Pathologie)

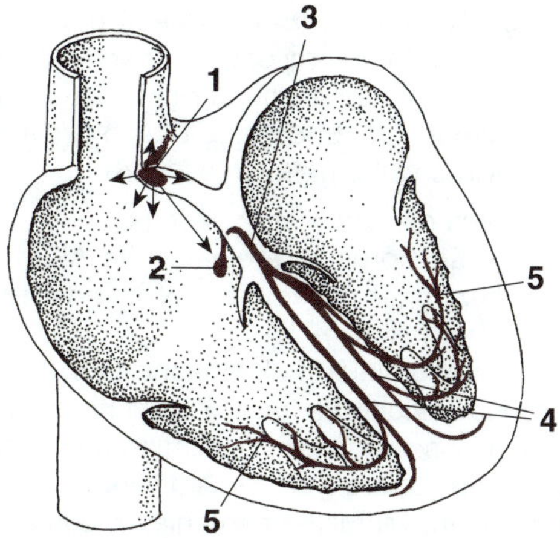

Abb. 81 **Reizleitungssystem**

1 Sinusknoten	(Schrittmacher) liegt in der Myokardwandung des rechten Vorhofes. Hier werden pro Minute 60 bis 80 Schläge gebildet und während der Vorhofskontraktion weitergeleitet an den
2 Vorhof-Kammer-Knoten	(Atrio-ventrikulärer Knoten oder Aschoff-Tawara-Knoten). Er liegt in der Wandung zwischen Vorhöfen und Kammern. Weiter gehen die Reize über das
3 Hissche Bündel (auch His-Bündel)	welches beim Vorhof-Kammer-Knoten beginnt und sich beim Kammerseptum in den
4 linken und rechten Schenkel	teilt. Nun werden die Reize weitergeleitet durch die
5 Purkinje-Fasern,	welche im Myokard enden und somit die Kontraktion der Kammer auslösen

Herztätigkeit

Die eigentliche Triebkraft für die Zirkulation des Blutes ist der *Druck*, welcher durch die Herzmuskelkontraktion entsteht.
Kontraktion = Zusammenziehen der Kammermuskeln *(Systole)*.
Entspannung des Herzens = Erschlaffen der Kammermuskeln *(Diastole)*.
Kontraktion und Entspannung wechseln in gleichmäßigem Rhythmus ab. (Siehe Abb. 82)

Aktionsphasen des Herzens (Herzzyklus)

Der Herzzyklus verläuft in vier Phasen. Die *Anspannungsphase* (I) und die *Auswurfphase* (II) gehören zur **Systole**, die *Entspannungsphase* (III) und die *Füllungsphase* (IV) zur **Diastole**. Die Bezeichnungen dieser Phasen beziehen sich auf die Tätigkeit der *Herzkammern.*

Die Herzkammern arbeiten als Druck-Saug-Pumpe:
Durch Kontraktion der Kammermuskulatur (= Systole) wird Blut aus den Kammern in den kleinen und großen Kreislauf gepreßt (Druck) und gleich-

zeitig die Vorhöfe gedehnt und so Blut in die Vorhöfe angesaugt (= Sog). Die Wiederauffüllung der Kammern erfolgt anschließend zu 85% passiv durch Erschlaffung der Kammermuskulatur (= Diastole). Durch die Vorhofmuskelkontraktion werden am Ende der Diastole die schon fast vollen Kammern nur noch etwas voller gefüllt (ca. 15%).

Die praktische Folge aus diesem Mechanismus:

- *Kammerflimmern* = unkoordinierte elektrische Aktivität in Kammer mit ungeordneter gleichzeitiger Zusammenziehung der einzelnen Muskelfasern, in fünf Minuten tödlich.
- *Vorhofflimmern* = unkoordinierte elektrische Aktivität in Vorhof, welcher in fast diastolischer Stellung verharrt. Ist bei normaler Frequenz hämodynamisch ohne Konsequenzen. Vorhofflimmern kann also auch bei Gesunden vorkommen (paroxysmale Anfälle). Auslösende Krankheiten sind akuter Herzinfarkt, Mitralklappenfehler, rheumatische Karditis, Koronarinsuffizienz etc. Die Folge von Vorhofflimmern ist eine unregelmäßige Schlagfolge in den Kammern (absolute Arrhythmie) (siehe Pathologie).

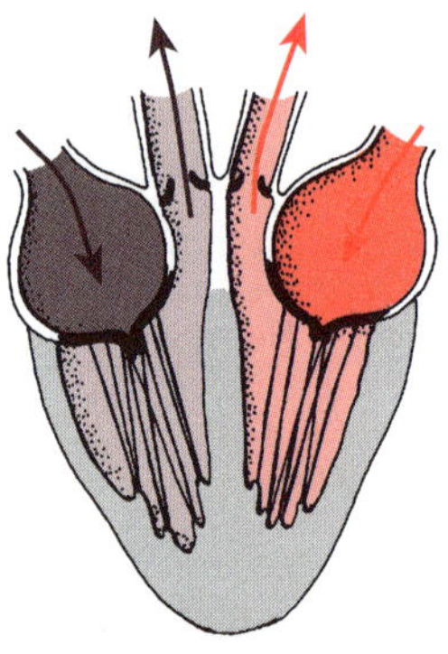

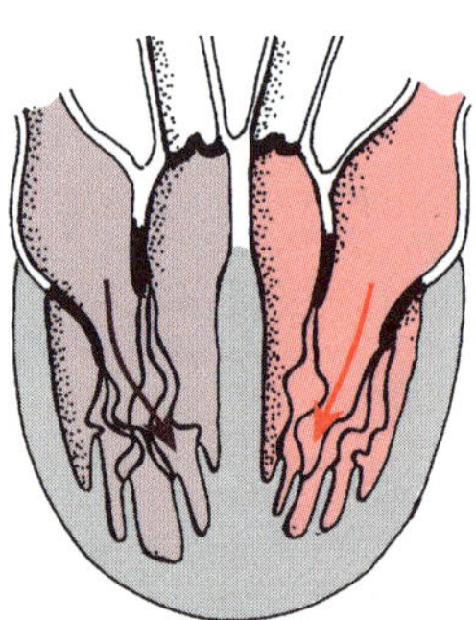

Abb. 82 **Herztätigkeit**

Systole
(Anspannungs- und Auswurfphase)

- Kammermuskulatur kontrahiert, hierdurch hoher Druck in den Kammern.
- Weil Druck in Kammern jetzt größer ist als in den Vorhöfen und in den großen Arterien, schließen sich die Segelklappen und öffnen sich die Taschenklappen.
- Blut wird nun in den großen und kleinen Kreislauf gepreßt.

Kontraktion der Kammermuskulatur wirkt als Druck-Saug-Pumpe (siehe Aktionsphasen des Herzens).

Diastole
(Entspannungs- und Füllungsphase)

- Kammermuskulatur (hier grau getönt) erschlafft, hierdurch niedriger Druck in den Kammern.
- Weil Druck in Vorhöfen und großen Arterien jetzt größer ist als in den Kammern, schließen sich die Taschenklappen und öffnen sich die Segelklappen.
- Nun strömt das Blut aus den Vorhöfen in die erschlafften Kammern.

→ rote Pfeile = Strömung des sauerstoffreichen Blutes
→ schwarze Pfeile = Strömung des sauerstoffarmen Blutes

Worterläuterungen

Herzfrequenz = Anzahl Herzschläge pro Minute bei Gesunden *60 bis 100* mal.

Schlagvolumen = Menge des Blutes, das aus der linken Kammer in die Aorta gepumpt wird, nämlich *60 bis 70 ml* bzw. *120 ml* pro Kontraktion.

Minutenvolumen = Frequenz mal Schlagvolumen
70/min. × 70 ml = 4,9 Liter

Die angegebenen Zahlen gelten für den in Ruhe befindlichen Körper. Je nach körperlicher Arbeitsleistung werden Herzfrequenz, Schlagvolumen und Druck gesteigert. Das Minutenvolumen bzw. die Blutstrommenge kann u. U. bis 20 Liter/Minute erreichen, der systolische Druck auch beim Gesunden dann 200 mm Hg, die Frequenz bis 180/min.

Einige Daten

- Pro Herzschlag werden etwa je *70 ml* Blut in die Aorta und in die Lungenarterie gepumpt.
- Der Druck in der linken Kammer beträgt bei der Systole etwa *135 mm Quecksilbersäule* (Hg) (auch 135 Torr).
- Der Druck in der rechten Kammer beträgt bei der Systole etwa *30 mm Hg* (auch 30 Torr).
- Die Tagesleistung der durch das Herz gepumpten Blutmenge beträgt etwa *8000 bis 10 000* Liter.

Windkesselfunktion der Aorta

Bei der Windkesselfunktion der Aorta handelt es sich um eine *Druckspeicherfunktion* der Aorta, welche überhaupt nur dank der Elastizität dieses großen Gefäßes möglich ist. (Der Name Windkesselfunktion hängt mit der Technik zusammen und ist für das Verstehen der Druckspeicherung nicht von Bedeutung).

- Während der *Systole* wird Blut mit *135 mm Hg* aus der linken Herzkammer in die Aorta gepumpt, deren Umfang dadurch zunimmt (Dehnung).
- Der Druck flacht etwas ab und beträgt in der Aorta nur noch *120 mm Hg.*
- Während der *Diastole* sind die Taschenklappen zur Aorta geschlossen. Der Druck in der Aorta hat Zeit, sich zu verteilen. Dadurch sinkt er auf etwa *80 mm Hg* ab.
- Da bereits eine weitere *Systole* folgt, die Taschenklappen sich wieder öffnen und erneut Blut in die Aorta gepumpt wird, steigt der Druck wieder auf *120 mm Hg* an. Somit ist ständig <*Druck gespeichert*>.

Den Blutdruck messen wir mit dem **Blutdruckmeßgerät**. Es handelt sich ungefähr um den Druck, der während der Systole und der Diastole des Herzens in der Aorta besteht, uns aber Auskunft über die *Herztätigkeit* gibt. Der Blutdruck beim Gesunden beträgt in Ruhe ungefähr *120/80 mm Hg*.

Der Zwischenraum zwischen systolischem und diastolischem Druck beträgt im Idealfall etwa *40 mm Hg*, wir nennen ihn *Amplitude*.

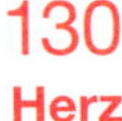

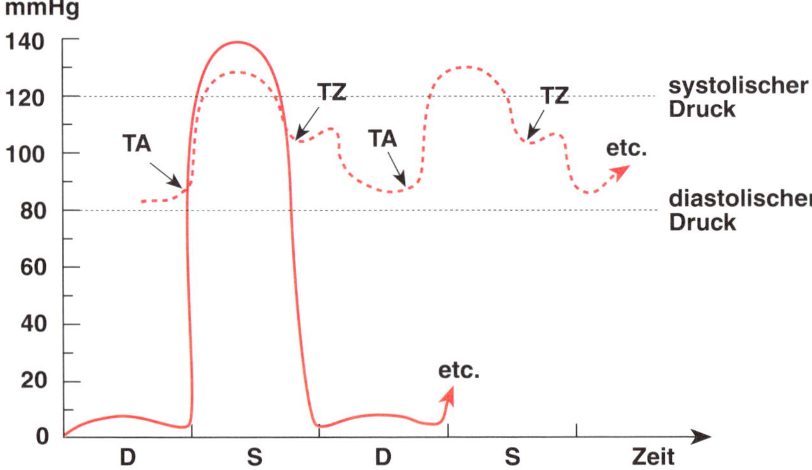

Abb. 83 **Diagramm der Druckverhältnisse von Herz und Aorta**

D Diastole
S Systole
TA Taschenklappen öffnen sich
TZ Taschenklappen schließen sich
——————— Druckverhältnisse im Herz
– – – – – – – – – Druckverhältnisse in der Aorta

Als **Puls** messen wir die *abgeflachte Druckwelle des Blutdruckes* an den peripheren Arterien. Er beträgt beim Gesunden in Ruhe *60 bis 100 Schläge je Minute*.

Testfragen: Herz

1. Beschreiben Sie die genaue Lage des Herzens. (S. 121)
2. Nennen Sie die Grobeinteilung des Herzens. (S. 121 u. 125, Abb. 80)
3. Welche großen Gefäße treten ins Herz hinein, welche hinaus? (S. 122 u. 125, Abb. 80)
4. Nennen Sie die verschiedenen Herzklappen und beschreiben Sie ihre genaue Lage. (S. 122 u. 123)
5. Welche Aufgabe erfüllen die Herzklappen? (S. 122–124)
6. Wie heißen die verschiedenen Schichten der Herzwand und aus was für Gewebe sind sie ? (S. 123 u. 124)
7. Was wissen Sie vom Herzbeutel? (S. 124 u. 126)
8. Was wissen Sie über das Reizbildungs- und Reizleitungssystem des Herzens? (S. 126)
9. Was geschieht bei der Systole, was bei der Diastole? (S. 126–130)
10. Was wissen Sie über die Windkesselfunktion der Aorta? (S. 129 u. 130)
11. Wie können Sie als Schwester (Pfleger) den Blutdruck messen und wie hoch sind die Norm-Werte? (S. 130)
12. Wer ist für die Ernährung des Herzens zuständig? (S. 124)

Die Blutgefäße

Wesentliche Aufgaben der Blutgefäße

- ‹Röhren›, in denen das Blut transportiert werden kann.
- Je nach Bauart erfüllen sie verschiedene Aufgaben:

Arterien	als ‹Verteilsystem›
Kapillaren	(semipermeabel) erlauben den Stoff- und Gasaustausch zwischen Blut und Zellen
Venen	sammeln Blut aus Körper und Lunge und bringen es zum Herzen zurück.

Arterien

Die Arterien nennen wir auf deutsch *Schlagadern*, weil durch den Herz*schlag* (Systole) Blut in diese vom Herzen wegführenden Blutgefäße ausgeworfen wird.

Diese *Druckwelle* pflanzt sich als *tastbarer Puls* bis in die kleinsten Arterien (z. B. auch tastbar am Finger) fort.

Topographie

Die Arterien des großen Kreislaufs liegen zwischen dem Herzen (linke Kammer) und den Kapillaren der Peripherie. Sie führen *arterielles* Blut. Die Arterien des kleinen Kreislaufes liegen zwischen dem Herzen (rechte Kammer) und den Kapillaren der Lungen. Sie führen *venöses* Blut.

Makroskopie

Herznah finden wir *große* und *kräftig gebaute Arterien*, die sich in immer mehr und immer *kleinere Arterien* verzweigen.

Die kleinsten, makroskopisch kaum mehr erkennbaren Arterien, nennen wir *Arteriolen*. Ihre Bauart ist ähnlich wie die der großen Arterien, jedoch finden wir weniger elastische Fasern und nur eine dünne *Ringmuskelschicht* (siehe Physiologie).

Mikroskopie

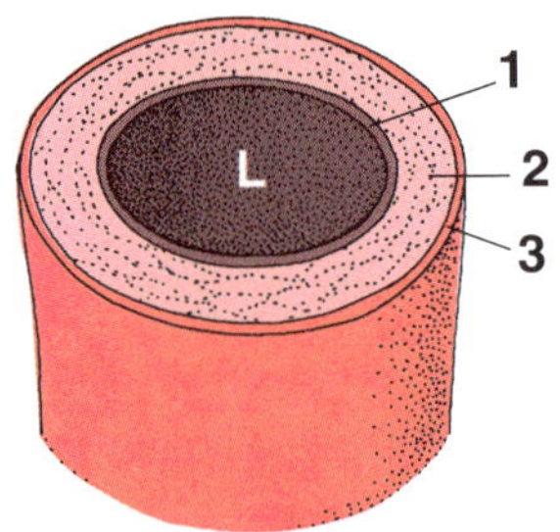

Abb. 84 **Querschnitt durch eine Arterie**

1 *Intima*	innerste Schicht aus flachem Epithelgewebe, deshalb auch Endothel genannt, mit dünner Bindegewebsschicht.
2 *Media*	mittlere Schicht, besteht selber eigentlich aus drei Schichten: ● elastische Faserschicht ● Muskelschicht ● elastische Faserschicht
3 *Adventitia*	äußerste Schicht aus Bindegewebe
L *Lumen*	oder Lichtung, Hohlraum innerhalb des Gefäßes

Physiologie

- Die Arterien dienen als *Weg des Blutes* vom Herzen in die Peripherie. Die Gefäßwände sind für Stoffe undurchlässig.
- Da die Arterien – vor allem herznah – einem starken Druck standhalten müssen, sind sie *stabil gebaut* und zeigen eine *relativ dicke Gefäßwand.*
- Um den Druck vom Herzen her speichern und verteilen zu können (siehe Windkesselfunktion der Aorta), brauchen die Arterien in ihren Wandungen *elastische Fasern*.
- Je dünner die Arterien werden, desto größer ist der Widerstand auf den Druck des Blutes. Wir nennen dies den *peripheren Widerstand*.
- Die Muskelschicht der Arterien und *Arteriolen* kann sich auf einen Reiz des Vegetativen Nervensystems hin *verengen* bzw. *erweitern* (Vasokonstriktion und Vasodilatation). So kann die Blutzufuhr für das betreffende Gebiet genau auf den Bedarf hin abgestimmt werden. Außerdem beeinflußt die Vasokonstriktion bzw. -dilatation den Blutdruck.
- Das Blut in den Arterien fließt dank dem *Druck* des Herzens.

Venen

Topographie

Die Venen des großen Kreislaufes liegen zwischen den Kapillaren der Peripherie und dem Herzen (rechter Vorhof). Sie führen *venöses* Blut. Die Venen des kleinen Kreislaufes liegen zwischen den Kapillaren der Lungen und dem Herzen (linker Vorhof). Sie führen *arterielles* Blut.

Makroskopie

Die kleinen Venen führen in immer größere Venen. Je *näher dem Herzen* gelegen, *desto größer* sind die Venen gebaut.

Mikroskopie

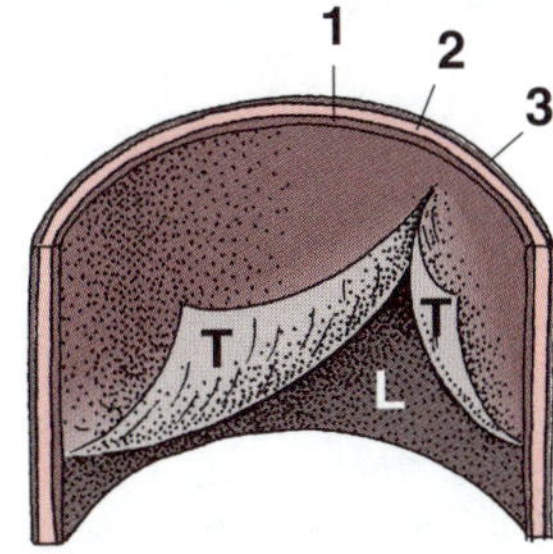

Abb. 85 **Querschnitt durch eine Vene**

1 *Intima*	Endothel mit Bindegewebsschicht
2 *Media*	Lockere Muskelschicht mit wenig elastischen Fasern
3 *Adventitia*	Bindegewebsschicht
L *Lumen*	Lichtung
T *Taschenklappen*	werden von der Intima gebildet

Die kleinsten, makroskopisch noch nicht erkennbaren Venen, nennen wir *Venulen* (auch Venolen).

Die Muskelschicht der Venen ist bedeutend dünner und lockerer als bei den Arterien, dafür ist die *äußerste Schicht* häufig etwas dicker. In den Venen der unteren Körperhälfte finden wir am meisten *Taschenklappen*. Diese bestehen aus mindestens einer bis höchstens vier (in der Regel ungleichgroßen) Intimafalten.

Physiologie

- Die Venen dienen als *Weg des Blutes* von der Peripherie zum Herzen. Die Gefäßwände sind für Stoffe ebenfalls undurchlässig.
- Für den *Rückfluß des venösen Blutes* sind folgende Faktoren verantwortlich:

Venöser Druck: Als einziger aktiver Faktor = *nachwirkender Druck* der Arterien, 12–18 mm Hg.

Taschenklappen: *Taschenklappen* verhindern das Zurückfließen des Blutes (siehe Herz S. 122 u. 124).

Muskulatur: Durch die Tätigkeit der quergestreiften willkürlichen Muskulatur wird eine ‹*Druck-Sog-Wirkung*› auf die Venen ausgeübt.

Sogwirkung des Herzens: Von den Kammern her besteht – durch Dehnung der Vorhöfe – eine Sogwirkung. Dadurch wird Blut aus den Venen in die Vorhöfe gesaugt (siehe Abb. 82, S. 128).

Schwerkraft: Von Kopf und Hals fließt das Blut dank der Schwerkraft zum Herzen. Durch *Beinhochlagerung* kann der venöse Rückfluß in den unteren Extremitäten verbessert werden.

Negativer Druck: Durch Einatmung (Vergrößerung der Lungen) verstärkt sich der *negative Druck* im *Brustraum* (Thoraxraum). Durch die gleichzeitige Zwerchfellverschiebung nach unten erhöht sich der Druck im *Bauchraum*. (Fortsetzung siehe S. 135).

Abb. 86 **Druckverhältnisse im Bauch- und Brustraum**

1 *Zwerchfell-Mittelstellung*

Sogverhältnisse im Brust- und Bauchraum etwa gleich, mittelgroß (––)

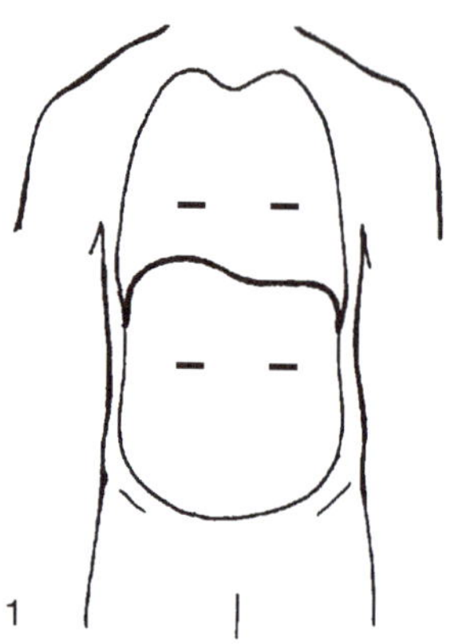

2 *Zwerchfell-Hochstand*

Ausatmungsstellung
AL = Ausatmungsluft

Brustraum = verminderter Sog (–) Bauchraum = Druck erhöht, also verminderter Sog im Oberbauch (–), positiver Druck im Unterbauch (+)

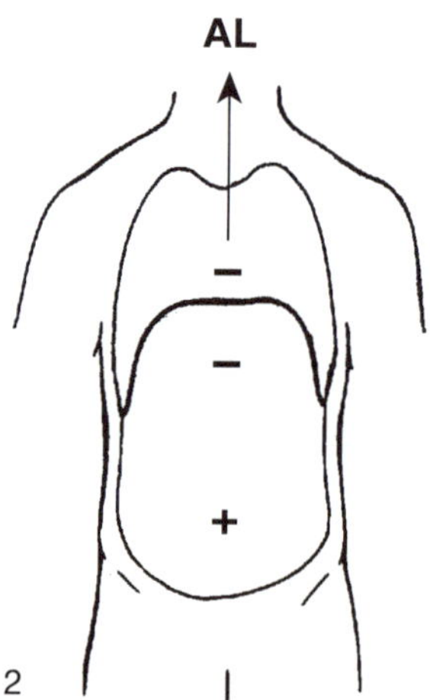

3 *Zwerchfell-Tiefstand*

Einatmungsstellung
EL = Einatmungsluft

Brustraum) stark erhöhter sog (= =) Bauchraum = stark erhöhter Sog im Oberbauch (–––), wenig Sog im Unterbauch (–)

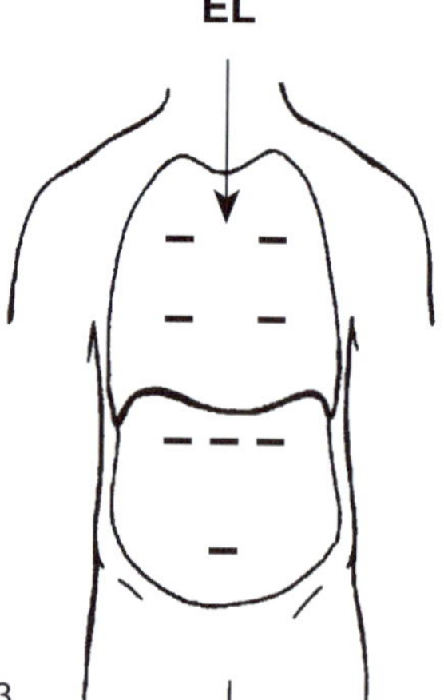

Merke: Die Folge eines *Unterdrucks* ist immer eine *Sogwirkung!*

So wird bei der Einatmung eine *Sogwirkung* auf das Blut der Venen im *Lungenbereich* und eine *Druckwirkung* auf das Blut der Venen im *Bauchraum* ausgeübt (siehe Abb. 86, S. 134).

Druckverhältnisse im Bauch- und Brustraum

Im Brustraum herrscht *immer* Unterdruck. In **Atemmittelstellung** (Bild 1 von Abb. 86) beträgt der Unterdruck etwa 10 Torr (= mm Hg).

In **Ausatmungsstellung** (Bild 2) beträgt der Unterdruck 2–5 Torr und in **maximaler Einatmung** (Bild 3) 20–30 Torr. Dieser Unterdruck stammt von der Elastizität der Lunge (daher auch der Unterdruck im Pleuraspalt, siehe auch Atmungsvorgang S. 167 ff.).

Der Unterdruck im Pleuraspalt und Thorax wirkt sich über das Zwerchfell auf den Oberbauch aus. Nur im Unterbauch gibt es während der Ausatmung (beim Zwerchfell-Hochstand) einen positiven Druck.

Die Sogwirkung auf das Blut in den Venen ist also ein wichtiger Faktor für den Rückfluß des venösen Blutes.

Kapillaren

Topographie

Die Kapillaren verbinden die Arteriolen mit den Venulen.

Mikroskopie

Die Kapillaren haben einen Durchmesser von etwa 5–25 µm und eine Länge von 0,4 bis 0,6 mm. Die Kapillaren sind also von bloßem Auge kaum sichtbar, daher auch ihre Bezeichnung als *Haargefäße*.

Um die Aufgaben (Stoffaustausch) erfüllen zu können, sind folgende *anatomische Voraussetzungen* notwendig.

- starke Aufästelung der Kapillaren
- sehr enges Kapillarlumen
- dünne halbdurchlässige (semipermeable) Gefäßwand.

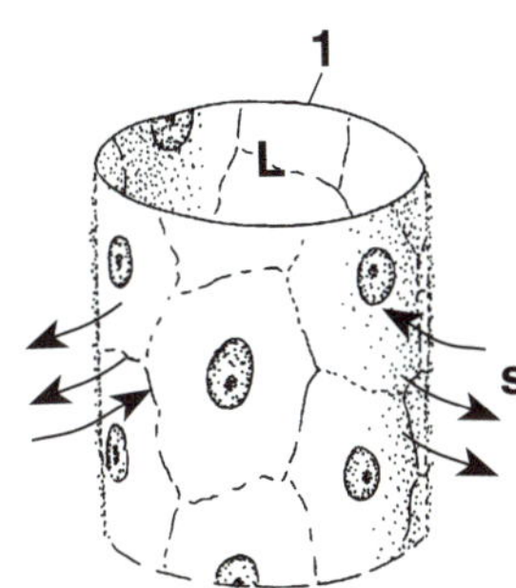

Abb. 87 **Querschnitt durch eine Kapillare**

1 *Endothel*	einschichtiges Epithelgewebe, das von einem feinen Bindegewebshäutchen umgeben ist
L *Lumen*	Lichtung
s *semipermeabel*	halbdurchlässig für Stoffaustausch

Physiologie

Zwischen den Kapillaren des *kleinen Kreislaufes* und den *Lungenbläschen* (Alveolen) findet ein *Gasaustausch* statt. Kohlendioxid wird zur Ausatmung an die Lungenbläschen abgegeben, und von der Einatmungsluft wird Sauerstoff von den Lungenbläschen ins Blut (Hämoglobin der Erythrozyten) aufgenommen (siehe Atmungssystem S. 166).

Zwischen den Kapillaren des *großen Kreislaufes* und dem *umliegenden Gewebe* findet der *Stoff- und Gasaustausch* statt.

Aus den Kapillaren ins Gewebe treten:

- Glukose
- Aminosäuren
- Glycerin und Fettsäuren
- Mineralstoffe und Vitamine
- Hormone
- Wasser
- Sauerstoff (O_2)

Aus dem Gewebe in die Kapillaren treten:

- Schlackenstoffe (Stoffwechselendprodukte als Abfallstoffe der Verbrennung)
- Wasser
- Kohlendioxid (CO_2)

Ebenfalls durch die Kapillarwände ein- und austreten können *Leukozyten*, die die Fähigkeit haben, sich amöboid fortzubewegen.

Wegen der Zunahme des Gesamtquerschnitts der sich verzweigenden Arterien und Kapillaren sinkt der Druck in Stromrichtung in den Blutgefäßen ab. In den Kapillaren sinkt der Druck weiter von 35 mm Hg am Anfang der Kapillare auf 15 mm Hg am Ende der Kapillare ab. Diesen von den Arterien her stammende Druck nennen wir den *hämodynamischen Druck*. Er stellt die Kraft dar, die den *Austritt von Flüssigkeit* aus den Kapillaren ins Gewebe bewirkt.

Dieser Kraft entgegen wirkt der *Gewebsdruck* (5 mm Hg) und die wasserbindende Kraft der Bluteiweißkörper (Albumine). Den durch die Albumine entstehenden Druck nennen wir *kolloidosmotischen Druck* (auch onkotischen Druck). Er beträgt 20 mm Hg. Da aber das Bluteiweiß zu groß ist, um die Kapillaren durch die Kapillarporen zu verlassen, bleibt der kolloidosmotische Druck über die ganze Kapillarlänge gleich. Wenn wir nun anfangen zu rechnen, können wir feststellen, daß im ersten Teil der Kapillare Wasser aus der Kapillare ins Gewebe abgepreßt wird (effektiver Filtrationsdruck + 10 mm Hg), im zweiten Teil der Kapillare aber Wasser aus dem Gewebe in die Kapillare zurückgesaugt wird (effektiver Filtrationsdruck –10 mm Hg).

Rechnung Druckverhältnisse in den Kapillaren

	Anfang der Kapillare	*Ende der Kapillare*
Hämodynamischer Druck	+35 mm Hg	+15 mm Hg
Gewebsdruck (und Sog von Kapillare her)	– 5 mm Hg	– 5 mm Hg
Kolloidosmotischer Druck	–20 mm Hg	–20 mm Hg
Effektiver Filtrationsdruck	+10 mm Hg	–10 mm Hg

Der oben erwähnte Austausch zwischen Kapillaren und Gewebe betrifft also nur den Flüssigkeitsaustausch. Der *Austausch von O_2 und Nährstoffen* aus der Kapillare gegen *CO_2 und Schlackenstoffe* aus dem Gewebe richtet sich dagegen nach der Konzentration dieser Stoffe *(Diffusion):* Nährstoffe und O_2 sind im Blut konzentriert, verlassen also die Kapillare. CO_2 und Schlackenstoffe sind im Gewebe konzentriert, strömen also aus dem Gewebe in die Kapillare.

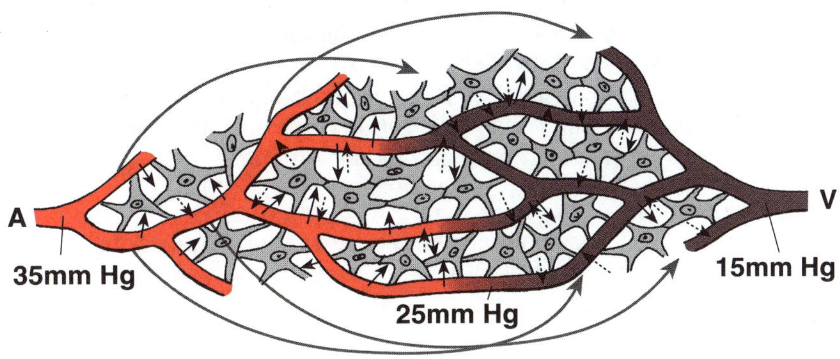

Abb. 88 **Physiologie Stoffaustausch** (schematisch)

→ O_2 und Nährstoffe wandern aus Kapillare ins Gewebe
⇢ CO_2 und Schlackenstoffe wandern aus Gewebe in Kapillare
⟶ lange Pfeile geben Wasserstrom an
(Symbol) Zelle (Gewebe)
A Arteriole
V Venole
35, 25, 15 mg Hg: hämodynamischer Druck am Anfang, in der Mitte und am Ende der Kapillare
hellrot: erste Hälfte der Kapillare (Flüssigkeit wird abgepreßt
dunkelrot: zweite Hälfte der Kapillare (Flüssigkeit wird wieder aufgenommen)

Ernährung der Blutgefäße

Die innerste Schicht der Blutgefäße (Intima) wird durch das *zirkulierende Blut* mit Nährstoffen und Sauerstoff versorgt. Im übrigen besitzen die Blutgefäße zum Teil *eigene Gefäße* (Vasa vasorum), welche für die Ernährung der äußeren Schichten verantwortlich sind.

Insgesamt werden die Venen ganz, die Arterien zu etwa $^1/_3$ vom Blut des zirkulierenden Blutstroms ernährt und zu etwa $^2/_3$ durch eigene Gefäße. Dies variiert allerdings je nach Dicke der Gefäßwand, bei der Aorta z. B. ist das Verhältnis $^1/_{10} : {}^9/_{10}$, bei Kleinarterien $^1/_2 : {}^1/_2$. Arterien mit einem Durchmesser von weniger als 1 mm besitzen keine eigenen Gefäße mehr.

Innervation und Regulation der Blutgefäße

Eine gewisse Regulation erfolgt durch das vegetative Nervensystem. Wichtige Regulatoren sind Hormone wie Noradrenalin, Adrenalin und Angiotensin. Weiter spielen bei der Gefäßerweiterung oder -verengung auch der pH-Wert im Blut, die Temperatur sowie der O_2- und CO_2-Gehalt eine Rolle.

Vasokonstriktion (Vasokonstriktoren)

- *Sympathikus*. Er gibt Äste ab, welche die Gefäße verengen. Als Regel kann davon ausgegangen werden, daß der Tonus des Sympathikus bei Arbeit generalisiert erhöht wird und die Blutgefäße verengt, doch kann die lokale Wirkung auf die kleinsten Gefäße durch lokale Metabolite gehemmt werden und so lokal eine Mehrdurchblutung veranlassen. (Bsp.: Mehrdurchblutung der Venen am Handrücken und optimale Durchblutung bestimmter Muskeln bei körperlicher Arbeit).
- *Angiotensin*
  Das ursprünglich als Angiotensinogen in der Leber gebildete Globulin ist die stärkste vasokonstriktorische Substanz, welche direkt an den Arteriolen wirkt und den Blutdruck steigt.
- *Noradrenalin*
  Sympathikusüberträgersubstanz. Erhöht den Blutdruck durch Erhöhung des peripheren Widerstandes. Senkt die Pulsfrequenz.
- *Adrenalin*
  Erregungsmittel des sympathischen Systems. Steigert Blutdruck und Pulsfrequenz.

Vasodilatation (Vasodilatatoren)

Vegetative Gefäßnerven führen zur Erschlaffung der Gefäßwandmuskulatur und dadurch zur Erweiterung der Gefäße. Der Blutdruck senkt sich.

Sensible Anteile von Hirnnerven können den *Blutdruck registrieren*. Im *Aortenbogen* sind es Äste aus dem *Nervus vagus*, in der *Halsschlagader* (Arteria carotis) sind es Äste des *Zungen- und Rachennerven* (Nervus glossopharyngeus). Dank dieser sorgfältigen *Überwachung des Blutdruckes* kann dieser ständig durch das *Herz-Kreislauf-Zentrum geregelt* werden. (Siehe S. 142).

Begriffserläuterungen

Diffusion = Selbsttätige *Vermischung* von *gasförmigen* oder *flüssigen Stoffen*. Dies ist dann möglich, wenn der Stoff am Ausgangsort höher konzentriert ist als am Zielort und somit ein *Konzentrationsgefälle* besteht. Im Körpergewebe geht der Diffusionsprozeß relativ langsam vonstatten.

Hämodynamischer Druck = Blutdruck, hier in den Arteriolen und Kapillaren durch die engen Gefäße stark gedrosselt.

Kolloidosmotischer Druck (onkotischer Druck) = Durch Eiweiße bedingte Osmose, betrifft jedoch hauptsächlich Albumine, da Albumine von den im Blut vorkommenden Proteinen am meisten Wasser binden können (siehe auch Osmose, S. 231).

Testfragen: Blutgefäße

1. Erklären Sie den mikroskopischen Bau einer Arterie, einer Vene und einer Kapillare. (S. 132, 133 u. 135)
2. Welche Kraft befördert das Blut in den Arterien? (S. 132)
3. Welche Aufgaben haben die Arterien? (S. 132)
4. Welche Faktoren sind ausschlaggebend für die Beförderung des Blutes in den Venen? (S. 133)
5. Welche Aufgaben haben die Venen? (S. 133)
6. Welche anatomischen Voraussetzungen müssen die Kapillaren erfüllen, um ihrer Aufgabe (Stoffwechsel) gerecht zu werden? (S. 135)
7. Erklären Sie den Stoff- und Gasaustausch zwischen den Kapillaren des großen Kreislaufes und dem Gewebe. (S. 136 u. 137)
8. Wie werden die Blutgefäße ernährt? (S. 137 u. 138)
9. Wie werden die Blutgefäße innerviert? (S. 138)
10. Was wissen Sie über den Puls (Entstehung, Messung, Norm-Werte)? (S. 131)

Der Blutkreislauf

Wesentliche Aufgaben des Kreislaufes:

- Erfüllt ganzheitlich als geschlossenes Röhrensystem dank den fein verästelten Aufzweigungen die unter Blutgefäße erwähnten Aufgaben.
- Erlaubt Austauschbeziehungen zu allen Zellen.

Der Blutkreislauf ist ein ‹*geschlossenes Röhrensystem*›, das von den Blutgefäßen gebildet wird und durch welches arterielles und venöses Blut an seine Bestimmungsorte fließen kann. Der Blutkreislauf wurde 1616 vom englischen Arzt William Harvey entdeckt.

Wir unterscheiden:

A Großer Kreislauf = Körperkreislauf
B Kleiner Kreislauf = Lungenkreislauf

Großer Kreislauf

Der große Kreislauf hat die Aufgabe, durch die Arterien Nährstoffe und Sauerstoff zu den Zellen zu bringen und durch die Venen Schlackenstoffe und Kohlendioxid abzutransportieren.

Weg des großen Kreislaufes

Beginn
Linke Herzkammer → Aorta (Brustaorta, Bauchaorta) → Große Arterien (Hauptarterien für Kopf, Hals und Arme, Organarterien, Arterien für untere Extremitäten) → Gesamte arterielle Peripherie → Arteriolen → Kapillaren → Venulen → Venen → Obere Hohlvene (Vena cava superior, sammelt Blut aus den Venen der oberen Extremitäten und des Kopfes) und untere Hohlvene (Vena cava inferior, sammelt Blut aus den Venen der unteren Extremitäten und des Bauchraumes) →

Ziel
Beide Hohlvenen münden in den rechten Herzvorhof.

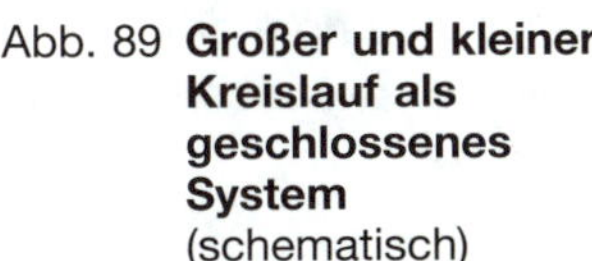

Abb. 89 **Großer und kleiner Kreislauf als geschlossenes System** (schematisch)

H Herz
L Lungen
1 Aorta
2a Kapillaren des Kopfes und der oberen Extremitäten
2b Kapillaren des Rumpfes und der unteren Extremitäten
3a Obere Hohlvene (Vena cava superior)
3b Untere Hohlvene (Vena cava inferior)
4 Rechtes Herz
5 Lungenarterien (Arteriae pulmonales)
6 Lungenvenen (Venae pulmonales)
7 Linkes Herz

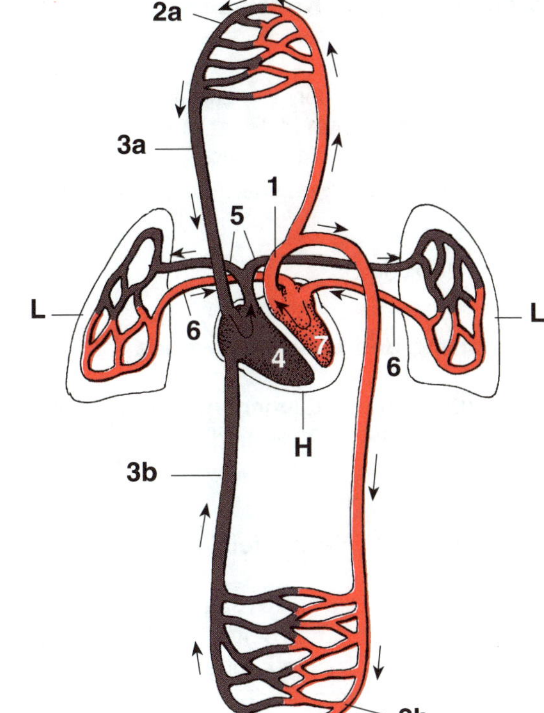

Die für die Pulsmessung üblichen Arterien sind:

Speichenarterie (A. radialis), wird mit Druck auf die Speiche palpiert.

Fußrückenarterie (A. dorsalis pedis), wird mit Druck auf das Sprungbein palpiert.

Hintere Schienbeinarterie (A. tibialis posterior), wird mit Druck auf den Hintergrund des inneren Knöchels (Malleolus medialis) palpiert.

Halsschlagader (A. carotis), wird mit Druck auf Weichteile unter dem Unterkiefer palpiert.

Schläfenarterie (A. temporalis), wird mit Druck auf das Schläfenbein palpiert.

Kleiner Kreislauf

Der kleine Kreislauf hat die Aufgabe, durch die Arterien Kohlendioxid zur Ausatmung zu den Lungen zu bringen und durch die Venen Sauerstoff von den Lungen zum Herzen zu transportieren.

Weg des kleinen Kreislaufes

Beginn
Rechte Herzkammer → Lungenarterienstamm (Truncus pulmonalis) → Zwei Lungenarterien (Arteriae pulmonales) → verzweigte Lungenarterien → Lungenarteriolen → Lungenkapillaren → Lungenvenulen → Lungenvenen → Vier große Lungenvenen (Venae pulmonales) →

Ziel
Linker Herzvorhof

Ernährung des Lungengewebes

Die Ernährung des Lungengewebes erfolgt zur Hauptsache aus kleinen Arterien (Rami bronchiales), die teils aus der *Aorta*, teils aus der inneren Brustkorbarterie stammen.

Steuerung der Herz-Kreislauf-Funktionen

Da das Herz-Kreislauf-System vom 1. Embryonalmonat bis zum Lebensende genügen muß, arbeitet es, den jeweiligen Bedürfnissen des Körpers angepaßt, wirtschaftlich. Eine optimale Steuerung des ganzen Systems erfolgt durch entsprechende *Regulationszentren* im *verlängerten Mark* (Kreislaufzentrum), über das *Vegetative Nervensystem*.

Kollateralkreislauf (Umgehungskreislauf)

Neben den üblichen Gefäßverbindungen über die Kapillaren gibt es auch *direkte Querverbindungen* zwischen zwei benachbarten Arterien. Eine genügende Blutversorgung eines Organs ist durch sie gewährleistet, auch wenn ein Hauptweg unterbrochen ist.

Wo solche Verbindungen nicht vorkommen, sprechen wir von *Endarterien*. Endarterien finden wir vor allem im *Gehirn*, beim *Herzen* und in den *Nieren*.

Pfortadersystem

Zwischen den unpaaren Baucheingeweiden (Magen, Dünndarm, Dickdarm, Bauchspeicheldrüse, Milz) und der Leber haben wir eine zusätzliche venöse Verbindung, die *Pfortader* (Vena portae). Dank dieser Verbindung können bestimmte Stoffe von den erwähnten Organen direkt zur Leber gebracht werden. Zu den wichtigsten dieser Stoffe gehören die mittels Nahrung aufgenommenen und im Dünndarm zerlegten Nährstoffe *Glukose* und *Aminosäuren*, die zur *Speicherung* bzw. *weiteren Verarbeitung* den Weg über die *Leber* nehmen müssen.

A Resorption aus den unpaaren Baucheingeweiden

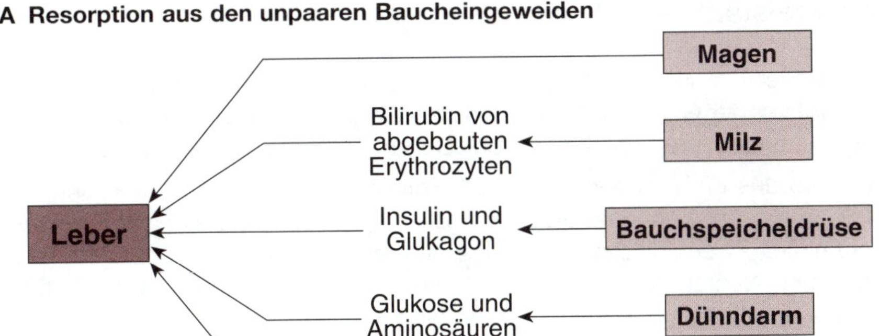

B Resorption aus dem Magendarmkanal

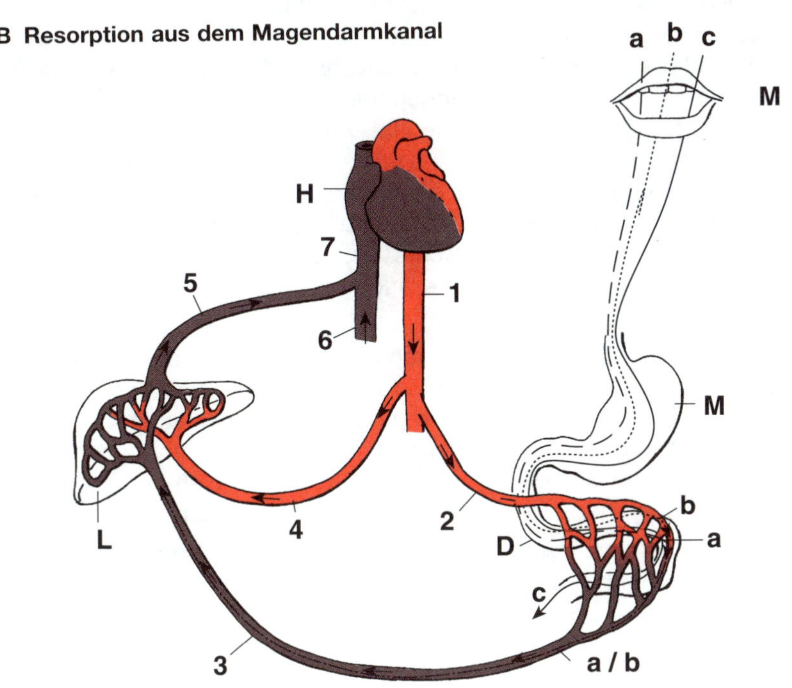

M Mund und Magen
D Darm
H Herz
L Leber

a Zucker (Glukose)
b Eiweiße (Aminosäuren)
c Fette (Glycerin und Fettsäuren), siehe Lymphsystem (S. 148) und Magendarmkanal (S. 202 ff.)

1 Aorta
2 Organarterie für Darm
3 Pfortader (Vera portae)
4 Leberarterie (Arteria hepatica)
5 Lebervene (Vena hepatica)
6 Verschiedene Organvenen
7 Hohlvene (Vena cava)

Abb. 90 **Pfortadersystem** (schematisch)

Fetalkreislauf

Der Blutkreislauf im kindlichen Organismus hat seine *eigenen Gesetze*. Das Blut wird vor der Geburt auf ganz anderen Wegen verteilt als nach der Geburt, weil die Lungen ihre Funktion vor der Geburt nicht ausüben können.

Das Herz des Embryo beginnt am 21. Entwicklungstag zu schlagen und bereits von diesem Zeitpunkt an besitzt der Fetus sein *eigenes Herz-Kreislauf-System*. Der Zweck dieses Kreislaufes ist aber schon jetzt, die Zellen mit Sauerstoff und Nährstoffen zu versorgen und Kohlendioxid und Schlackenstoffe abzutransportieren. (Siehe auch Embryologie, S. 274 u. 275).

Blutzirkulation des ungeborenen Kindes

Das ungeborene Kind ist mit der Plazenta durch die Nabelschnur verbunden. In dieser verlaufen zwei Nabelarterien und eine Nabelvene. Das Blut des Kindes ist mit dem Blut der Mutter also *nicht direkt* verbunden. Eine mütterliche Arterie bringt *Sauerstoff* und *Nährstoffe* an die *Plazenta* (Mutterkuchen) heran. Diese Stoffe gelangen mittels Diffusion in die *Nabelvene*, welche also *arterielles* Blut führt. Die Nabelvene führt teilweise zur *Leber* des Kindes, größtenteils durch den *Ductus venosus* direkt in die untere *Hohlvene*. Das Blut, das zur Leber gebracht wird, vermischt sich mit dem venösen Blut, das aus der *Pfortader* ebenfalls in die Leber gelangte. Das nunmehr *arteriell und venös gemischte Blut* gelangt über die *Lebervene* ebenfalls in die untere *Hohlvene*, die auch venöses Blut aus der unteren Körperhälfte zuführt.

Endlich gelangt das Blut aus der unteren Hohlvene in den rechten *Herzvorhof*. Die Hauptmenge gelangt, gesteuert durch eine Falte im Vorhof, durch die *Öffnung in der Vorhofscheidewand* (Foramen ovale) direkt in den *linken Vorhof*, von dort in die *linke Kammer* und in die *Aorta*. Somit erhalten die *Herzkranzgefäße* und die Arterien, die zum Kopf und *Gehirn* (größter Teil des Embryo) führen, nebst der *Leber* das *sauerstoffreichste* Blut.

Das Blut vom Kopf und Gehirn sowie von den oberen Extremitäten kommt durch die obere Hohlvene ebenfalls in den rechten Vorhof und von dort, gesteuert durch die Falte im Vorhof, in die rechte Kammer. Der Hauptteil geht durch eine Gefäßverbindung, den Ductus arteriosus oder Ductus Botalli, vom Lungenarterienstamm in die absteigende Aorta und versorgt die Bauchorgane und die Beine.

Ein Teil fließt durch die untere Hohlvene zum Herz zurück. Das meiste Blut wird durch die Nabelarterien, die also venöses Blut enthalten, zur Plazenta geführt, wo es Schlackenstoffe und Kohlendioxid abgibt, Sauerstoff und Nährstoffe aufnimmt.

Aus der *rechten Herzkammer* führt der *Lungenarterienstamm* nur wenig *sauerstoffarmes* Blut in die *Lungen* und via *Lungenvenen* in den *linken Herzvorhof*.

Die Notwendigkeit für die Existenz des *Foramen ovale* und den *Ductus Botalli* ergibt sich allein aus der Tatsache, daß die Lungen in der Fetalzeit

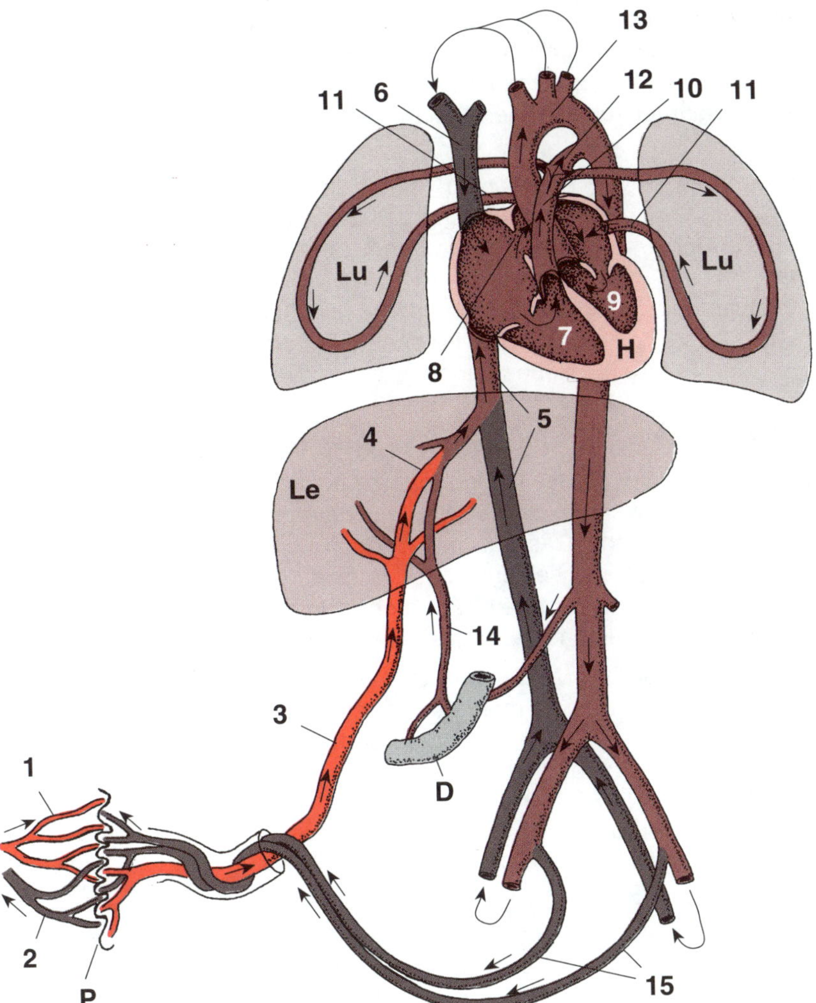

Abb. 91 **Fetalkreislauf** (schematisch) (nach: Mörike–Betz–Mergenthaler, Biologie des Menschen, Heidelberg [12]1989 und Langmann, Jan, Medizinische Embryologie, Stuttgart [8]1989)

Lu Lungen
Le Leber
H Herz
D Darm
P Plazenta

1 Mütterliche Arterie
2 Mütterliche Vene
3 Nabelvene (Vena umbilicalis) führt arterielles Blut
4 Ductus venosus (Arantii)
5 Untere Hohlvene (Vena cava inferior)
6 Obere Hohlvene (Vena cava superior)
7 Rechtes Herz
8 Foramen ovale
9 Linkes Herz
10 Lungenarterienstamm mit Lungenarterien (Arteriae pulmonales)
11 Lungenvenen (Venae pulmonales)
12 Ductus arteriosus (Botalli)
13 Aorta
14 Pfortader (Vena portae)
15 Nabelarterien (Arteriae umbilicales) führen venöses Blut

nicht belüftet und kaum durchblutet sind (siehe oben). Diese beiden Kurzschlußverbindungen ermöglichen, daß die am Gasaustausch nicht beteiligte Lunge von der Blutzirkulation weitgehend umgangen wird und somit das Blutvolumen überwiegend dem Großen Kreislauf zugeführt werden kann.

Foramen ovale	= erforderlich, damit das linke Herz Blut erhält und Pumpfunktion erfüllen kann.
Ductus arteriosus Botalli	= erforderlich, damit das rechte Herz Blut auswerfen kann.
Ductus venosus Arantii	= erforderlich, damit ein Teil des Blutes die Lebersinusoide umgehen und direkt in die untere Hohlvene fließen kann.

Umstellung des Kreislaufs nach der Geburt

Beim ersten Atemzug des Neugeborenen dehnen sich die Lungen und ziehen Luft in die Alveolen und Blut in die Lungengefäße. Damit wird der Ductus Botalli stillgelegt. Das aus den Lungen zurückströmende Blut drückt das Vorhofseptum mit seinem Foramen ovale gegen die Falte im rechten Vorhof, so daß auch dort kein Blut mehr durchströmt. Damit ist der fetale Kreislauf in den bleibenden umgestellt.

Die Nabelarterien, die Nabelvene und der Ductus venosus werden nach dem ersten Atemzug nicht mehr durchflossen und kollabieren. Die Lichtung der kollabierten Gefäße verwächst, verödet, und aus den verödeten Gefäßen bilden sich verschiedene Bänder.

Testfragen: Blutkreislauf

1. Beschreiben Sie den Weg des Blutes im großen Kreislauf. (S. 140)
2. Nehmen Sie Pulsmessungen an den dafür üblichen fünf Arterien vor und benennen Sie jeweils die Arterie, die Sie palpieren. (S. 141) (Diese Aufgabe können Sie an sich selber und bei Kollegen/Kolleginnen lösen).
3. Beschreiben Sie den Weg des Blutes im kleinen Kreislauf. (S. 142)
4. Welche übergeordneten Instanzen sind für die Steuerung der Herz-Kreislauf-Funktion verantwortlich? (S. 142)
5. Was wissen Sie über den Umgehungskreislauf (Kollateralkreislauf)? (S. 142)
6. Was wissen Sie über das Pfortadersystem? (S. 142 u. 143)
7. *Angehende Kinderkrankenschwestern und -pfleger sowie Hebammen*: Beschreiben Sie die Blutzirkulation beim ungeborenen Kind. (S. 144 u. 145)

Das Lymphsystem

Wesentliche Aufgaben des Lymphsystems:
- Abtransport des ‹Zuviel› an Wasser sowie geringer Eiweißmengen aus dem Gewebe zurück ins Blut (Venen).
- Abwehrfunktion durch Lymphozyten und RES-Gewebe
- Resorption von Glycerin und Fettsäuren in die Darmlymphgefäße (Chylusgefäße).

Lymphgefäße

Topographie

Beim Lymphgefäß-System handelt es sich um ein zusätzlich eingeschaltetes Gefäß-System *zwischen dem Gewebe und der Hohlvene*. Feinste Lymphkapillaren beginnen ‹blind› im Gewebe (Zwischenzellraum = Interstitium) und verlaufen in immer größere Gefäße.

Makroskopie

Ähnlich wie die Venen sammeln sich die Lymphgefäße in immer größere Lymphgefäße, die über dazwischen eingeschaltete *Lymphknoten* schließlich in Venen münden.

Noch in den *Lymphkapillaren* ist die *Lymphflüssigkeit* (Lymphe) eine *klare wäßrige Flüssigkeit* und entspricht in ihrer Zusammensetzung eiweißarmem Blutplasma. Durch die beim Darm aufgenommenen *Fette* (Glyzerin und Fettsäuren) färbt sie sich *milchig weißlich*. Von daher trägt der Hauptlymphgang (Ductus thoracicus) auch die Bezeichnung Milchbrustgang.

Mikroskopie

Die *Lymphkapillaren* sind aus einem einschichtigen *Epithel* (Endothel) samt einem feinen *Bindegewebshäutchen* gebaut. In den *größeren Lymphgefäßen* finden wir *außen* eine stärkere *Bindegewebsschicht* mit eingelagerten glatten Muskelzellen. Um ein Zurückfließen der Lymphe zu verhindern, sind – wie bei den Venen – *Taschenklappen* eingebaut.

Physiologie

Bildung der Lymphflüssigkeit (Lymphe)

- Beim Stoffaustausch zwischen den Blutkapillaren und dem Gewebe wird mehr Flüssigkeit ins Gewebe abgegeben als rückresorbiert.

- Durch die *vermehrte Flüssigkeitsansammlung* im Gewebe entsteht ein *Druck*.
- Durch diesen Druck wird in die noch leeren Lymphkapillaren die *überschüssige Flüssigkeit* abgepreßt.
- Die so aufgenommene Lymphe ist zu Beginn also nichts anderes als *Wasser* mit einigen Eiweißen und wenig anderen Stoffen (Stoffwechselprodukte, Glukose etc.). Die Lymphe ist viel eiweißärmer als das Blutplasma, weil das Bluteiweiß die Blutkapillaren nicht verlassen kann (siehe S. 136).

Transport der Lymphe

Die Lymphgefäße dienen als *Aufnahme- und Abtransportmittel* der *Lymphe*. Die Lymphe fließt, wie erwähnt, durch verschiedene Lymphknoten in immer größere Gefäße. Unterwegs nimmt sie *Lymphozyten* (von den Lymphknoten), *Stoffwechselprodukte, Zelltrümmer*, ggf. *Bakterien, Fremdkörper* etc. (vom umliegenden Gewebe) mit. Der Transport der Lymphe in den Lymphgefäßen erfolgt durch aktive peristaltische Bewegungen der Muskulatur der Lymphgefäße sowie durch die Skelettmuskelpumpe. Die eingebauten Taschenklappen verhindern, daß Lymphe zurückfließen kann.

Chylusgefäße

Eine besondere Bedeutung kommt den *Lymphgefäßen des Darmes* (Chylusgefäße) zu. Sie haben die Aufgabe, *Glycerin und Fettsäuren* aufzunehmen und abzutransportieren. Dadurch umgehen die resorbierten Fette zunächst die Leber (siehe S. 143, 202 u. 204).

Hauptlymphgang und rechter Lymphgang

Schließlich münden *alle Lymphgefäße, ausgenommen des rechten Armes und der rechten Kopf-Hals-Seite*, in den *Hauptlymphgang* (Ductus thoracicus), welcher seinerseits in die *linke große Schlüsselbeinvene* (Vena subclavia sinistra) führt. Die *Lymphgefäße* aus dem *rechten Arm und der rechten Kopf-Hals-Seite* münden in den rechten Lymphgang (Ductus lymphaticus dexter), welcher in die *rechte Schlüsselbeinvene* (Vena subclavia dextra) führt. *Beide Venen* (linke und rechte große Schlüsselbeinvene) münden in die *obere Hohlvene*.

Endgültige Zusammensetzung der Lymphe

- Wasser
- Glycerin und Fettsäuren
- wenig Eiweiße
- wenig Glukose
- Lymphozyten
- abgestoßene Gewebszellen
- Zelltrümmer
- Fremdkörper (zum Beispiel Staubpartikelchen der Lunge)
- Bakterien im Falle einer Entzündung

Lymphknoten

Topographie

Lymphknoten sind gruppenweise in bestimmten Regionen in die Lymphwege eingeschaltet, so z.B. in der Achsel- und Leistengegend, im Lungenhilus, am Hals, im Bauchraum etc.

Makroskopie

Lymphknoten sind kleine bohnen- oder erbsenförmige Knötchen. Ihre Größe schwankt zwischen 1 mm und 3 cm. In jeden Lymphknoten münden *mehrere* Lymphgefäße. Aus jedem Lymphknoten treten aber *nur ein oder höchstens zwei Lymphgefäße* aus.

Mikroskopie

Das retikuläre Bindegewebe gehört – wie die Kupfferschen Sternzellen der Leber – zum *Retikulo-endothelialen System* (RES, siehe S. 153). Es ist *schwammartig* gebaut. Dazwischen liegen die von der *Bindegewebskapsel* her kommenden Bälkchen (Trabekel). *Trabekel* sind, wie die Kapsel, aus festerem Bindegewebe gebaut.

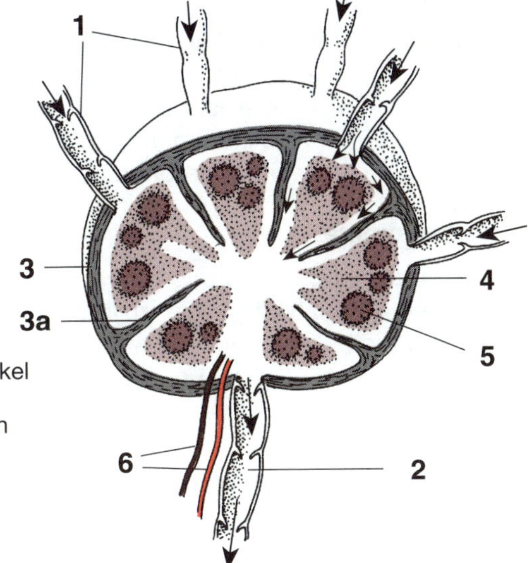

Abb. 92 **Lymphknoten** (aufgeschnitten)

1 zuführende Lymphgefäße
2 wegführendes Lymphgefäß
(1, 2: die Klappen in ihnen bestimmen Lymphstromrichtung)
3 Bindegewebskapsel
3a Bälkchen (Trabekel) aus Bindegewebe
4 retikuläres Bindegewebe mit lymphatischem Gewebe
5 Rindenknötchen (auch Rindenfollikel oder Lymphfollikel) = dichte Haufen von Lymphozyten
6 Blutgefäße

Physiologie

Die Lymphknoten dienen als

- *Filterstation* und
- *Bildungsstätte von Lymphozyten.*

Filtriert werden Stoffe wie *Bakterien, Zelltrümmer, Fremdkörper* etc. Das *retikuläre Bindegewebe* hat die Fähigkeit, solche Stoffe zu phagozytieren, zu *vernichten* und zum Abtransport an die Blut- oder Lympfbahn weiterzugeben (siehe auch Retikulumzellen in der Milz).

Die *Lymphozyten* werden im *lymphatischen Gewebe*, das im retikulären Bindegewebe liegt, gebildet. Sie haben u. a. die Aufgabe, *Antikörper* (Gegengiftstoffe) zu bilden, welche sich gegen artfremde Eiweiße richten. Viele Lymphozyten gelangen über die Lymphbahnen ins Blut. (Siehe auch T- und B-Lymphozyten S. 117).

Die Milz

Wesentliche Aufgaben der Milz:

- Blutspeicherung in der Pulpa
- Bildung von Lymphozyten
- Abwehrfunktion durch Lymphozyten und RES-Gewebe.
- Abbau durch Zerstörung von alten Erythrozyten.
- Speicherung von Eisen aus den abgebauten Erythrozyten zum Aufbau von neuen Erythrozyten im roten Knochenmark.

Topographie

Die Milz liegt
- im linken Oberbauch
- ventral von den untersten Rippen
- oberhalb der linken Dickdarmflexur
- vollkommen vom Bauchfell überzogen (intraperitoneal).

Makroskopie

Die Milz ist bohnenförmig, etwa 4 cm dick, 7 cm breit und 11 cm lang (merken Sie sich die leicht zu behaltende Zahl 4711) und wiegt 150 bis 200 Gramm).

Bei der Milzpforte (Hilus) treten

ein: Milzarterie (Arteria lienalis)
Nerven

aus: Milzvene (Vena lienalis) fließt zur Pfortader (Vena portae)
Lymphgefäße
Nerven

Mikroskopie

Ähnlich den Lymphknoten finden wir um die Milz herum eine *Bindegewebskapsel* mit *eingelagerten glatten Muskelfasern*, von der aus *Balken* (Trabekel) ins Milzinnere verlaufen. Zwischen dem Bindegewebsgerüst ist wieder einerseits *retikuläres Bindegewebe* vorhanden, in welchem sich sternförmige Zellen (Retikulumzellen) befinden (zum RES gehörend), andererseits finden wir *lymphatisches Gewebe*, Lymphknötchen und abführende Lymphbahnen. Mikroskopisch können wir die *rote* und die *weiße Pulpa* unterscheiden.

Rote Pulpa

Die Milz ist das einzige Organ, wo das Blut samt Blutzellen aus den an die Kapillaren anschließenden Milzsinus in das umgebende retikuläre Maschenwerk aus- und wieder eintreten kann (man spricht auch von offenem Kreislauf). Die Wandzellen der Milzsinus können Lücken zwischen sich öffnen und schließen. Das Maschenwerk wird wegen seines Blutreichtums als *rote Pulpa* bezeichnet.

Weiße Pulpa

Vor der Kapillarisierung laufen die kleinsten Arterien durch Lymphfollikel (Haufen von Lymphozyten), die in ihrer Gesamtheit als *weiße Pulpa* bezeichnet werden. (Siehe Abb. 93, S. 151)

Abb. 93 **Vereinfachte und stark schematisierte Darstellung eines Querschnittes durch die Milz** (Splen = griech., Lien = lat.)

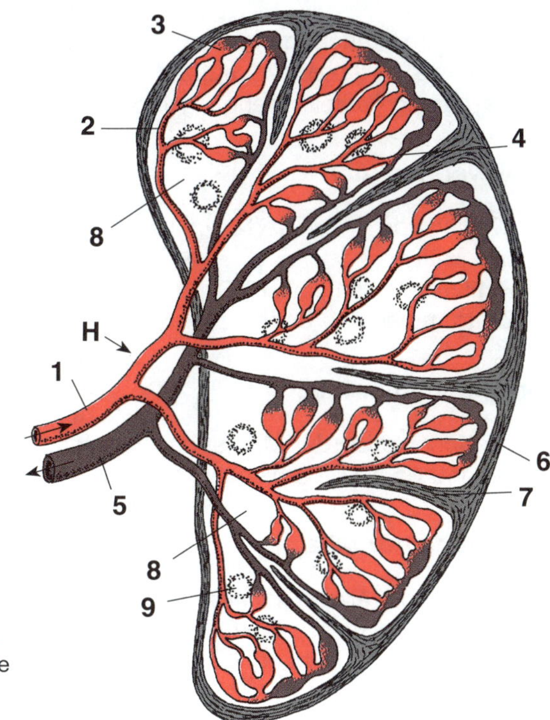

1 Milzarterie (Arteria lienalis)
2 Kleine Arterie und Kapillare
3 Milzsinus = weite Milzvenule
4 Kleine Vene
5 Milzvene (Vena lienalis)
6 Bindegewebskapsel
7 Bindegewebstrabekel
8 Rote Pulpa mit retikulärem Bindegewebe und lymphatischem Gewebe und Retikulumzellen, enthält:
9 Lymphkörperchen (im Bau wie Lymphfollikel der Lymphknoten, siehe Abb. 92, S. 149): weiße Pulpa
H Hilus = Milzpforte, ein- und austretende Nerven und austretendes Lymphgefäß sind hier nicht gezeichnet.

Physiologie

– Blutspeicherung

Funktionstüchtige Erythrozyten können in der *Milzpulpa* gespeichert werden und bei Bedarf (körperliche Anstrengung, Sauerstoffmangel) durch Kontraktion der Muskulatur in der Milzkapsel ins strömende Blut abgegeben werden.
(Milzstechen = Seitenstechen bei heftiger Milzkontraktion.)

– **Blutzerstörung** (Blutmauserung)

Gemeinsam mit der Leber ist die Milz verantwortlich für den *Abbau der alten Erythrozyten* (siehe Abb. 67, S. 110). Die Retikulumzellen phagozytieren und zerlegen diese.

– Blutbildung

Beim Erythrozytenabbau freigewordenes Eisen, das hier in der Milz gespeichert wurde, wird beim Neuaufbau von Erythrozyten im roten Knochenmark zur Verfügung gestellt (siehe Erythropoese S. 109, Abb. 66).

– Abwehrfunktion

- Bildung von Lymphozyten im lymphatischen Gewebe (siehe Blut, S. 114 u. 117).
- Retikulumzellen des RES phagozytieren an Ort und Stelle Bakterien, Zelltrümmer, alte Erythrozyten etc.

Innervation der Milz

Für die Innervation der Milz ist das vegetative Nervensystem mit sympathischen und parasympathischen Anteilen verantwortlich.

Ernährung der Milz

Die Milzarterie (Arteria lienalis) aus der Aorta bringt sauerstoffreiches Blut. Die Milzvene (Vena lienalis) führt das sauerstoffarme Blut über die Pfortader zur Leber (siehe Kreislauf, S. 140–143).

Thymus (Bries)

Topographie

Der Thymus liegt im oberen Mittelfellraum (Mediastinum) über dem Herzbeutel, hinter dem Brustbein (Sternum).

Makroskopie

Beim Kind finden wir zwei unregelmäßig geformte Lappen, die miteinander verwachsen sind. Der voll ausgebildete Thymus erreicht beim Kind und Jugendlichen ein Gewicht von 30–40 Gramm. Der Erwachsene besitzt nur noch einen Thymusrest, welcher in den Thymusfettkörper eingebettet ist.

Mikroskopie

Beim Thymus finden wir Läppchenbau. Die Läppchen sind durch Bindegewebe voneinander getrennt. Im zentralen Anteil (Mark) finden wir spezifische Epithelzellen. Im peripheren Anteil (Rinde) finden wir massenhaft Lymphozyten.

Physiologie

Früher zählte man den Thymus zum Hormonsystem, da aber kein spezifischer Wirkstoff (Hormon) gefunden wurde, zählt man ihn heute zum Immunsystem.

Der Thymus bewirkt die Ausbildung spezieller Thymus-Lymphozyten (T-Lymphozyten), welche für die Abwehr fremdartiger Zellen (Tumorzellen, Pilzzellen, Transplantatzellen) erforderlich sind. Da sich die T-Lymphozyten später in den Lymphknoten weiter vermehren, ist der Thymus dann nicht mehr erforderlich und bildet sich beim Erwachsenen zurück (siehe S. 117). Neuere Ansichten sehen im Thymus den wichtigsten Lymphozytenbildner beim Neugeborenen. (Übrigens: Thymus vom Kalb ist als Bries oder Milken bekannt.)

Lymphatisches Gewebe und RES-Gewebe

Zusammenfassend soll hier nochmals erwähnt werden, wo überall wir **lymphatisches Gewebe** finden:

- Lymphknoten
- Milz
- Mandeln (Tonsillen)
- Thymus
- Lymphfollikel der Schleimhäute, vorwiegend im Ileum als sog. Peyer-Plaques.
- Wurmfortsatz des Blinddarmes (Appendix)

RES-Gewebe

Zum im Körper weit verteilten retikulo-endothelialen System (RES) gehören außer den lymphatischen Organen noch das rote Knochenmark, die Endothelien der Leber (Kupffersche Sternzellen) und das Darmschleimhaut-Bindegewebe mit zahlreichen Lymphfollikeln (bes. Wurmfortsatz). Mehr und mehr spricht man neuerdings statt vom RES vom RHS = Retikulo-histiozytäres System.

Testfragen: Lymphsystem und Thymus

1. Wo beginnen die Lymphkapillaren? (S. 147)
2. Wie sieht die Lymphflüssigkeit in den Lymphkapillaren aus? Wie im Hauptlymphgang? (S. 147)
3. Erklären Sie den mikroskopischen Bau eines Lymphgefäßes. (S. 147)
4. Wo und wie wird Lymphflüssigkeit gebildet? (S. 147 u. 148)
5. Erklären Sie den Transport der Lymphe. ('S. 148)
6. Was sind Chylusgefäße und welche Aufgabe haben sie? (S. 148)
7. Wo münden der Hauptlymphgang und der rechte Lymphgang ins Blut? (S. 148)
8. Wie setzt sich die Lymphe endgültig zusammen? (S. 148)
9. Wo sind vermehrt Lymphknoten zu finden? (S. 149)
10. Wie sieht ein Lymphknoten makroskopisch aus? (S. 149)
11. Erklären Sie den mikroskopischen Bau eines Lymphknotens. (S. 149).
12. Was geschieht in den Lymphknoten? (Physiologie) (S. 149 u. 150)
13. Beschreiben Sie die Lage der Milz. (S. 150)
14. Was tritt bei der Milzpforte ein, was aus? (S. 150)
15. Was wissen Sie über die rote und weiße Pulpa? (S. 151)
16. Nennen und erläutern Sie die Aufgaben der Milz. (S. 152)
17. Wo liegt der Thymus? (S. 152)
18. Erklären Sie den makroskopischen und mikroskopischen Bau des Thymus. (S. 153)
19. Was wissen Sie über die Aufgaben des Thymus? (S. 153)
20. In welchen Organen gibt es lymphatische Gewebe? (S. 153)
21. In welchen Organen gibt es RES-Gewebe? (S. 153)

Das Atmungssystem

Wesentliche Aufgaben des Atmungssystems:

- Aufnahme von Sauerstoff für die Verbrennungsvorgänge in den Zellen.
- Abgabe des durch die Verbrennung entstandenen Kohlendioxids.
- Vorbereitung der Einatmungsluft in den Atemwegen durch Erwärmung, Reinigung, Anfeuchtung und Kontrolle.
- Mithilfe bei der Stimmbildung durch den Kehlkopf und die Resonanzräume.

Wir teilen das Atmungssystem ein in

obere Atemwege	– Nase
	– Rachen (Pharynx)
untere Atemwege	– Kehlkopf (Larynx)
	– Luftröhre (Trachea)
	– Bronchien
	– Bronchiolen
Atmungsorgan	– Lungenbläschen (Alveolen)

Nase

Topographie und Makroskopie

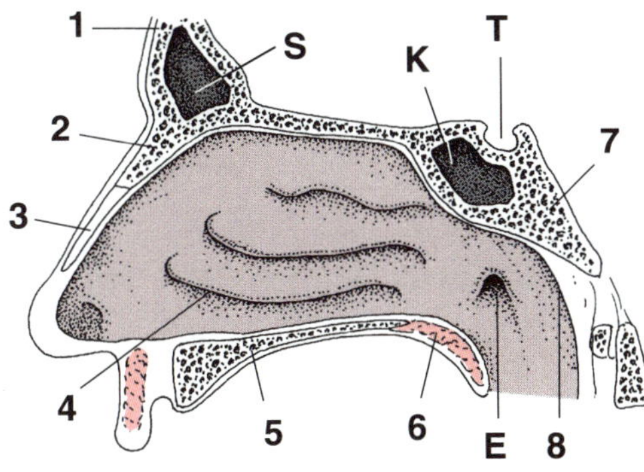

Abb. 94 **Sagittalschnitt durch die Nase**

1 Stirnbein (Os frontale)
2 Nasenbein (Os nasale)
3 Nasenknorpel
4 Untere der drei Nasenmuscheln
5 Harter Gaumen (Dach der Mundhöhle)
6 Weicher Gaumen aus Bindegewebe, Muskulatur und Epithelüberzug
7 Keilbein (Os sphenoidale)
8 Hintere Rachenwand

S Stirnhöhle (siehe S. 157)
K Keilbeinhöhle (siehe S. 157)
T Türkensattel (Sitz der Hypophyse)
E Mündungsstelle der Eustachischen Röhre (Ohrtrompete)

Die *Nasenhöhle* wird durch die *Nasenscheidewand* (Septum) in zwei Hälften geteilt. Die *Schleimhaut* der Nase ist dank der guten Durchblutung *rosa* gefärbt und dank den eingelagerten Drüsen *feucht*. Im Naseneingang finden sich mehr oder weniger zahlreiche Schutzhärchen, die Fremdkörperchen abfangen können.

Unter der unteren Nasenmuschel finden wir die Mündungsstelle des *Tränennasenganges* (siehe S. 69).

Die Öffnung in Richtung Rachen nennt man *Choanen*.

Mikroskopie

- Die Nasenmuscheln und der hintere Teil des Septums bestehen aus Knochen, der vordere Teil des Septums und der Flügel aus hyalinem *Knorpel.*
- Die Schleimhaut der Nase wie auch der weiteren Luftwege trägt ein respiratorisches Epithel, das ist ein mehrreihiges Zylinderepithel mit Flimmerhärchen und eingelagerten Becherzellen. Außerdem enthält sie seröse Drüschen.
- In der Schleimhaut ist ein *dichtes Venennetz* zu finden (Nasenbluten!).

Physiologie

In der Nase wird die Einatmungsluft vorbereitet, indem sie

- *erwärmt* (durch das dichte Blutgefäßnetz)
- *kontrolliert* (durch das Riechorgan)
- *angefeuchtet* (durch die Drüsen) und
- *gereinigt* wird (Staubpartikelchen werden mit dem Schleim der Becherzellen durch den Flimmerbesatz in Richtung Rachen transportiert, um verschluckt oder ausgehustet zu werden).

Nebenhöhlen

Bei den Nasennebenhöhlen handelt es sich um Höhlen in den angrenzenden Knochen, die mit der gleichen Schleimhaut ausgekleidet sind wie die Nasenhöhle selbst. Diese Höhlen sind *mit Luft gefüllt* und durch feine Öffnungen mit der Nasenhöhle verbunden.

Die Aufgaben der Nebenhöhlen sind:

- *Pneumatisation* des Schädels, d.h. die mit Luft gefüllten Höhlen erleichtern das Gesichtsskelett.
- *Oberflächenvergrößerung* und damit Unterstützung der Aufgaben der Nasenhöhle (Erwärmung und Anfeuchten der Luft).
- *Resonanzraum* für die Stimme.

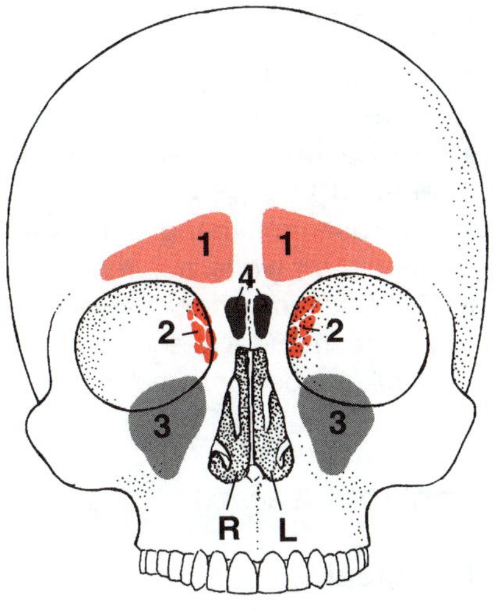

Abb. 95 **Nebenhöhlen**

1 Stirnhöhlen (paarig angeordnet)
2 Siebbeinzellen bilden zusammen Siebbeinhöhlen (paarig)
3 Oberkieferhöhlen (paarig)
4 Keilbeinhöhlen (paarig angeordnet, durch eine sagittal gestellte Wand in eine rechte und linke Abteilung getrennt) liegt am weitesten hinten (siehe Abb. 94, S. 155)
R, L Rechte und linke Nasenhöhle mit je drei Nasenmuscheln, getrennt durch Nasenseptum

Eine Verlegung der kleinen Öffnungen durch Schleim (z.B. bei einem Schnupfen) gibt das subjektive Empfinden eines dumpfen Kopfes (Druck im Kopf) und verändert die Stimme.

Rachen (Pharynx)

Topographie

Der Rachen liegt zwischen den Choanen und dem Kehlkopf.

Makroskopie

Der Rachen ist ein *schlauchartiges Organ* mit Öffnungen nach *vorne* im obersten Abschnitt (Epipharynx) gegen die *Nase*, im mittleren Abschnitt (Mesopharynx) gegen den *Mund* und im untersten Abschnitt (Hypopharynx) gegen den *Kehlkopf*. Die beiden unteren Öffnungen können bei Bedarf geschlossen werden, so z.B. beim Kauen, Schlucken, Sprechen etc. (siehe Schluckakt S. 192 u. 193). Nach unten geht der Rachen in die Speiseröhre über.

Am Rachendach finden wir die *Rachenmandel* (Tonsilla pharyngea).

Mikroskopie

Der Rachen ist ein muskulöser Schlauch aus *quergestreifter willkürlicher Muskulatur*, deren willkürliche Betätigung allerdings dem Schluckreflex untersteht. Als Auskleidung finden wir *Schleimhaut*, und zwar im Epipharynx, oberhalb der Ebene des Gaumensegels, als Flimmerepithel, im Meso- und Hypopharynx bis in den Kehlkopf hinein als mehrschichtiges unverhorntes Plattenepithel. Die Rachenmandel besteht aus *lymphatischem Gewebe*, welches im Kindesalter am stärksten entwickelt ist und beim Erwachsenen meist nur noch aus einer dünnen Schicht besteht.

Physiologie

- Im Rachen *kreuzen sich Luft- und Speiseweg* (siehe Magendarmkanal S. 191).
- Der Rachen hat wesentliche Aufgaben beim *Schluckakt* (siehe Schluckakt S. 192 u. 193).
- Im Zusammenhang mit dem Atmungssystem hat er einfach die Aufgabe, *Luft weiterzuleiten*.
- Die *Rachenmandel* hat, zusammen mit den *Gaumenmandeln* und der Zungenmandel (siehe Mundhöhle S. 190), als *lymphatischer Rachenring* die Aufgabe, *Entzündungen abzuwehren*.

Kehlkopf (Larynx)

Topographie

Der Kehlkopf bildet den Eingang zu den unteren Luftwegen und sitzt der Luftröhre (Trachea) auf. Er liegt *vor* dem untersten Abschnitt des Rachens.

Makroskopie

Beim Mann ist der Kehlkopf größer als bei der Frau, da er unter dem Einfluß von Sexualhormonen stärker wächst (= Adamsapfel!) (siehe Abb. 96a, b und c, S. 159).

Mikroskopie

Der Kehlkopf besteht zur Hauptsache aus *Knorpelgewebe* und ist von *Schleimhautepithel* ausgekleidet. Im Gegensatz zum Rachen finden wir hier wieder *Flimmerhärchen*, welche in Richtung Rachen schlagen.

Die *Taschenbänder* enthalten reichlich Drüsen, die für eine ständige Befeuchtung der Stimmbänder notwendig sind. Die Stimmbänder bestehen aus elastischem Fasergewebe und sind von Plattenepithel (ohne Drüsen) überzogen. Bei den *Stellknorpeln* ist der *Stimmuskel*, er ist aus *quergestreifter willkürlicher Muskulatur*. Der ganze Kehlkopf ist mittels *Bindegewebe* mit der Umgebung locker und verschiebbar verbunden.

Physiologie

– Pförtnerfunktion

Der Kehldeckel neigt sich beim *Schluckakt* über den Kehlkopfeingang und verhindert so, daß Speise in die Luftröhre gelangt. Als Schutz vor Fremdkörpern können sich die *Stimmbänder* ganz *dicht aneinanderlegen.* Dies geschieht beim *Hustenreflex*. Auch bei Betätigung der *Bauchpresse* werden die Stimmbänder eng aneinandergelegt. Durch diesen Verschluß gegen oben kann der Atem angehalten und der *Druck im Bauchraum vergrößert* werden. Beim Sprechen und Atmen ist die Stimmritze geöffnet.

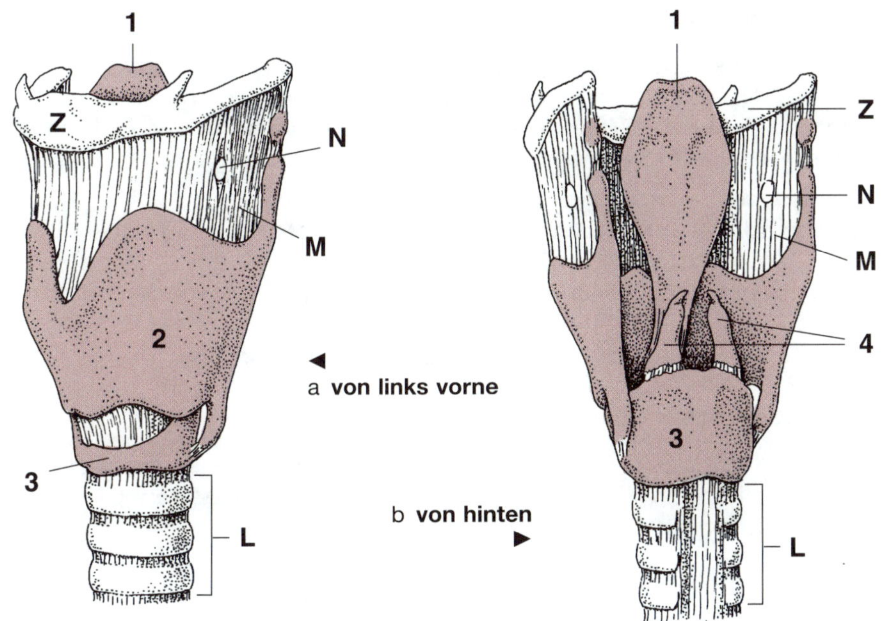

Abb. 96 **Kehlkopf** (Larynx)

Z Zungenbein (Os hyoideum)
M Membran zwischen Schildknorpel und Zungenbein (Membrana thyrohyoidea)
N Durchtrittsloch in Membran für Nerven und Gefäße
L Beginn der Luftröhre (Trachea)

1 Kehldeckel (Epiglottis), hier geöffnet
2 Schildknorpel (Cartilago thyroidea)
3 Ringknorpel (Cartilago cricoidea)
4 Stellknorpel (Cartilago arytaenoidea)

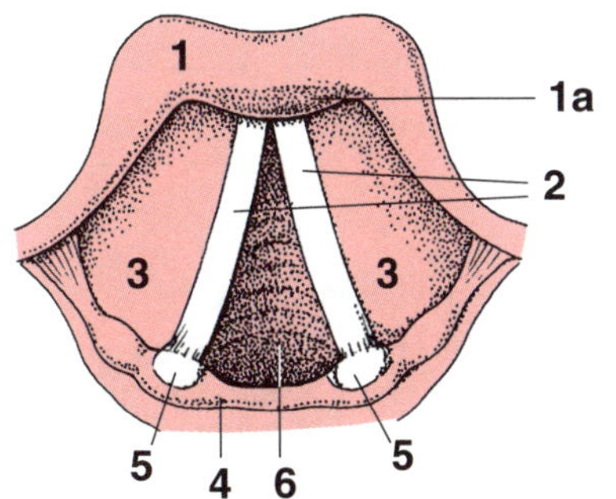

1 Rand des Kehldeckels (vorne)
1 a Schleimhautvorwölbung über Kehldeckelstiel
2 Stimmbänder (auch Stimmfalten oder Stimmlippen), 2 bis 2,4 cm lang
3 Taschenbänder (auch falsche Stimmbänder), mit reichlich eingelagerten Drüsen
4 Schleimhautfalte zwischen den Stellknorpeln (hinten)
5 Stellknorpel (normalerweise sind sie von dieser Ansicht nicht so deutlich sichtbar, da sie von der Schleimhautfalte (4) überdeckt sind. Hier sind sie dargestellt, um zu zeigen, wie die Stimmbänder an ihnen befestigt sind)
6 Stimmritze (Rima glottidis), je nach Atmungs- oder Sprechweise 0,5 bis 1,4 cm breit. Darunter Luftröhre.

c **Spiegelbild bei Kehlkopfspiegelung** (Laryngoskopie)

– Stimmbildung

Beim Atmen sind die Stimmbänder in Mittelstellung. Beim Ausatmen können die Stimmbänder willentlich in *Schwingungen* gebracht werden. Dadurch entsteht ein *Ton*. Zur endgültigen Sprachbildung sind jedoch noch andere Faktoren mitverantwortlich:

Stimmbänder = Tonbildung
Resonanzräume = Klangfarbe (Nasenhöhle, Nebenhöhlen, Rachen und Mund sowie Lungen)
Zunge, Gaumen, Lippen und Zähne = Sprachlautbildung (Vokale und Konsonanten)
Motorisches Sprachzentrum = Steuerung der Sprachbildung.

Innervation des Kehlkopfes

Verantwortlich ist ein Ast aus dem 10. Hirnnerv (N. vagus), welcher von unten zum Kehlkopf führt. Wir nennen ihn *zurücklaufender Nerv* (N. laryngeus recurrens).

Luftröhre (Trachea)

Topographie

Die Luftröhre beginnt beim Kehlkopf und endet bei der Gabelungsstelle (Bifurkation) auf Höhe des 5. Brustwirbels, wo je ein Hauptbronchus an die rechte und linke Lunge abgegeben wird.

Makroskopie

Länge: 10 bis 14 cm.
Dicke: 1,5 bis 2,5 cm

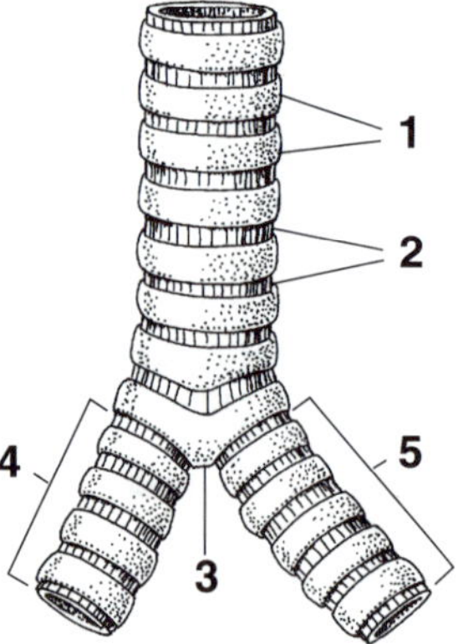

Abb. 97 **Luftröhre** (Trachea), von vorne

1 Knorpelspangen (hinten offene Hufeisenform)
2 Elastisches Bindegewebe (ermöglicht Dehnungen in Längsrichtung, für Atembewegungen)
3 Gabelungsstelle (Bifurkation)
4 Rechter Hauptbronchus
5 Linker Hauptbronchus

Mikroskopie

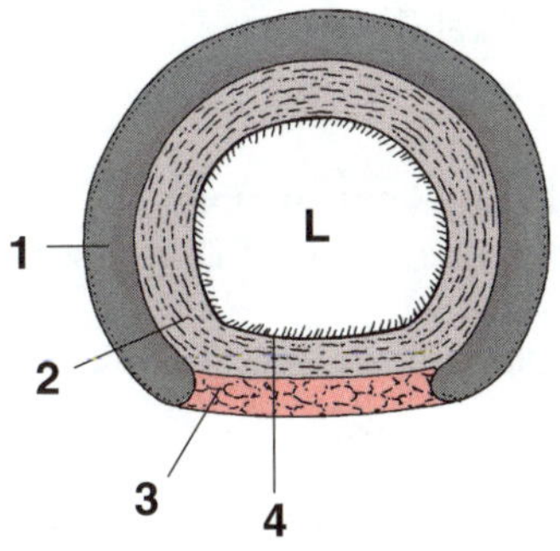

Abb. 98 a **Wandung Trachea** (Querschnitt)

Abb. 98 b **Wandung Bronchus** (Querschnitt)

1 Knorpelspange
2 Bindegewebe mit elastischen Fasern
3 Glatte Muskelfasern
4 Epithel mit Flimmerbesatz und Becherzellen
L Lumen = Lichtung

Die *Knorpelspangen*, die nach *hinten geöffnet* sind, werden untereinander durch *elastisches Bindegewebe* verbunden. Hinten werden sie mit *Bindegewebe* und *glatten Muskelfasern* zusammengehalten.

Ausgekleidet ist die Trachea mit respiratorischem Epithel, dessen Flimmerhaare in Richtung Rachen schlagen. In der Schleimhaut sind gemischte Drüsen eingelagert. Mit der Umgebung ist die Trachea durch *Bindegewebe* verbunden.

Physiologie

Wie in den anderen Atemwegen wird in der Trachea die Luft *erwärmt, angefeuchtet* und *gereinigt.*

Bronchien und Bronchiolen

Topographie

Die Bronchien beginnen mit den zwei Hauptbronchien bei der Bifurkation, am Ende der Trachea und verästeln zum sog. Bronchialbaum (siehe Makroskopie).

Makroskopie

Die *Hauptbronchien* treten durch die Lungenpforten (Hili) in die beiden Lungen ein. Die *Bronchien verästeln* sich in Millionen kleine Bronchien, wir sprechen deshalb vom *Bronchialbaum*. Die kleinsten Bronchien nennen wir *Bronchiolen*, ihr Durchmesser beträgt weniger als 1 mm. Sie münden in die mit *Lungenbläschen* (Alveolen) besetzten Alveolargänge.

Aufteilung des Bronchialbaumes

- *Hauptbronchus* (Bronchus principalis), rechts und links je einen.
- *Lappenbronchien* (Bronchi lobares), rechts drei, links zwei, Durchmesser 8–12 mm.
- *Segmentbronchien* (Bronchi segmentales), diese treten in die Lungensegmente ein.
- *Endbronchien* (Bronchioli terminales).
- *Atmungsbronchien* (Bronchioli respiratorii), diese sind etwa 1–3,5 mm lang und haben noch einen Durchmesser von etwa 0,4 mm. Jeder Bronchiolus respiratorius teilt sich noch in zwei
- *Alveolargänge* (Ductuli alveolares) auf. Dies sind weitlumige, dicht mit Alveolen besetzte Gänge.

Mikroskopie

Die Hauptbronchien gleichen im Aufbau der Trachea. In den Lappen- und Segmentbronchien finden wir, statt der hufeisenförmigen Knorpelspangen, nur noch unregelmäßig geformte Knorpelplättchen. (Siehe auch Abb. 98 a und b, Wandung von Trachea und Bronchien.)

In der dünnen Wand der *Bronchiolen fehlen* die *Knorpelspangen*, dafür finden wir reichlich *Muskelfasern*, welche bei Körperruhe die Bronchiolen eng stellen, bei Arbeit aber die Bronchiolen erweitern, indem sie erschlaffen. Bei krankhafter Engstellung tritt Atemnot (Asthma bronchiale) auf. Als Auskleidung finden wir bis zu den Bronchioli terminales ein mehrreihiges Flimmerepithel mit Becherzellen. Erst die Bronchioli respiratorii, die selbst schon Alveolen tragen, sind mit einem kubischen Epithel ausgestattet. Ab hier finden wir auch keine Flimmerhaare mehr.

Physiologie

Atemweg mit denselben Aufgaben wie die Trachea, nämlich Luft weiterhin zu *erwärmen, anzufeuchten* und zu *reinigen.*

Die Muskelfasern in den Bronchiolen regulieren durch Änderung des Lumens den Zu- und Abstrom der Luft.

Lungen (Pulmones)

Das eigentliche Lungengewebe wird vom *Bronchialbaum* und den *Alveolen* gebildet (siehe oben).

Alle Hohlräume zusammen, die der Luftzu- und -ableitung dienen, nicht aber dem Gasaustausch, nennen wir den *Totraum* (Nase oder Mund bis Bronchien, ca. 140 ml).

Topographie

Die Lungenflügel liegen im *Brustraum* (Thorax)

- Grenze unten: *Zwerchfell* (Diaphragma)
- Grenze seitlich: *Rippen* und *Zwischenrippenmuskulatur*
- Grenze medial: *Mittelfellraum* (Mediastinum) mit Herz und großen Gefäßen sowie Speiseröhre
- Grenze oben: oberhalb der *1. Rippe* beim *Schlüsselbein.*

Makroskopie

Einteilung

Der *rechte Lungenflügel* ist in *drei Lappen* eingeteilt, der *linke* nur in *zwei*, denn der linke Mittellappen ist mit dem Oberlappen verwachsen (siehe Abb. 99a).

Ein Lappen wird von *mehreren Segmenten* gebildet. In der Regel besteht die rechte Lunge aus zehn, die linke aus neun Segmenten.

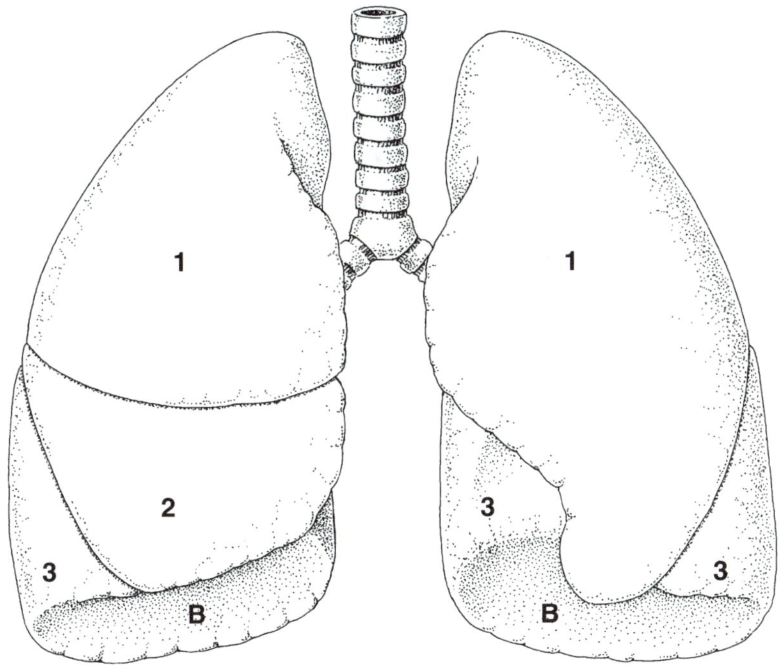

Abb. 99a **Makroskopie der Lungen von außen**

1 Oberlappen (Lobus superior)
2 Mittellappen (Lobus medius)
3 Unterlappen (Lobus inferior)

B Basis der Lungen = liegen auf dem Zwerchfell (Facies diaphragmatica)

Ein Segment hat *hunderttausende (gegen* $^1/_2$ *Million) Lungenläppchen*.
Ein Lungenläppchen besteht aus einem Bronchiolus terminalis mit je zwei Alveolargängen und ihren Alveolen (siehe Abb. 99 b).

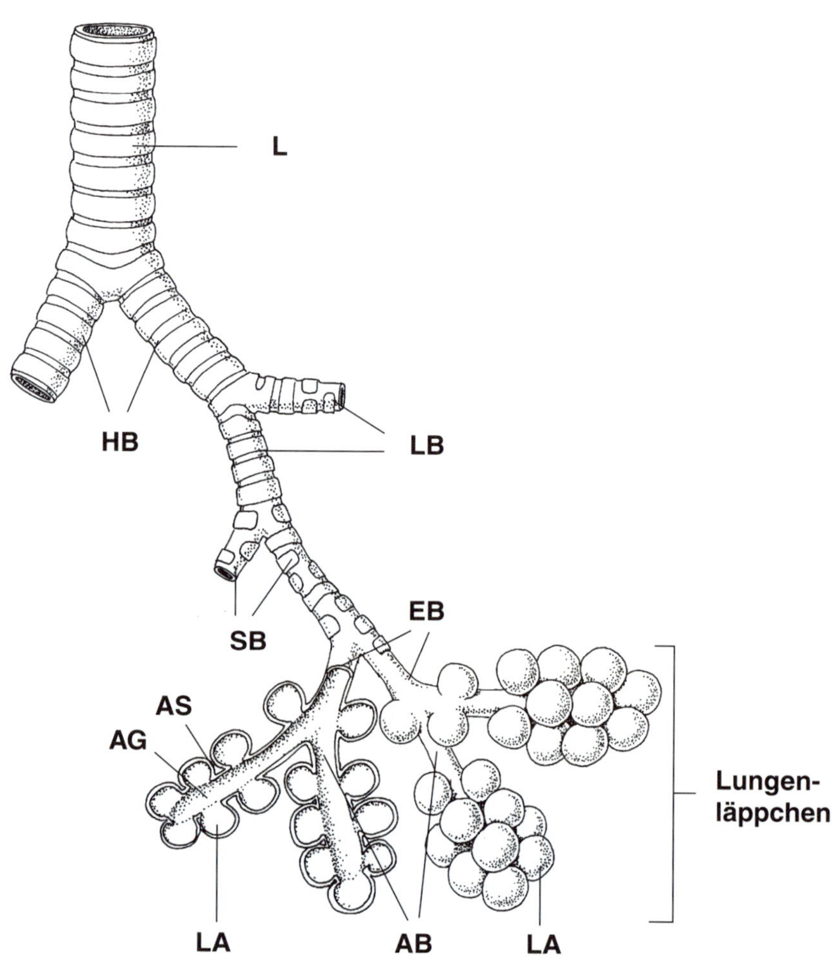

Abb. 99 b **Einteilung der Lungen**

L Luftröhre (Trachea)
HB Hauptbronchus (Bronchus principalis)
LB Lappenbronchus (Bronchus lobaris)
SB Segmentbronchus (Bronchus segmentalis)
EB Endbronchiole (Bronchiolus terminalis)
AB Atmungsbronchiole, auch Alveolarbronchiole (Bronchiolus respiratorius) (Länge = 1–3,5 mm, Durchmesser = 0,4 mm)
AS Alveolarseptum
AG Alveolargang (Ductus alveolaris) (Durchmesser = 0,2 mm)
LA Lungenbläschen (Alveolen) (Durchmesser = 0,06–0,2 mm) links aufgeschnitten, rechts von außen

Brustfell (Pleura)

Die Lungen sind vom *Brustfell* (Pleura) umgeben. Die Lungen wachsen während ihrer Entwicklung, ähnlich wie das Herz ins Perikard, in dieses Fell hinein. Das *innere Blatt* der *Pleura, das Lungenfell*, umschließt unmittelbar das Lungengewebe. Beim Hilus schlägt sich das Fell um und bildet ein *äußeres Blatt*, das Rippenfell, das an der Innenwand des Brustkorbs, dem Zwerchfell und dem Mediastinum (Organ-Bindegewebskomplex zwischen den Pleuraräumen) befestigt ist. Dazwischen liegt der *Pleuraspalt* mit wenig *seröser Flüssigkeit*, welche ein Aneinanderreiben der beiden Felle verhindert. In dieser *luftdichten Spalte* herrscht ein *Unterdruck* (siehe S. 135).

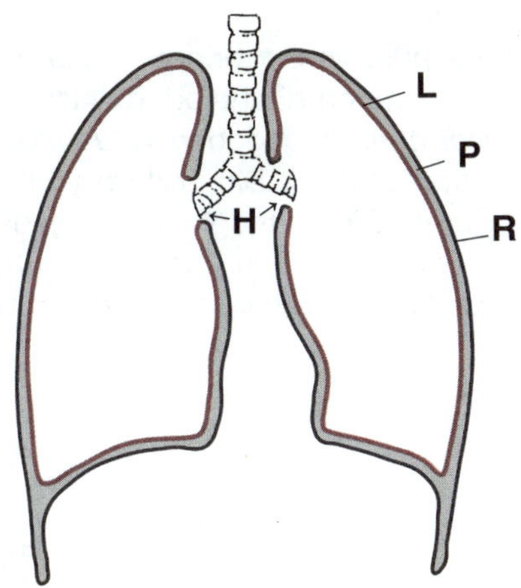

Abb. 99c **Brustfell** (Pleura)

L Lungenfell (Pleura pulmonalis), umgibt Lungengewebe
P Pleuraspalt, mit wenig seröser Flüssigkeit. Unterdruck!
R Rippenfell (Pleura costalis oder Pleura parietalis), ist an den Rippen befestigt
H Hilus oder Lungenpforte

Beim *Lungenhilus* treten

ein:	Hauptbronchus	*aus:*	Bronchialvenen
	Bronchialarterien		Lungenvene
	Lungenarterie		Nerven
	Nerven		Lymphgefäße mit Hiluslymphknoten

Mikroskopie

Da der Bronchialbaum samt den Alveolen die wesentliche Substanz des Lungengewebes ausmacht, muß hier nochmals auf die Makroskopie und Mikroskopie der Bronchien hingewiesen werden (siehe S. 161 u. 162). Ergänzend dazu ist zu sagen, daß die Blut- und Lymphgefäße zusammen mit den Bronchien verlaufen. Sie sind eingebettet in Bindegewebe, welches vor allem elastische Fasern enthält (siehe Ausatmung S. 167).

In den Lungen finden wir etwa *300 Millionen Alveolen*. Die Alveolen haben die Form eines Eierbechers und sind gegen den Alveolargang hin offen. Ihr Durchmesser beträgt 0,2 bis 0,5 mm.

Die *Alveolarwand* ist aus einem dünnen *einschichtigen Epithel* gebaut. Jede Alveole ist von *Kapillaren des kleinen Kreislaufes* umgeben.

Physiologie

Die *wesentlichsten Aufgaben* der Lungen sind:

- Sauerstoff aufzunehmen und
- Kohlendioxid abzugeben.

Funktionskreislauf

Die *Lungenarterie* (Arteria pulmonalis) bringt *Kohlendioxid-angereichertes Blut*. Das *Kohlendioxid* wird durch die halbdurchlässige Wand der Kapillaren und Alveolen zur *Ausatmung* abgegeben. *Sauerstoff* wird von den Alveolen in die Kapillaren *aufgenommen.* Die *Erythrozyten* müssen im ‹*Gänsemarsch*› durch die Kapillaren. Dies ermöglicht, daß jeder Erythrozyt wieder optimal mit Sauerstoff versorgt werden kann. Die *Lungenvene* (Vena pulmonalis) bringt das *sauerstoffreiche Blut* zum Herzen zurück.

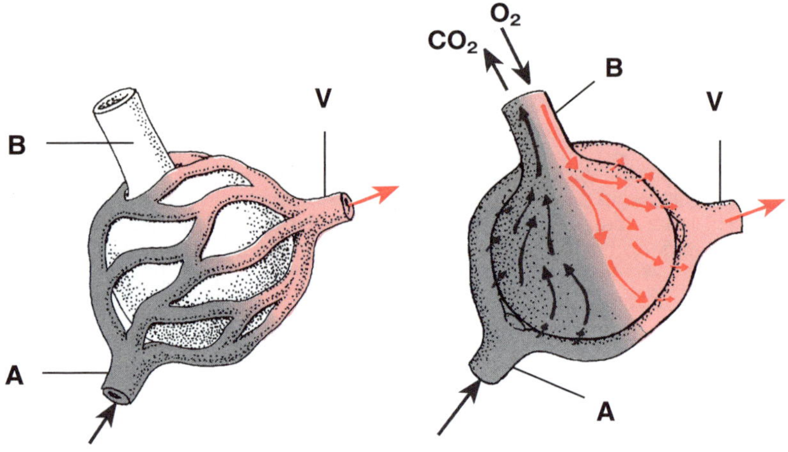

a von außen
b aufgeschnitten

Abb. 100 **Alveole**

A Arteriole der Lungenarterie (Arteria pulmonalis)
V Venole der Lungenvene (Vena pulmonalis)
B Bronchiolus

O_2 Sauerstoff wird eingeatmet
CO_2 Kohlendioxid wird ausgeatmet

Atmungsvorgang

Die Atmung (Respiration) verläuft in zwei Phasen:

1. **Einatmung** (Inspiration) ist ein aktiver Vorgang.

2. **Ausatmung** (Exspiration) ist ein passiver Vorgang.

Durch die Innervation der *Rippenhalter*, der *Zwischenrippenmuskulatur* und des *Zwerchfells* wird das Volumen des Brustkorbes *vergrößert*. Das *Rippenfell* macht diese *Bewegung* nach außen *zwangsläufig mit*, ebenso das *Lungenfell* auf Grund des *Unterdruckes* im *Pleuraspalt*. Somit dehnen sich die *Lungen* und *füllen sich mit Luft* (vergleiche Blasbalg!) = *Einatmung*.

Dank der *elastischen Fasern* in den Lungen (= Eigenelastizität der Lungen) können sie sich wieder *zusammenziehen*, was die *Luft* wieder *nach außen* preßt = *Ausatmung.* (Atmungsvorgang im Zusammenhang mit den Muskeln siehe S. 53).

Atmungssteuerung und Innervation

Die *Steuerung* der Atmung erfolgt vom *Atemzentrum* (verlängertes Mark) aus. Hier werden ein Sauerstoffmangel bzw. ein Kohlendioxidüberschuß sofort registriert. Es erfolgt, wenn nötig, eine Erregung des Inspirationszentrums.

Einen Einfluß auf die Atmung haben *vermehrte Muskelarbeit* (beschleunigte Atmung), die *Körpertemperatur* (raschere Atmung bei Fieber), *psychische Erregung* (Angst, Wut, Schrecken etc.) und *Reflexe* (wie Niesen, Husten, Gähnen und Schlucken).

Außerdem können *willkürliche Befehle* an die *quergestreiften willkürlichen Muskeln* (Atemmuskeln) abgegeben werden und damit die Atmung für *beschränkte Zeit* verlangsamt oder beschleunigt werden.

Atemfrequenz

Sie beträgt in Körperruhe etwa *8 bis 20 Atemzüge* à 500 ccm Luft in der Minute. Dadurch werden pro Minute *4 bis 10 Liter Luft* ein- und ausgeatmet.

Lungenkapazität = Fassungsvermögen

(Siehe Abb. 101, S. 168 Diagramm: Lungenkapazität)

Luftzusammensetzung

	Einatmungsluft	*Ausatmungsluft*
Sauerstoff	21%	15%
Kohlendioxid	0,03–0,04 %	4%
Stickstoff, Wasserdampf und Edelgase (Neon, Argon, Krypton)	79–80%	79–80%

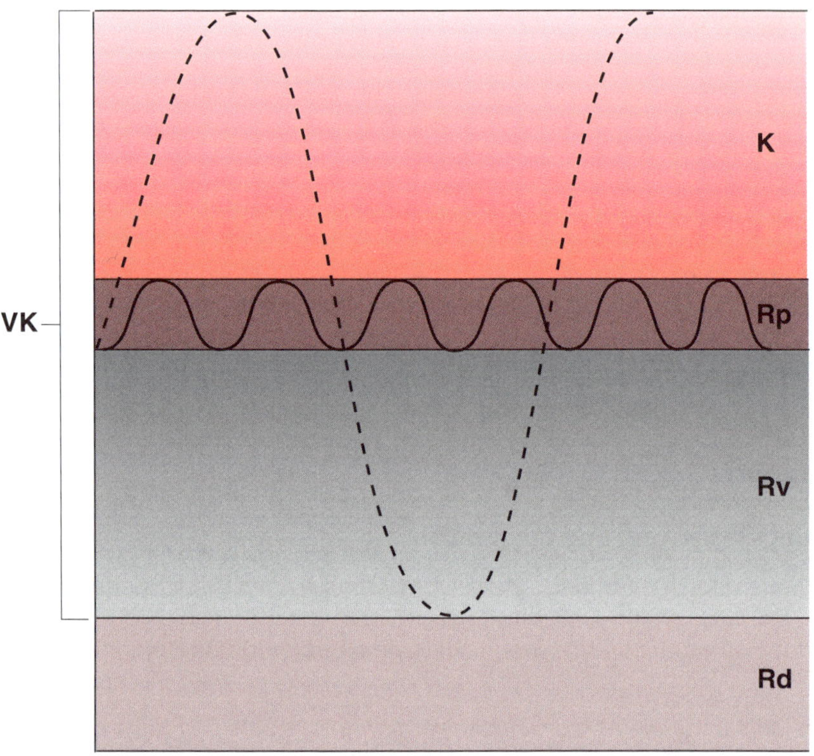

Abb. 101 **Diagramm: Lungenkapazität**

K	Komplementärluft, bis 2000 ccm	= Luftmenge, die bei tiefem Einatmen zusätzlich zur Respirationsluft eingeatmet werden kann.
Rp	Respirationsluft, 500 ccm	= Luftmenge, die in Körperruhe ein- bzw. ausgeatmet wird.
Rv	Reserveluft, bis 2000 ccm	= Luftmenge, die bei tiefem Ausatmen zusätzlich zur Respirationsluft ausgeatmet werden kann
Rd	Residualluft oder Restluft, 1000 bis 1200 ccm	= Luftmenge, die auch nach optimaler Ausatmung in den Lungen (Atemwegen) bleibt
VK	Vitalkapazität	

Ernährungskreislauf

Aus der *Aorta* bringen die *Bronchialarterien* sauerstoff- und nährstoffreiches Blut zum Lungengewebe. Die *Bronchialvenen* transportieren das Kohlendioxid und die Schlackenstoffe vom Stoffwechsel in die *Hohlvene*.

Testfragen: Atmungssystem, Atemwege

1. Wie werden die Atemwege eingeteilt? (S. 155)
2. Welche Aufgaben hat die Nase und wie muß ihre Schleimhaut gebaut sein, um diese Aufgaben erfüllen zu können? (S. 156)
3. Welche Aufgaben erfüllen die Nasennebenhöhlen? (S. 156 u. 157)
4. Wo liegt der Rachen? (S. 157)
5. Erklären Sie den mikroskopischen Bau des Rachens. (S. 157)
6. Welche Aufgaben kommen dem Rachen zu? (S. 158).
7. Wo liegt der Kehlkopf? (S. 158)
8. Welche Anteile gehören zum Kehlkopf? (Makroskopie). (S. 158 u. 159, Abb. 96)
9. Nennen und erläutern Sie die Aufgaben des Kehlkopfes. (S. 158 u. 160)
10. Wo liegt die Luftröhre? (S. 160)
11. Erklären Sie den makroskopischen Bau der Luftröhre. (S. 160)
12. Erklären Sie den mikroskopischen Bau der Luftröhre. (S. 161)
13. Nennen Sie die Aufgaben der Luftröhre. (S. 161)
14. Wo beginnen die Bronchien und wo enden sie? (S. 161)
15. Was wissen Sie über den Bronchialbaum? (Makroskopie). (S. 162)
16. Welchen mikroskopischen Unterschied finden wir bei den Bronchiolen im Gegensatz zu den Bronchien? (S. 162)
17. Nennen Sie die Aufgaben der Bronchien. (S. 162)

Testfragen: Atmungssystem, Atmungsorgan

1. Nennen Sie die Begrenzungen der Lungenflügel. (S. 163)
2. Was wissen Sie über die makroskopische Einteilung der Lungen? (S. 163 u. 164)
3. Was wissen Sie über das Brustfell? (S. 165)
4. Was tritt beim Lungenhilus ein, was aus? (S. 165)
5. Wie sind die Alveolen mikroskopisch gebaut? (S. 165 u. 166)
6. Was wissen Sie über den Funktionskreislauf der Lungen? (S. 166)
7. Was wissen Sie über den Atmungsvorgang? (S. 167)
8. Welche übergeordneten Instanzen sind für die Steuerung der Atmung verantwortlich? (S. 167)
9. Wie hoch ist die normale Atemfrequenz pro Minute? (S. 167)
10. Wie groß ist das Fassungsvermögen (Kapazität) der Lungen? (S. 167)
11. Wie wird das Lungengewebe ernährt? (Ernährungskreislauf). (S. 167)

Das Endokrinsystem

Wesentliche Aufgabe des Endokrinsystems:

- Steuerung von wichtigen Organfunktionen und Stoffwechselvorgängen dank den in den endokrinen Drüsen gebildeten Hormonen (= chemische Überträgerstoffe).

Einleitung

Das Endokrinsystem (auch Hormonsystem) besteht aus verschiedenen Drüsen, welche ihren Wirkstoff (Hormon) direkt ins Blut abgeben. Man könnte dieses System, im Gegensatz zum Nervensystem, als ‹*drahtloses Übermittlungssystem*› verstehen.

Hormone sind also *Wirkstoffe*, die von endokrinen Drüsen produziert werden. Chemisch bestehen sie aus *Eiweißen* (Aminosäuren) oder *Fetten* (Steroide = Lipoide).

Topographie

siehe Abb. 102, S. 171.

Makroskopie

Siehe einzelne Drüsen.

Mikroskopie

Die Organe (Drüsen) dieses Systems bestehen mikroskopisch aus Drüsengewebe. Drüsengewebe ist eine *Spezialform des Epithelgewebes* (siehe Histologie S. 11 u. 12), besteht also aus Epithelzellen, die für die Absonderung von Wirkstoffen (hier Hormone) spezialisiert sind.

Physiologie

Siehe einzelne Drüsen.

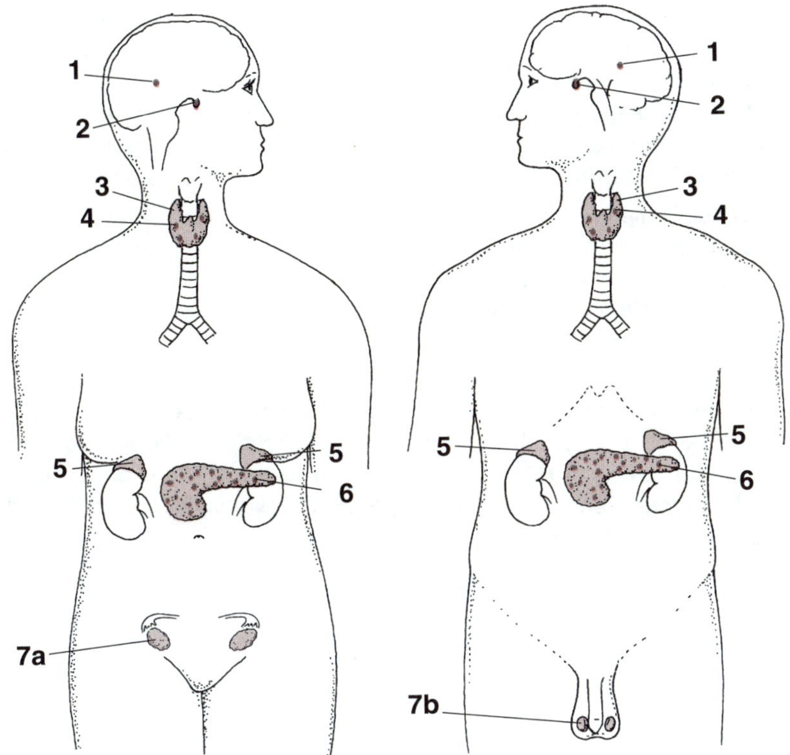

Abb. 102 **Topographie der endokrinen Drüsen**

1 Zirbeldrüse (Epiphyse oder Glandula pinealis)
2 Hirnanhangsdrüse (Hypophyse)
3 Schilddrüse (Glandula thyroidea)
4 Nebenschilddrüse (Parathyroidea) = 4 Epithelkörperchen
5 Nebennieren (Glandula suprarenalis), Rinde und Mark
6 Langerhanssche Inseln der Bauchspeicheldrüse (Pankreas)
7 Geschlechtsdrüsen (Gonaden)
7 a Eierstöcke (Ovarien)
7 b Hoden (Testes)

Die Zirbeldrüse (Epiphyse oder Glandula pinealis)

Sitz

Die Zirbeldrüse befindet sich am Hirnstamm, am Dach des Zwischenhirns (s. Abb. 49, S. 83).

Makroskopie

Die Zirbeldrüse hat die Form eines Pinienzapfens und ist nur $^{1}/_{2}$ cm lang.

Physiologie

Die Wirkung der Zirbeldrüsenhormone (Melatonin) ist noch nicht völlig geklärt. Möglicherweise haben sie einen Einfluß auf das *Wachstum*. Man vermutet auch, daß sie die *Sexualhormonproduktion* beeinflussen. Diese Vermutung nimmt man aus der Erfahrung, daß ein Tumor der Zirbeldrüse beim Jugendlichen sexuelle Frühreife (Pubertas praecox) oder Hemmung der Geschlechtsentwicklung (Pubertas tarda) zur Folge haben kann. Ein Tumor beim Erwachsenen kann eine Veränderung der sexuellen Triebe und/ oder eine Veränderung der sekundären Geschlechtsmerkmale bewirken.

Erwiesen sind diese Vermutungen nicht, vor allem auch deshalb nicht, weil die Zirbeldrüse in der Nähe des Hypothalamus (siehe Nervensystem S. 83) liegt und ein Tumor der Zirbeldrüse die Sexualentwicklung auch deshalb stören könnte, da sich im Hypothalamus das Sexualzentrum befindet.

Es ist zum Verständnis der Physiologie der endokrinen Drüsen unumgänglich, da und dort auch die pathologischen Veränderungen zu erwähnen, die sich durch eine Hormonunterproduktion oder -überproduktion ergeben. Im Fach Anatomie-Physiologie wird jedoch noch kein Anspruch auf dieses Wissen erhoben.

Die Hirnanhangsdrüse (Hypophyse)

Sitz

Die Hypophyse befindet sich im Türkensattel (Sella turcica) des Keilbeines.

Makroskopie

Die Hypophyse hat die Form einer sehr kleinen Bohne.
Sie wird eingeteilt in:

Neurohypophyse

- Hypophysenstiel
- Hypophysenhinterlappen (HHL)

Adenohypophyse

- Hypophysenmittellappen
- Hypophysenvorderlappen (HVL).

Mikroskopie

Der *Hypophysenstiel* ist aus demselben Gewebe wie der HHL und verbindet die Hypophyse mit dem Hypothalamus.

Der *HHL* besteht aus *Gliagewebe, neurosekretorischen Zellfortsätzen* (siehe unten) und *Bindegewebe*. Er hat sich mit dem *Nervensystem* entwikkelt.

Der *Hypophysenmittellappen* ist *unvollständig* (rudimentär) entwickelt. Der *HVL* besteht aus *Drüsengewebe*. Er hat sich mit dem *Endokrinsystem* entwickelt.

Neurohypophyse

Im HHL werden zwei Hormone gespeichert und bei Bedarf ins Blut abgegeben. Gebildet werden diese Hormone im Hypothalamus. In den Neuriten von Nervenzellen «wandern» diese Hormone in den HHL. Weil sie dort gespeichert werden, spricht man trotzdem von HHL-Hormonen. Freigesetzt werden diese Hormone durch nervale Signale.

- **Adiuretin** (auch Vasopressin genannt)

Wirkungsort: Harnkanälchen der Nieren.
Wirkung: Rückresorption von etwa 28 l Wasser in 24 Stunden von den Harnkanälchen ins Blut (siehe Harnsystem S. 228).

- **Oxytocin**

Wirkungsort: Gebärmutter (Uterus) und Milchdrüse.
Wirkung: Kontraktion der Gebärmutter für Wehentätigkeit am Ende der Schwangerschaft, Milchaustreibung.
Als Medikament: Synthetisch herstellbar, zur Geburtseinleitung u. a.

Adenohypophyse

Im HVL werden einerseits *direkt wirkende Hormone* produziert, andererseits Hormone, welche auf untergeordnete Drüsen eine *stimulierende* Wirkung haben.

Direkt wirkende Hormone:

- **Prolaktin** (auch LTH = Luteotropes Hormon genannt)

Wirkungsort: Eierstock und Brustdrüse der Frau unmittelbar nach der Geburt eines Kindes und während der Stillzeit.
Wirkung: Milchproduktion zur Ernährung des Säuglings und Hemmung des Eisprungs während der Stillzeit (jedoch kein sicheres Verhütungsmittel!)

Somatotropes Hormon (STH)

Wirkungsort: In allen Zellen des kindlichen bzw. jugendlichen Organismus.
Wirkung: Fördert das Zellwachstum und die Zellvermehrung und damit das Wachstum generell. Außerdem fördert es die Ausschüttung von Glukagon und erhöht somit den Blutzuckerspiegel.

Hormonausfall: Kleinwuchs mit normalen Körperproportionen bei normaler geistiger Entwicklung.

Indirekt wirkende Hormone

- **Schilddrüsenstimulierendes Hormon** (thyreotropes Hormon, TSH)

Wirkungsort: Schilddrüse
Wirkung: Die Schilddrüse wird stimuliert, eigene Hormone zu bilden.

- **Nebennierenrindestimulierendes Hormon** (Adrenocorticotropes Hormon = ACTH)

Wirkungsort: Nebennierenrinde.
Wirkung: Die Nebennierenrinde wird stimuliert, eigene Hormone zu bilden.

- **Geschlechtsdrüsenstimulierende Hormone** (gonadotrope Hormone)

Frau:

Follikelstimulierende Hormone (FSH)
Luteinisierendes Hormon (LH)
Wirkungsort: Eierstöcke (Ovarien).
Wirkung: Die Eierstöcke werden stimuliert, eigene Hormone zu bilden. Eireifung während der Proliferationsphase (siehe S. 247 u. 255) und Eisprung.

Mann:

Follikelstimulierendes Hormon (FSH) und Interstitial cell stimulating hormone (ICSH) (auch Luteinisierendes Hormon = LH).
Wirkungsort: Leydigsche Zwischenzellen der Hoden (Testes), sowie Hodenkanälchen.
Wirkung: Reifung der Samenzellen und Stimulierung der Leydigschen Zwischenzellen der Hoden, eigene Hormone zu bilden.

Hypophyse in ‹Chefposition›

Durch die stimulierende Wirkung, welche die *Hypophyse* mit den Hormonen des *HVL* hat, kommt ihr eine Art *‹Chefposition›* zu (s. a. Regelkreis S. 182).

Hypothalamus und Hypophysen-Pfortadersystem

Ein direkter Zusammenhang zwischen dem vegetativen Nervensystem und dem Endokrinsystem besteht zwischen dem Hypothalamus und der Hypophyse. Im Hypothalamus liegen Nervenzellgebiete, die für die HVL-Zellen spezifische, teils fördernde (Releasing-) teils hemmende (Inhibitory-) Hormone bilden. Diese wandern in den Neuriten der Nervenzellen, ähnlich wie die Hormone für den HHL, in den Hypophysenstiel und werden dort an ein dichtes, verzweigtes Kapillarnetz abgegeben. Aus diesem Kapillarnetz entstehen Venolen und kleine Venen, die in den HVL ziehen und die Releasing- und Inhibitory-Hormone dorthin transportieren. Sie spalten sich erneut in ein den ganzen HVL durchziehendes Kapillarnetz auf, aus dem die Hormone an die HVL-Zellen abgegeben werden und diese zur Förderung oder Verminderung ihrer eigenen Hormone veranlassen. Diese geben ihre Hormone an dasselbe Kapillarnetz ab. Aus den Kapillarnetzen des HVL

Abb. 103 **Hypophysen-Pfortadersystem**

HT Hypothalamus
HS Hypophysenstiel
HVL Hypophysenvorderlappen
HHL Hypophysenhinterlappen

1 Einige von vielen Zellen im Hypothalamus, die teils Releasing-, teils Inhibitory-Hormone produzieren.
2 Deren Neuriten, in denen die Hormone als Neurosekret zum Hypophysenstiel wandern.
3 Arterien, bzw. Arteriolen.
4 Kapillarkomplex im Hypophysenstiel, in den die Releasing- und Inhibitory-Hormone abgegeben werden.
5 Daraus hervorgehende Venolen ziehen in den HVL (portaler Kreislauf).
6 Zweite Kapillarnetze um die HVL-Zellen, an welche die Hormone abgegeben werden und die deren Hormone aufnehmen.
7 Venolen, bzw. Venen, die in das übliche Venennetz eingehen und in denen die HVL-Hormone in den Kreislauf gelangen.
8 Zellen der Hypothalamuskerne, die Adiuretin-Vasopressin und Oxytocin produzieren.
9 Neuriten dieser Zellen, in denen mikroskopisch der Tröpfchentransport (Neurosekretion) zu sehen ist.
10 Zellen des HHL, in denen vorübergehend die HHL-Hormone gespeichert werden.

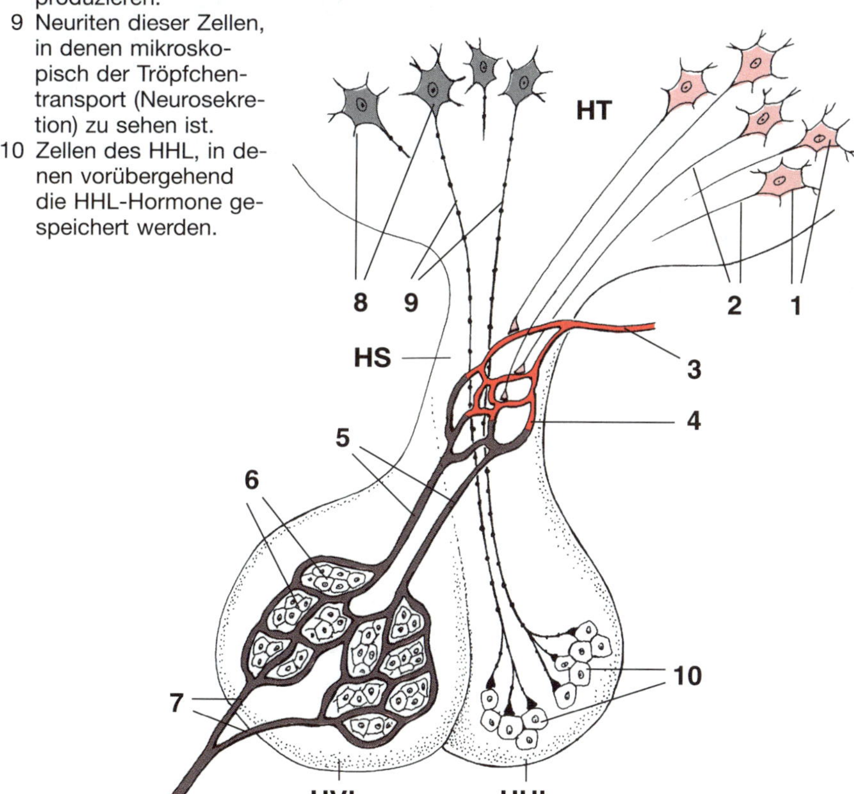

entspringen wiederum Venen, die ihr Blut samt den HVL-Hormonen über die V. jugularis, die V. cava superior in das Herz und damit in den Kreislauf führen.

Weil hier wie in der Leber ein Venensystem zwischen zwei Kapillarnetze eingeschaltet ist (die Pfortader liegt zwischen den Magen-Darmkapillaren und den Leberkapillaren), wird es als Hypophysen-Pfortadersystem bezeichnet.

So geschieht die Steuerung von Hormonen aus dem HVL also durch übergeordnete Hormone aus dem Hypothalamus.

Hormone aus dem Hypothalamus, welche die *Freisetzung* von HVL-Hormonen *fördern*, nennen wir *Releasing-Hormone* (RH).

Hormone aus dem Hypothalamus, welche die *Freisetzung* von HVL-Hormonen *hemmen*, nennen wir *Inhibitor-Hormone* (IH).

Schilddrüse (Glandula thyroidea)

Sitz

Die Schilddrüse sitzt vor dem Kehlkopf und dem oberen Teil der Luftröhre (Trachea).

Makroskopie

Ungefähr 25 Gramm schweres Organ, welches aus zwei Seitenlappen und einem Verbindungsstück (Isthmus) besteht.

Mikroskopie

Die Schilddrüse besteht aus einer Unmenge kleiner, epithelausgekleideter Bläschen. Das Epithel bildet das Sekret in die Bläschen und resorbiert es daraus bei Bedarf.

Physiologie

Auf Anreiz des thyreotropen Hormons des HVL bildet die Schilddrüse einige *jodhaltige Hormone*, wobei sie das dafür notwendige Jod aus dem Blut nimmt.

- **Trijodthyronin** (T_3) und **Tetrajodthyronin** (T_4, auch Thyroxin)

Wirkungsort: Zellen des gesamten Organismus.
Wirkung: Verbrennung und Stoffwechselprozesse steigern. Wachstum des Kindes fördern.
Minderproduktion Kind: Kretinismus.
Minderproduktion Erwachsene: Myxoedem.
Überproduktion: Basedowsche Krankheit (s. Pathologie).

- **Kalzitonin** (auch Thyreocalcitonin)

Wirkungsort: Knochen.
Wirkung: Hemmt zu starken Kalkabbau aus den Knochen und sorgt somit dafür, daß der Blutkalziumspiegel nicht zu hoch steigt. Gegenspieler des Parathormons.
Minderproduktion: Zu *starker Kalkabbau* aus den Knochen macht die Knochen *weich* und *biegsam*. Erhöhung des Blutkalziumspiegels.
Überproduktion: Zu *starke Kalkeinlagerungen* in die Knochen macht diese *spröde* und *brüchig*. Senkung des Blutkalziumspiegels.

Nebenschilddrüsen (Parathyroidea)

Sitz

Vier Epithelkörperchen auf der Rückseite der Schilddrüse.

Makroskopie

Der Durchmesser dieser Epithelkörperchen beträgt wenige mm. Es handelt sich um kleine ovale Organe. Alle zusammen wiegen etwa 0,15 g.

Mikroskopie

Die Epithelkörperchen bestehen aus einer von Blutgefäßen durchzogenen Anhäufung von sekretbildenden Epithelzellen (Name der Drüsen!) und Ersatzzellen.

Physiologie

- **Parathormon**

Wirkungsort: Knochen, Darm, Niere.
Wirkung: Erhöhung des Blutkalziumspiegels durch
- erhöhte Kalzium-Freisetzung aus Knochen
- Förderung der Kalzium-Resorption aus Darm und
- indirekt durch Erhöhung der Phosphateausscheidung durch die Niere (siehe auch S. 228).
- Stimulation der Vitamin-D-Synthese (Förderung der Umwandlung einer Vitamin-D-Vorstufe zum wirksamen Vitamin D) und damit indirekte Steigerung der Kalziumresorption aus dem Darm.

Gegenspieler des Kalzitonins der Schilddrüse.

Minderproduktion: Blutkalziumspiegel zu tief. Gesteigerte Erregsamkeit des Nervensystems = Muskelkrämpfe (Tetanie – Pfötchenstellung).
Überproduktion: Aus den Knochen wird zuviel Kalk abgebaut. Kalkarme Knochen sind weich und biegsam. Blutkalziumspiegel zu

hoch. Vermehrte Kalziumausscheidung begünstigt Kalksalzsteinbildung in den Nieren (= Nierensteine).

Gänzliches Fehlen: Schwerste Krämpfe der gesamten Muskulatur. Mitbeteiligung der Herzmuskulatur – Tod!

Die Hormonsynthese und -abgabe wird durch die Kalzium-Konzentration im Plasma geregelt.

Nebennieren

Sitz

Die beiden Nebennieren sitzen auf den beiden oberen Polen der Nieren.

Makroskopie

Die Nebennieren sind dreieckige oder halbmondförmige etwa 10 bis 18 Gramm schwere Organe.

Mikroskopie

Mikroskopisch und physiologisch unterscheiden wir die Nebennierenrinde (NNR) und das Nebennierenmark (NNM).

Physiologie der NNR

Auf Anreiz des nebennierenrindestimulierenden Hormons (ACTH) des HVL produziert die NNR über 40 Hormone, die in *drei Hormongruppen* eingeteilt werden.

- **Mineralkortikoide** (z. B. Aldosteron, Desoxycorticosteron etc.)

Wirkungsort: Nieren.

Wirkung: Reguliert die Kalium- und Natriumausscheidung durch die Nieren und hat hierdurch auch einen Einfluß auf den Wasserhaushalt (Aldosteron siehe auch S. 230).

- **Glukokortikoide** (z. B. Cortison, Hydrocortison etc.)

Wirkungsort: Leber und Zellen des gesamten Organismus.

Wirkung: Leber: Eiweiß kann in Blutzucker (Glukose) umgewandelt werden. Die Umwandlung von Eiweiß in Glukose (Glukoneogenese) durch Cortison ist wichtig, weil der Glykogenvorrat in der Leber für höchstens 24 Stunden ausreicht. *Blutzuckersteigernde Wirkung!* In den Zellen = *Entzündungshemmende* Wirkung.

Cortisone können synthetisch hergestellt werden und somit kann ihre Wirkung gegen Entzündungen entsprechend ausgenützt werden. Andererseits wird bei höherer Dosierung von Cortison die Ausbreitung von Infektionen begünstigt und das Körpereiweiß aller Organe durch Cortison abgebaut.

- **Androkortikoide**

Wirkungsort: Sekundäre Geschlechtsmerkmale.
Wirkung: Als zur Gruppe der *androgenen Hormone* (männlich prägende Hormone) gehörend, wirken sie ähnlich wie das männliche Sexualhormon *Testosteron*, nur bedeutend schwächer.

Mädchen: Wachstumsschub in der Pubertät. Beeinflussung der Sexualbehaarung.
Knaben: Sexualbehaarung, Bartwuchs und tiefe Stimme werden beeinflußt.

Minderproduktion aller NNR Hormone: Morbus Addison.
Überproduktion der Glukokortikoide: Morbus Cushing.
Überproduktion der Mineralokortikoide: Morbus Conn.
Überproduktion der Androkortikoide: Adrenogenitales Syndrom (siehe Pathologie).

Physiologie des NNM

Das NNM erhält die Reize zur Hormonbildung durch das vegetative Nervensystem.

- **Adrenalin**

Wirkungsort: Herz, Kreislauf, Leber, Lungen, Darm, Muskeln etc.
Wirkung: Erhöht die *Herztätigkeit*. Steigert den *Blutdruck*. Erschlafft die Bronchialmuskulatur und erweitert somit die Bronchien. Erweitert die Pupillen. Erhöht durch den vermehrten O_2-Bedarf den Grundumsatz. Setzt in der Leber und den Muskeln gespeichertes Glykogen als Glukose frei und *hebt* damit den *Blutzuckerspiegel*.

Gegenspieler des Insulins aus dem Pankreas und Mitspieler des Glukagons aus dem Pankreas.

Bei stark erhöhter Adrenalinausschüttung kann es zentralnervös zu Unruhe und Angst kommen.

- **Noradrenalin**

Wirkungsort: Kreislauf
Wirkung: Verengt die Gefäße und *hebt* dadurch den *Blutdruck.*

Das Verhältnis der beiden Hormone beträgt etwa 2:3 (NNM: 30–50% Adrenalin und 50–70% Noradrenalin; Sympathikus: 80–90% Noradrenalin und 10–20% Adrenalin). Beide unterstützen in ihrer Funktion die Tätigkeit des *Sympathikus*. Bei *Streßsituationen* kommt es zur *physiologischen Adrenalinausschüttung*.

Adrenalin und Noradrenalin wirken über *Rezeptoren* der Erfolgsorgane. Diese *α- und β-Rezeptoren* lassen sich durch bestimmte Pharmaka blokkieren. So benützt man z.B. bei Hochdruck β-Blocker.

Langerhanssche Inseln der Bauchspeicheldrüse

(Pankreas)

Sitz und Makroskopie

Über das ganze Pankreas, welches eine exokrine (siehe S. 210 u. 213) und eine endokrine Aufgabe hat, liegen etwa $^1/_2$ bis 2 Millionen sog. *Langerhanssche Inseln* mit einem Gesamtgewicht von 2–5 g verstreut.

Mikroskopie

In diesen Inseln finden wir verschiedene Zellen, die sich mit Hilfe spezieller Färbungen unterscheiden lassen. Die beiden wichtigsten sind:

A-Zellen
(enthalten α-Granula), sie machen etwa 20% aller Zellen aus.

B-Zellen
(enthalten β-Granula), sie machen etwa 80% aller Zellen aus.

Physiologie

Diese A- und B-Zellen sind für die *endokrine Funktion* des Pankreas verantwortlich. Sie bilden zwei Hormone.

- **Insulin** (aus den β-Granula der B-Zellen)

Wirkungsort: alle Zellen
Wirkung: – An der Zelle: Erhöhung der Glukoseaufnahme in die Zelle (Effekt auf die Zellmembran)
– In der Leber, im Muskel und im Fettgewebe: Glykogensynthese (fördert den Aufbau von Glykogen in Muskel und Leber), Eiweißsynthese und Lipogenese (hemmt Mobilisation von Fetten aus dem Fettgewebe und fördert so die Aufnahme freier Fettsäuren, die als Depotfett in Form von Trigliceriden gespeichert werden.
Blutzuckersenkende Wirkung!

Hauptreiz für Insulinausschüttung ist ein erhöhter Blutzuckerspiegel (Hyperglykämie).

Adrenalin aus dem NNM bremst die Insulinausschüttung.

Ein zu niedriger Blutzuckerspiegel (Hypoglykämie) wird im ZNS (von sog. Chemorezeptoren für Glukose) registriert, es kommt zur Ausschüttung von Adrenalin.

Teilweises oder gänzliches Fehlen des Insulins oder verminderte Ansprechbarkeit in Leber und Muskel führen zum Diabetes mellitus (Zuckerharnuhr). (Siehe Pathologie).

- **Glukagon** (aus den α-Granula der A-Zellen)

Wirkungsort: Leber.

Wirkung: Das gespeicherte *Glykogen* wird bei Bedarf wieder in *Glukose* zurückverwandelt und *ins Blut* abgegeben. *Blutzuckersteigernde Wirkung!*

Hauptreiz für Glukagonausschüttung ist eine Hypoglykämie oder ein Überangebot an Aminosäuren. Jedoch auch Fasten sowie eine allgemeine Erregung der Sympathikus fördern die Glukagonausschüttung. Eine Hyperglykämie bremst die Glukagonausschüttung.

Geschlechtsdrüsen (Gonaden)

Hoden (Testes)

Sitz und Makroskopie

Die Hoden sind eiförmige Organe, die im Hodensack liegen (siehe auch S. 238 ff.).

Mikroskopie

Für die endokrine Aufgabe der Hoden sind die *Leydigschen Zwischenzellen* verantwortlich. Sie liegen *zwischen* den samenbildenden Hodenkanälchen.

Physiologie

Auf Anreiz der gonadotropen Hormone des HVL werden das männliche Sexualhormon und reife Samenzellen gebildet. Außerdem kommt es auch beim Mann zu einer geringen Bildung von Östrogen (in den Hoden und in der Nebennierenrinde) sowie zu einer sehr geringen Bildung von Progesteron (in den Nebennieren).

- **Testosteron**

Wirkungsort: Hodenkanälchen, Protasta, Bläschendrüsen, Penis und sekundäre Geschlechtsmerkmale.
Wirkung: Samenzellenentwicklung, Funktion von Protasta und Bläschendrüsen, Peniswachstum sowie Ausbildung der sekundären Geschlechtsmerkmale (Entwicklung des Jungen zum Mann), Eiweißaufbau, Muskulatur.

Eierstöcke (Ovarien)

Sitz und Makroskopie

Die Eierstöcke sind mandelförmige paarig angeordnete Drüsen, die seitlich an der Beckenwand liegen.

Physiologie

Ebenfalls auf Anreiz der gonadotropen Hormone des HVL werden die weiblichen Sexualhormone gebildet. Auch bei der Frau kommt es zu einer geringen Bildung von Androgynen (Testosteron) in den Eierstöcken und in der Nebennierenrinde.

- **Östrogen und Progesteron**

Wirkungsort: Gebärmutter (Uterus), Eileiter (Tuben), Scheide (Vagina) und sekundäre Geschlechtsmerkmale.

Wirkung: Wachstum der Gebärmutter und Verdickung der Gebärmutterschleimhaut sowie Ausbildung der sekundären Geschlechtsmerkmale (Entwicklung des Mädchens zur Frau).
Menstruationszyklus
Schwangerschaftserhaltung
Näheres über die Sexualhormone und ihre Wirkung siehe Genitalsystem S. 239 f. ♂, S. 247 f. ♀.

Der Regelkreis

Durch den *Blutkreislauf* sind alle *endokrinen Drüsen* und das *Vegetative Nervensystem* untereinander *verbunden*. Dank dem kann der jeweilige *Hormongehalt im Blut* (Bluthormonspiegel) von den *übergeordneten Instanzen* (VNS und HVL) ständig *registriert* werden.

So richten sich die übergeordneten Instanzen (auch Hypothalamus, siehe S. 175) nach dem Bluthormonspiegel. Je nach Bedarf beeinflussen sie die untergeordneten Drüsen *stimulierend* oder *hemmend*, und der *Bluthormonspiegel* bleibt dank diesem *Regelkreis* ungefähr *konstant.*

Testfragen: Endokrinsystem, Einleitung und Allgemeines

1. Was sind Hormone? (S. 170)
2. Wie sind die Drüsen mikroskopisch gebaut? (S. 11 u. 170)
3. Wie wird der Bluthormonspiegel reguliert? (Regelkreis). (S. 182)

Testfragen: Endokrinsystem, Zirbeldrüse

1. Was wissen Sie über die Zirbeldrüse? (Sitz, Wirkung ihrer Hormone). (S. 171 u. 172)

Testfragen: Endokrinsystem, Hirnanhangsdrüse

1. Wo liegt die Hirnanhangsdrüse (Hypophyse)? (S. 172)
2. Wie wird die Hypophyse eingeteilt? (Makroskopie). (S. 172)
3. Aus was für Gewebe sind die beiden Hautlappen der Hypophyse gebaut? (S. 172)
4. Wie heißen die beiden Hormone des Hypophysenhinterlappens, wo und wie wirken sie? (S. 173)
5. Wie heißen die beiden direkt wirkenden Hormone des Vorderlappens, wo und wie wirken sie? (S. 173)
6. Wie heißen die drei indirekt wirkenden Hormone des Vorderlappens, wo und wie wirken sie? (S. 173 u. 174)
7. Inwiefern hat die Hypophyse eine ‹Chefposition›? (S. 174)

Testfragen: Endokrinsystem, Schilddrüse

1. Wo liegt die Schilddrüse? (S. 176)
2. Wie heißen die beiden wichtigsten Hormone der Schilddrüse, wo und wie wirken sie? (S. 176)

Testfragen: Endokrinsystem, Nebenschilddrüsen

1. Wo liegen die Nebenschilddrüsen? (S. 177)
2. Nennen Sie ihr Hormon, seinen Wirkungsort und seine Wirkung. (S. 177)

Testfragen: Endokrinsystem, Nebennieren

1. Wo liegen die Nebennieren? (S. 177)
2. Wie werden die Nebennieren unterteilt? (Mikroskopie). (S. 178)
3. Nennen Sie die drei Hormongruppen der Nebennierenrinde, ihre Wirkungsorte und ihre Wirkungen. (S. 178)
4. Wie heißen die beiden Hormone des Nebennierenmarkes, wo und wie wirken sie? (S. 179)

Testfragen: Endokrinsystem, Pankreas

1. Nennen Sie den Sitz und Bau des endokrinen Teiles (Makroskopie und Mikroskopie) des Pankreas. (S. 179 u. 180)
2. Wie heißen die beiden Hormone des Pankreas, wo und wie wirken sie? (S. 180)

Testfragen: Endokrinsystem, Blutzucker allgemein

1. Welche vier Hormone bzw. Hormongruppen haben einen Einfluß auf den Blutzuckerspiegel, woher stammen sie und wie verändern sie den Blutzuckerspiegel? (S. 178 bis 180)

Testfragen: Endokrinsystem, Gonaden

1. Wo liegen die Hoden? (S. 181)
2. Wie heißt das Hormon der Hoden, wo und wie wirkt es? (S. 181)
3. Wo liegen die Eierstöcke? (S.181)
4. Wie heißen die beiden Hormone der Eierstöcke, wo und wie wirken sie? (S. 181 u. 182)

Testfragen: Hormone

Wo werden die folgend genannten Hormone gebildet und wie wirken sie?

1. ACTH (S. 174)
2. Adrenalin (S. 179)
3. Noradrenalin (S. 179)
4. LH bzw. ICSH (S. 174)
5. TSH (S. 173)
6. Glukagon (S. 180)
7. Insulin (S. 180)
8. Adiuretin (S. 173)
9. Oxytocin (S. 173)
10. Prolaktin (S. 173)
11. Trijodthyronin und Thyroxin (S. 176)
12. Kalzitonin (S. 176)
13. Parathormon (S. 177)
14. Kortikoide (S. 178)
15. Testosteron (S. 181)
16. Östrogen und Progesteron (S. 181 u. 182)

Verdauungsapparat

Wesentliche Aufgaben des Verdauungsapparates:

- Kanalsystem im Körper, das die Aufnahme, Zerkleinerung, Verdauung und Resorption von Nährstoffen sowie die Ausscheidung von nutzlosen Stoffen übernimmt.
- Dadurch also Deckung des Stoff- und Energiebedarfs des Organismus.

Anteile des Magendarmkanals

- Mund (Os)
- Rachen (Pharynx)
- Speiseröhre (Ösophagus)
- Magen (Ventriculus lat., Gaster griech.)
- Dünndarm (ca. 4–5 m lang) mit
  - Zwölffingerdarm (Duodenum)
  - Leerdarm (Jejunum)
  - Krummdarm (Ileum)
- Dickdarm (Colon) (ca. 1 $^1/_2$ m lang)
- Mastdarm (Rectum) (ca. 20 cm lang)

Mundhöhle

Topographie + Makroskopie

Die Mundhöhle, als Beginn des Magendarmkanals, ist folgendermaßen begrenzt:

Vorne: Lippen.
Hinten: Rachen (offene Verbindung zum Rachenraum).
Seitlich: Weichteilwände (Wangen), die den Zahnreihen anliegen.
Oben: (Mundhöhlendach) harter und weicher Gaumen.
Unten: (Mundhöhlenboden) Weichteile und Unterkiefer.

In der Mundhöhle finden wir:

1. Mundschleimhaut
2. Speicheldrüsen
3. Zähne
4. Zunge
5. Gaumenmandeln (Tonsillen).

186

Verdauungs-apparat

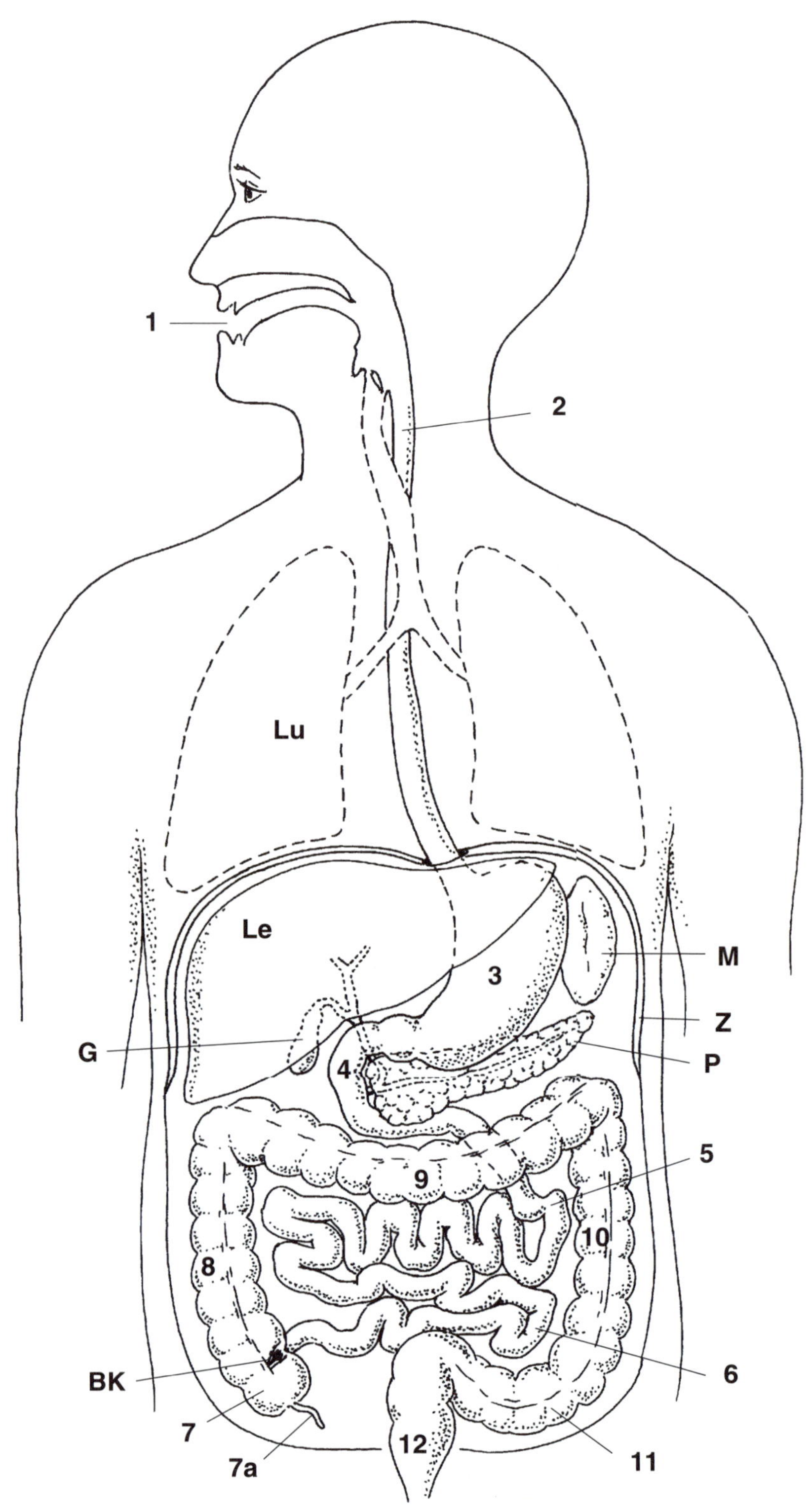

Abb. 104 **Schematische Darstellung des Verdauungsapparates**

Der Übersichtlichkeit wegen wurden die einzelnen Organe bei dieser Zeichnung in ihrer Lage etwas verschoben. In Wirklichkeit werden ja einzelne Organe von andern teilweise oder ganz überdeckt.

1 Mundhöhle (Cavum oris)
2 Speiseröhre (Ösophagus)
3 Magen (Ventriculus)

4 Zwölffingerdarm (Duodenum)
5 Schlingen des Leerdarmes (Jejunum)
6 Schlingen des Krummdarmes (Ileum)
} Dünndarm

7 Blinddarm (Caecum) mit
7a Wurmfortsatz (Appendix)
8 Aufsteigender Dickdarm (Colon ascendens)
9 Querliegender Dickdarm (Colon transversum)
10 Absteigender Dickdarm (Colon descendens)
11 Sigmaschleife (Colon sigmoideum)
12 Mastdarm (Rectum) mit Anus
} Dickdarm

LU Lunge (Pulmo) nur andeutungsweise gezeichnet, da nicht dem Verdauungsapparat zugehörig.
Le Leber (Hepar)
G Gallenblase (Vesica fellea)
P Bauchspeicheldrüse (Pankreas)
M Milz (Lien) ebenfalls nur andeutungsweise!
BK Bauhinsche Klappe (Ileo-zekalklappe), Einmündungsstelle des Dünndarmes in den Dickdarm
Z Schnittstelle des Zwerchfells

1. Mikroskopie und Physiologie der Mundschleimhaut

Bei den *Lippen* geht das Hautepithel (Epidermis mit Haaren und Drüsen) in die Schleimhaut der Mundhöhle über. Die Lippen werden durch das Sprechen und durch die Nahrungsaufnahme feucht gehalten.

Das Lippenrot trägt ein haar- und drüsenloses, dünnes verhorntes Epithel und ist stark durchblutet. Das daraus resultierende «Lippenrot» ist für uns ein geeigneter Kreislaufindikator. Die innen anschließende Schleimhaut trägt wie die Wangenschleimhaut ein unverhorntes geschichtetes Plattenepithel und enthält kleine Speicheldrüsen.

Dank diesen sowie dank den großen Speicheldrüsen (siehe unten) ist die Mundhöhle ständig feucht, so daß alle übrigen Aufgaben erfüllt werden können. (Ein trockener Mund hindert am Sprechen etc.)

2. Physiologie der Speicheldrüsen

Die drei in der Mundhöhlenwand gelegenen, *paarig angeordneten Speicheldrüsen,* die *Unterkieferdrüse* (Glandula submandibularis), die *Unterzungendrüse* (Glandula sublingualis) und die *Ohrspeicheldrüse* (Glandula parotis), sind für die *Speichelproduktion* verantwortlich. Gemeinsam liefern sie einen *serös-mukösen Schleim*, der vorwiegend aus Wasser, Schleimstoffen und Kalksalzen besteht. Zusätzlich wird in diesen Drüsen ein erstes

Ferment, das *Ptyalin*, gebildet. Ptyalin *spaltet Kohlenhydrate* (Stärke und Zucker) bereits in kleinere Zuckerteile, nämlich in *Zweifachzucker* (Disaccharide).

Die *Speichelsekretion* wird durch Duftstoffe verschiedener Speisen, aber vor allem durch das *Kauen* angeregt. Der Ausführungsgang der Ohrspeicheldrüse mündet in der Mitte der Wangeninnenfläche. Die Ausführungsgänge der Unterkieferdrüse und der Unterzungendrüse münden gemeinsam unter der Zunge.

3. Topographie, Makroskopie, Mikroskopie und Physiologie der Zähne

Die Zähne sind in den Zahnalveolen des Ober- bzw. Unterkiefers verankert. Das *Milchgebiß* (Gebiß des kleinen Kindes) besitzt *20 Zähne*. Sie treten zwischen dem 6. und 24. Lebensmonat durch die Schleimhaut. Pro Kieferhälfte hat das Kleinkind

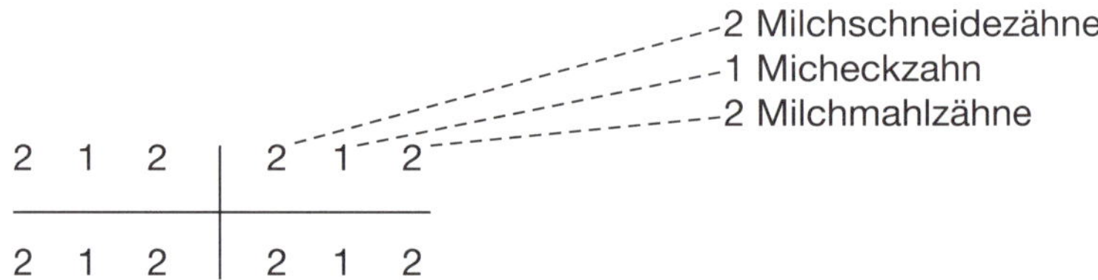

Das *Gebiß des Erwachsenen* besitzt *32 Zähne*. Die mittleren 20 Zähne ersetzen die Zähne des Milchgebisses und treten ab dem 6. bis 7. Lebensjahr durch.

Pro Kiefer hat der Erwachsene, die ‹Weisheitszähne› mitgerechnet,

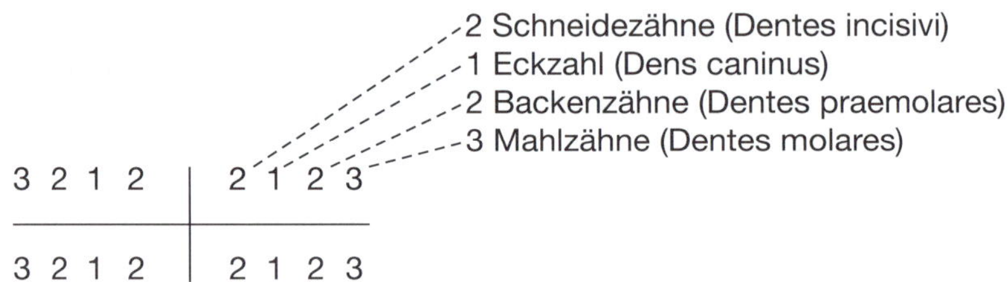
2 Schneidezähne (Dentes incisivi)
1 Eckzahl (Dens caninus)
2 Backenzähne (Dentes praemolares)
3 Mahlzähne (Dentes molares)
3 2 1 2 | 2 1 2 3
3 2 1 2 | 2 1 2 3

Die Aufgabe der Zähne ist es, *Nahrung mechanisch zu zerkleinern*. Außerdem sind sie eine *Hilfe beim Sprechen*, nämlich bei der Wort- und Sprachlautbildung. Schließlich gehören die Zähne (gepflegt und ganz) zum persönlichen *Schmuck* des Einzelnen.

Abb. 105 **Zahnaufbau**

1	Zahnschmelz	Schutzschicht über Zahnkrone. Härteste Substanz des menschlichen Körpers
2	Zahnbein (Dentin)	Hauptmasse des Zahnes, ein knochenähnliches Gewebe
3	Zahnfleisch (Gingiva)	
3a	Schleimhaut-epithel	
3b	Schleimhaut-bindegewebe	eigentlich kein ‹Fleisch›, sondern derbe Schleimhaut
4	Zahnzement	entspricht in der Bauart dem Knochengewebe
5	Wurzelhaut und Haltebänder	aus Bindegewebe. Befestigt den Zahn im Kiefer
6	Pulpahöhle	kanalartiger Hohlraum im Zahn mit Blutgefäßen, Lymphgefäßen und Nerven

Begriffserläuterungen

Okklusion	=	Berühren der Zahnreihen bei Kieferschluß
Eugnathie	=	Im Normalfall treffen die beiden Zahnreihen im sog. «Scherenbiß» aufeinander.
Dysgnathie	=	Fehlstellung der Zähne bei Kieferanomalie, zum Beispiel:
Prognathie	=	Überscheren des Oberkiefers
Progenie	=	Überscheren des Unterkiefers

4. Topographie, Makroskopie, Mikroskopie und Physiologie der Zunge

Die Zunge (lat. Lingua, griech. Glossa) ist ein *muskuläres Organ* mit Ansatz am Zungenbein. Unten ist die Zungenwurzel mit dem Mundboden fest verwachsen. Die Form der Zunge kann willkürlich verändert werden.

Mikroskopisch finden wir *quergestreifte willkürliche Muskulatur*, welche von *Schleimhaut*, einem mehrschichtigen Plattenepithel, überzogen ist. In der Schleimhaut der Zungenoberfläche finden wir die Zungenpapillen mit Geschmacksknospen (S. 75).

Neben der Aufgabe als *Geschmackssinnesorgan* (siehe S. 75 u. 76) dient die Zunge folgenden Funktionen:

- *Nahrungstransport*
- *Mundhöhlenverschluß gegen außen* beim Schluckakt (s. S. 193)
- *Sprechhilfe*
- *Mithilfe bei der mechanischen Zerkleinerung der Nahrung*
- *Schutzfunktion* dank sehr feiner Tast-, Schmerz- und Temperaturwahrnehmung
- *Reinigung* der Mundhöhle.

5. Topographie, Makroskopie, Mikroskopie und Physiologie der Gaumenmandeln

Die Gaumenmandeln (Tonsillen) liegen in einer Nische zwischen dem vorderen und hinteren Gaumenbogen.

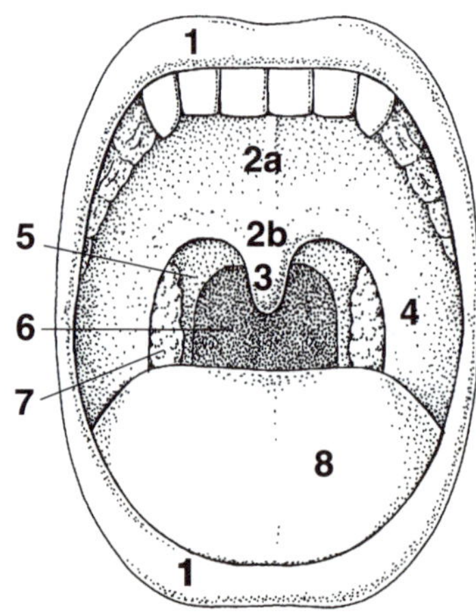

Abb. 106 **Blick in den geöffneten Mund**

1 Lippen (Labia oris)
2 Gaumen (Palatum)
2a Harter Gaumen (Palatum durum)
2b Weicher Gaumen, auch Gaumensegel (Palatum molle) mit 3 =
3 Zäpfchen (Uvula)
4 Vorderer Gaumenbogen (Arcus palatoglossus)
5 Hinterer Gaumenbogen (Arcus palatopharyngeus)
6 Rachen (Pharynx)
7 Gaumenmandel (Tonsilla palatina)
8 Zunge (lat. Lingua, griech. Glossa)

Mikroskopisch finden wir *lymphatisches Gewebe*. Zusammen mit der Rachenmandel und der auf dem Zungengrund liegenden Zungenmandel gehören sie zum *lymphatischen Rachenring* und haben daher eine *Abwehrfunktion*.

(Siehe Lymphsystem S. 153 und Atmungssystem S. 158.)

Rachen (Pharynx)

Topographie

Der Mundrachen schließt der Mundhöhle an (siehe Atmungssystem S. 157).

Makroskopie

Der gesamte Rachen ist ein *Muskelschlauch*. Einteilung in Epipharynx, Mesopharynx und Hypopharynx siehe S. 157.

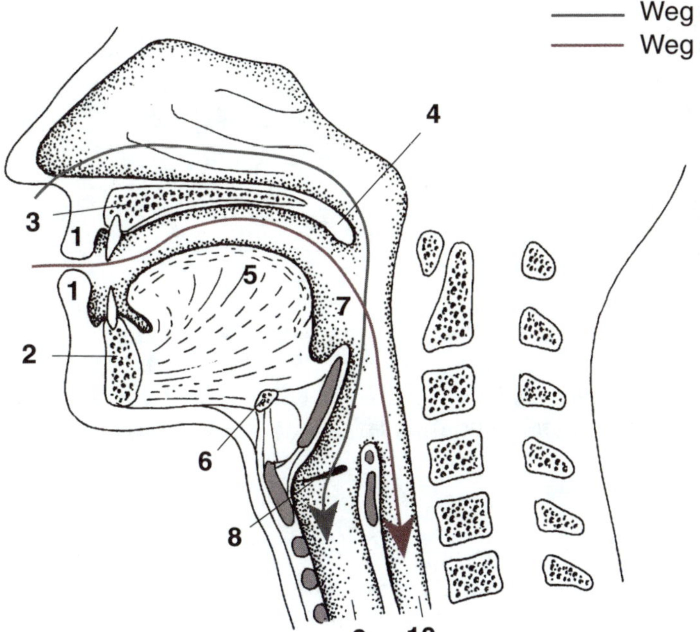

Abb. 107 **Längsschnitt durch Mundhöhle und Rachen** (schematisch)

1 Lippen (Labia oris)
2 Unterkiefer (Mandibula)
3 Oberkiefer (Maxilla), bildet den harten Gaumen
4 Weicher Gaumen mit Zäpfchen (Uvula)
5 Zunge (Lingua, Glossa)
6 Zungenbein (Os hyoideum)
7 Rachen, wo sich Luftweg und Speiseweg kreuzen (Pharynx)
8 Kehlkopf (Larynx) mit Kehldeckel (Epiglottis)
9 Luftröhre (Trachea)
10 Speiseröhre (Ösophagus)

Mikroskopie

Auf der Schleimhaut des Epipharynx (oberhalb der Ebene des Gaumensegels) finden wir ein Flimmerepithel. Die Schleimhaut des Mesopharynx und Hypopharynx besteht aus einem mehrschichtigen unverhornten Plattenepithel, das bis in den Kehlkopf hinein reicht. In der ganzen Rachenschleimhaut bis zum Kehlkopfeingang finden wir neben den großen Mandeln auch zahlreiche Lymphfollikel, die vorwiegend seitlich liegen. Die Pharynxmuskulatur, die nach außen der Schleimhaut folgt, ist quergestreift und willkürlich. Als Verbindungsschicht finden wir ein locker aufgebautes Bindegewebe.

Physiologie

Der Rachen dient einerseits als *Weg für Luft und Speise*. Im Bereich des Mundrachens *kreuzen diese beiden Wege*. Andererseits wird durch einen Reiz an der Rachenwand der *Schluckreflex* ausgelöst (siehe Schluckakt, S. 192 u. 193).

Speiseröhre (Ösophagus)

Topographie

Die Speiseröhre liegt als *Verbindungsrohr* zwischen dem Rachen und dem Magen. Der größte Teil des Rohres liegt im *Mittelfellraum* (Mediastinum), hinter der *Aorta* und der *Luftröhre*. Durch eine Öffnung im Zwerchfell dringt sie in den *oberen Bauchraum* und mündet unmittelbar anschließend in den *Magen*.

Makroskopie

Die Länge der Speiseröhre beträgt etwa 20 bis 25 cm. Sie weist *drei physiologische enge Stellen* auf: Die erste auf Höhe des Kehlkopfes, die zweite auf Höhe der Luftröhrengabelung und die dritte beim Zwerchfelldurchgang.

Mikroskopie

Zuinnerst finden wir wieder dieselbe *Schleimhautauskleidung*. (Mucosa) wie beim Rachen. Die *Muskelschicht* (Muscularis) ist im oberen Abschnitt der Speiseröhre noch *quergestreift*, weiter unten dagegen *glatt*. Nach außen ist die Speiseröhre wieder mittels *Bindegewebe* (Adventitia) mit ihrer Umgebung verbunden.

Der Schichtbau bleibt im ganzen Magendarmkanal relativ gleich.

Von innen nach außen finden wir folgende Schichten:

- *Schleimhaut* (Mucosa) mit eigener dünner Muskelschicht
- *Verschiebeschicht*, auch Bindegewebsschicht (Submucosa)
- *Muskelschicht* (Muscularis)
- *Verbindungsschicht* (Adventitia), meist Bindegewebe mit Bauchfell (= Serosa).

Ausführlichere Beschreibung der Schichten s. S. 200.

Physiologie

Die Speiseröhre *transportiert* die ‹geschluckte› Nahrung mit *peristaltischen Bewegungen* in den Magen (Peristaltik siehe Begriffserläuterungen S. 198).

- *Der Schluckakt*

Der Transport der Speise vom Mund bis zum Mageneingang (Cardia) dauert etwa 5–6 Sekunden und verläuft teils willkürlich, teils unwillkürlich, in *drei Phasen.*

1. *Vorgang im Mund* (willkürlich)

- Zunge wird an den harten und weichen Gaumen gepreßt. Dadurch entsteht in der Mundhöhle ein vergrößerter Druck.
- Dieser Druck und die Zungenbewegungen befördern den ‹Bissen› oder den ‹Schluck› zum Rachen.

2. *Vorgang im Rachen* (unwillkürlich)

- Das zu Schluckende löst an der hinteren Rachenwand den Schluckreflex aus (es muß geschluckt werden!). (Beim «Leerschlucken» ist der Zungenrand der Auslöser des Schluckreflexes.)
- Der Schluckreflex seinerseits bewirkt reflexartig:
- Mundverschluß durch Zunge und Lippen (Lippen willkürlich).
- Nasenraumverschluß durch Zäpfchen des Gaumensegels (Uvula).
- Anheben des Kehlkopfes nach vorne oben.
- Erweiterung des Speiseröhrenzugangs.
- Reflektorisch wird der Atem angehalten. Atmet man trotzdem, kommt es zum <sich Verschlucken>.

3. Vorgang in der Speiseröhre (unwillkürlich)

- Speise wird peristaltisch weiter transportiert.
- Sobald der Speisebrei den unteren Speiseröhrenabschnitt erreicht, erschlafft die Cardiamuskulatur und der Speisebrei fällt in den Magen.

Magen (lat. Ventriculus, griech. Gaster)

Topographie

Der Magen liegt im *linken Oberbauch* unter der linken Zwerchfellkuppel und der Leber, etwa auf Höhe des 10. bis 12. Brustwirbels bis 1. bis 3. Lendenwirbel.

Makroskopie

Die *Schleimhaut des leeren Magens* ist zur Oberflächenvergrößerung in *Falten* gelegt. Entlang den *Kurvaturen* verlaufen die Blut- und Lymphgefäße des Magens. Längs der *kleinen Kurvatur* bilden Längsfalten die sog. *Magenstraße*. Dies ist die kürzeste Verbindung zwischen der *Cardia* und dem *Pylorus* (siehe Abb. 108).

Mikroskopie

In der Schleimhaut, vorwiegend im Bereich des Magengrundes und Magenkörpers, finden wir Drüsenschläuche mit verschiedenen Zellen, denen verschiedene Aufgaben zukommen, nämlich *Hauptzellen, Belegzellen* und *Nebenzellen*.

(Siehe auch Mikroskopie der Speiseröhre S. 192.)

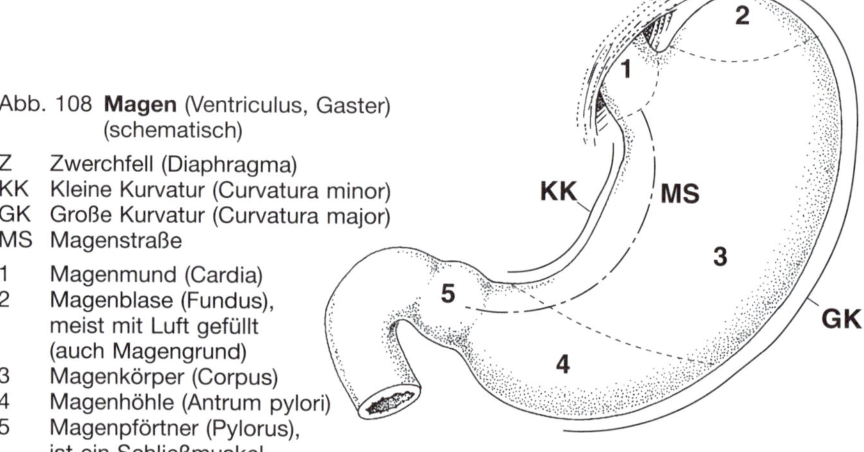

Abb. 108 **Magen** (Ventriculus, Gaster) (schematisch)

Z Zwerchfell (Diaphragma)
KK Kleine Kurvatur (Curvatura minor)
GK Große Kurvatur (Curvatura major)
MS Magenstraße

1 Magenmund (Cardia)
2 Magenblase (Fundus), meist mit Luft gefüllt (auch Magengrund)
3 Magenkörper (Corpus)
4 Magenhöhle (Antrum pylori)
5 Magenpförtner (Pylorus), ist ein Schließmuskel

Physiologie

Hauptzellen

Sie produzieren das Ferment *Pepsinogen*, welches durch die Salzsäure in das eiweißspaltende *Pepsin* umgewandelt wird und Eiweiße bis zu Zweifacheiweißen (Dipeptiden) spalten kann. Die endgültige Zerlegung der Peptide in resorbierbare Aminosäuren erfolgt im Dünndarm.

Belegzellen

Sie produzieren *Salzsäure* (Wasserstoff-Chlorid = H^+Cl^- oder einfach Chlorwasserstoff), welche die Aufgabe hat, *Pepsinogen zu Pepsin* umzuwandeln und *Bakterien* abzutöten. Von den säurebildenden Belegzellen der Magenschleimhaut wird auch der Intrinsic Factor gebildet, der für den Blutaufbau wichtig ist (siehe S. 108 und 109 sowie S. 195).

Nebenzellen

Sie produzieren *schwachsauren*, nahezu neutralen *Schleim*. Die der Magenlichtung direkt anliegenden Oberflächenzellen bilden viel neutralen Schleim, der dort die im Magen gebildete Säure mildert und den Magen vor Selbstverdauung durch Salzsäure *schützt.*

Die *Bildung von Magensaft* (Salzsäure, Schleim, Pepsin und wenig Lipase) wird angeregt durch:

- das *Vegetative Nervensystem*, sobald sich Nahrung in der Mundhöhle befindet; durch *psychische Reize*, d.h. durch den Anblick von Speisen, durch Gerüche, Geschmäcke, Appetit und selbst durch die reine Vorstellung der Speisen in der Phantasie, und durch das
- *Gastrin* (Hormon der Pylorusdrüsen), welches ausgeschüttet wird, sobald Nahrung in den Magen tritt.

In 24 Stunden werden ein bis zwei Liter Magensaft gebildet. Der pH-Wert im Nüchternsekret schwankt zwischen 1 und 1,5, die Reaktion des Magensaftes ist also sehr sauer. Im gefüllten Magen beträgt der pH-Wert etwa 3–5 (pH-Wert siehe S. 107).

Zusammenfassend könnten die Aufgaben des Magens folgendermaßen festgehalten werden:

a) **Reservoir**

Der Speisebrei wird *portionenweise* durch den Pförtner (Pylorus) befördert. *Flüssigkeiten* nehmen den *kürzesten* Weg durch die *Magenstraße* und werden somit *schneller weitertransportiert* als feste Bestandteile. *Fette* bleiben relativ *lange im Magen.*

Der Pylorus öffnet sich durch den sog. *Chemo-Reflex*, d.h. sobald der *saure Speisebrei* im Zwölffingerdarm (Duodenum) dank alkalischem Sekret vom Pankreas *alkalisch umgewandelt* worden ist, erfolgt via Nervensystem eine Meldung zum Pylorus und dieser öffnet sich *reflexartig* für die *nächste Portion*.

Funktioniert dieser Steuermechanismus aus irgend einem Grund nicht richtig, entsteht im Magen ein Druck, und da der Pylorus widerständsfähiger ist als die Cardia, kommt es zur <Retro-Peristaltik>, zum *Erbrechen* (Pylorusspasmus bei Neugeborenen, siehe Pathologie).

b) **Andauung**

Pepsin wandelt *Eiweiße* in kleinere Bausteine um. Die endgültige Umwandlung zu den wasserlöslichen Aminosäuren erfolgt jedoch erst im Dünndarm. Im *Magen* findet, außer von Alkohol und sehr leicht löslichen Stoffen, noch keine *Resorption* statt.

Lipase, ein *fettspaltendes Ferment*, wird im Magen als eine charakteristische Lipase in sehr kleinen Mengen gebildet. Es greift nur kurzkettige Fettsäuren an und ist für die Verdauung von geringer Bedeutung. *Aktiv* wird die wichtigste Lipase des Darmtraktes, die Pankreaslipase, erst im Duodenum mit *Hilfe der Galle* (siehe S. 203 ff.).

c) **Schutz**

Salzsäure hat eine *bakterizide Wirkung*, schützt also vor Bakterien. *Schleim* schützt die *Magenwände* vor der Salzsäure.

d) **Blutaufbau**

Der *Extrinsic factor* (Vitamin B_{12}, mit der Nahrung aufgenommen) verbindet sich zur Resorption mit dem vom Magen gebildeten *Intrinsic factor* (Castelsches Ferment) und wird im Dünndarm resorbiert. Über den Blutweg gelangt das Vitamin B_{12} nun zur *Leber* und wird bei Bedarf zur *Reifung der Erythrozyten* ins rote Knochenmark abgegeben (siehe Erythropoese, S. 108 u. 109).

Darm

Vor der Besprechung des Dünndarms sollen hier ein paar **Begriffe erklärt** werden, die zum Verständnis des Dünndarmes wichtig sind.

Der Bauchraum

Unter dem Bauchraum verstehen wir den *gesamten Raum* vom *Zwerchfell* bis zur *Beckeneingangsebene*. Vorne und seitlich wird er von der *Bauchmuskulatur* begrenzt, hinten von der *Rückenmuskulatur.*

Die Bauchhöhle

Als Bauchhöhle bezeichnen wir nur *einen Teil des Bauchraumes*, nämlich jener, welcher von Bauchfell ausgekleidet wird und Organe enthält, die *ganz von Bauchfell umgeben* sind. Das kleine Becken selbst gehört nicht mehr zur Bauchhöhle, wohl aber die Nischen, die ins kleine Becken hineinragen (siehe S. 250, Abb. 128). Die Bauchhöhle reicht also vom Zwerchfell bis zum kleinen Becken.

Das Bauchfell (Peritoneum)

Das *Bauchfell kleidet die Bauchhöhle aus* und *bedeckt die in der Bauchhöhle gelegenen Organe*. Analog den Lungen beim Brustfell und dem Herzen beim Herzbeutel sind auch die in der Bauchhöhle gelegenen Organe während der Entwicklung des Embryo in dieses Fell hineingewachsen.

Das *Bauchfell* sondert eine *seröse Flüssigkeit* in die Bauchfellhöhle (Peritonealhöhle) ab, welche das Verschieben der Organe gegeneinander (vor allem der Darmschlingen) und ihre wechselnde Füllung erlaubt.

Organe, die *ganz vom Bauchfell bedeckt* sind, liegen **intraperitoneal.** *Beispiele:* Leber, Milz, Magen, Leer- und Krummdarm, Eierstöcke und Dickdarmanteile (querliegender Dickdarm und Sigmaschleife). Diese Organe haben immer ein Aufhängeband (siehe unten).

Organe, die sich *hinter dem Bauchfell* befinden, liegen **retroperitoneal.** *Beispiele:* Nieren, Nebennieren, Harnleiter, Harnblase, große Gefäßstämme, Nervenstränge, Pankreas, Zwölffingerdarm und Dickdarmanteile (aufsteigender und absteigender Ast des Dickdarmes, oberster Teil des Mastdarmes).

Organe, die sich *außerhalb der Bauchhöhle* und damit auch *außerhalb des Bauchfells* befinden, liegen **extraperitoneal.** *Beispiel:* Organe des kleinen Beckens und unterer Teil des Mastdarmes mit Anus.

Organe, die sich *unter dem Bauchfell* befinden und teilweise noch vom Bauchfell überzogen sind, liegen im **subperitonealen Raum.** *Beispiele:* Gebärmutter, Harnblase.

Die Begriffe *intra-, retro-* und *extraperitoneal* stammen von den Chirurgen aus den Zeiten, als diese die Bauchhöhle nur im äußersten Notfall eröffneten.

Als *intraperitoneal* gelegen wurden Organe bezeichnet, die nur durch Öffnung der Bauchhöhle zugänglich sind.

Als *retroperitoneal* gelegen wurden Organe bezeichnet, die wenigstens von einer Seite her, ohne Eröffnung der Bauchhöhle, operativ zugänglich sind, und

als *extraperitoneal* gelegen wurden Organe bezeichnet, deren Entfernung aus dem Körper ohne Verletzung des Bauchfells möglich ist.

So gesehen liegen die Nieren und Nebennieren eigentlich extraperitoneal. In den meisten Lehrbüchern wird ihre Lage jedoch als retroperitoneal bezeichnet.

Die Bauchfellhöhle

Die Bauchfellhöhle (Peritonealhöhle) ist der Spaltraum, welcher von den beiden serösen Häuten (Peritoneum viscerale und Peritoneum parietale) gebildet wird. Dieser Spaltraum enthält wenige Milliliter (um 80 ml) seröse Flüssigkeit, welche die Verschieblichkeit der intraperitoneal gelegenen Organe (siehe oben) erleichtert und deren wechselnde Füllung ermöglicht.

Aufhängebänder

Sowohl die Dünndarmschlingen als auch Querdickdarm und Sigmoid sind mittels einem Aufhängeband an der hinteren Bauchwand befestigt. Die Aufhängebänder sind von Serosa überzogene Bindegewebsplatten, in denen Nerven, Blutgefäße und Lymphgefäße (Chylusgefäße) mit Lymphknoten verlaufen (Versorgungswege).

Dünndarmgekröse (Mesenterium) = *Aufhängeband*, welches *Leerdarm* (Jejunum) und *Krummdarm* (Ileum) an der hinteren Bauchwand befestigt.

Dickdarmgekröse (Mesocolon) = *Aufhängeband*, welches den Querdickdarm (Colon transversum) und die Sigmaschleife (Colon sigmoideum) an der hinteren Bauchwand befestigt.

Netz (Omentum)

Die Funktion des großen und kleinen Netzes ist verschieden. *Das große Netz* (Omentum majus) hängt von der großen Magenkurvatur schürzenartig vor den Darmschlingen und ist auch am Querdickdarm (Colon tansversum) befestigt. Es ist eine löcherige Bindegewebsplatte mit zahlreichen, zum Teil verfetteten Anhängseln und retikulärem Gewebe mit Abwehrzellen. Damit dient es der Infektionsabwehr, außerdem dadurch, daß es entzündete Bauchorgane anklebend abdeckt.

Das kleine Netz (Omentum minus) ist ein von der Leberunterseite zur kleinen Magenkurvatur ziehendes, ebenfalls löcheriges Aufhängeband, in dessen Rand die Lebergefäße (V. portae, A. hepatica) und der Gallenweg (Ductus choledochus) verlaufen.

Weitere Begriffserläuterungen

bakterizid = Bakterien tötend

Emulsion = Fette werden durch Gallensäure in feinste Fetttröpfchen zerlegt. Erst jetzt kann die Lipase auf die Fetttröpfchen wirken (= Verseifung)

Enzym = Ferment. In der lebenden Zelle gebildete organische Verbindung (Eiweißkörper), die als Biokatalysator die Stoffwechselvorgänge im Organismus entscheidend beeinflußt. Im Zusammenhang mit dem Magendarmkanal handelt es sich um Wirkstoffe, die Nährstoffe (Eiweiße, Kohlenhydrate und Fette) in kleinere Teile zerlegen

Ester = Verbindung von Alkohol mit Säuren (z.B. Glycerin mit Fettsäuren)

Ferment = Enzym (siehe oben)

mukös = zähflüssig, schleimartig

Nukleinsäuren = hochmolekulare Verbindungen (Eiweißkörper), die Hauptbestandteil des Zellkerns sind und besondere Bedeutung für die Proteinsynthese in der Zelle haben. (siehe auch S. 4)

Nukleotid = Spaltprodukt des natürlichen Eiweißstoffs des Zellkerns, der Nukleinsäure

Peristaltik = über ein Hohlorgan (Speiseröhre, Magen, Darm, Ureter, Eileiter) laufende Erweiterung mit zu beförderndem Inhalt und unmittelbar nachfolgender treibender Einschnürungswelle

serös = eiweißhaltig, dünnflüssig

Seröse Höhle = allseits geschlossener kapillärer Spalt, von einer serösen Haut ausgekleidet. Enthält geringe Menge von seröser Flüssigkeit (Transsudat) (z.B. Perikardhöhle, Pleurahöhle, Peritonealhöhle)

Serosa = dünne Haut, die eiweißhaltige Flüssigkeit absondert

Veresterung = Esterbildung, geschieht unter Wasserabspaltung

Verseifung = Esterverbindungen (Fette) werden unter Wasseraufnahme in ihre Komponenten gespalten (z.B. Glycerin und Fettsäuren)

Dünndarm

Der ganze Dünndarm ist 3,5 bis 5 m lang und besitzt einen Durchmesser von 2,5 bis 3 cm. Der Dünndarm (Intestinum tenue) besteht aus drei Abschnitten:

- Zwölffingerdarm (Duodenum)
- Leerdarm (Jejunum)
- Krummdarm (Ileum)

Topographie

Das *Duodenum* schließt dem Magenpförtner (Pylorus) an und ist an der rückwärtigen Bauchwand fixiert. Es liegt demnach *retroperitoneal.* Ins Duodenum münden gemeinsam der Pankreasgang und der Gallenweg (siehe Abb. 109 unten).

Das *Jejunum* schließt dem Duodenum an, das *Ileum* mündet bei der Ileozäkalklappe (Valva ileocaecalis) in den Dickdarm (siehe Abb. 104, S. 186 u. 187 und Abb. 112, S. 206).

Jejunum und *Ileum* liegen *intraperitoneal* und sind am Aufhängeband (Gekröse) des Dünndarmes, dem Mesenterium befestigt.

Makroskopie

Die Länge des Duodenums entspricht ungefähr der Breite von zwölf Fingern. Das Längenverhältnis zwischen Jejunum und Ileum beträgt etwa 2:3, das Jejunum ist also etwas kürzer als das Ileum.

Die Submukosa (siehe Mikroskopie) bildet im Duodenum und Jejunum *Ringfalten* (Plicae circulares = Kerckringsche Falten), die eine Oberflächenvergrößerung (Resorptionsfläche) darstellen. Diese Falten sind im Duodenum besonders dick wegen der in der Submucosa liegenden *Brunnerschen Drüsen* (siehe Mikroskopie). Der Anfangsteil des Duodenum ist faltenfrei, was im Röntgenbild als ‹Bulbus duodeni› (Zwiebel) erscheint. Die Falten werden gegen Ende des Jejunum niedriger und seltener und sind im Ileum nur noch klein vorhanden.

Im ganzen Dünndarm bildet die Schleimhaut (Mucosa) winzige Ausstülpungen, *Zotten* (Villi intestinales), die 1 bis 1,5 mm lang sind und ebenfalls der Oberflächenvergrößerung für die Resorption dienen.

Abb. 109 **Zwölffingerdarm** (Duodenum)

1 Bulbus duodeni (unmittelbar nach dem Magenpförtner gelegen)
2 Absteigender Schenkel
3 Aufsteigender Schenkel (mündet in den Leerdarm)
Gw Gallengang, auch Gallenweg, (Ductus choledochus)
Pg Pankreasgang (Ductus pancreaticus)
VP Vatersche Papille (Papilla Vateri, genannt nach Vater, Abraham, 1684 bis 1751, Professor der Anatomie in Wittenberg)
P Pylorus

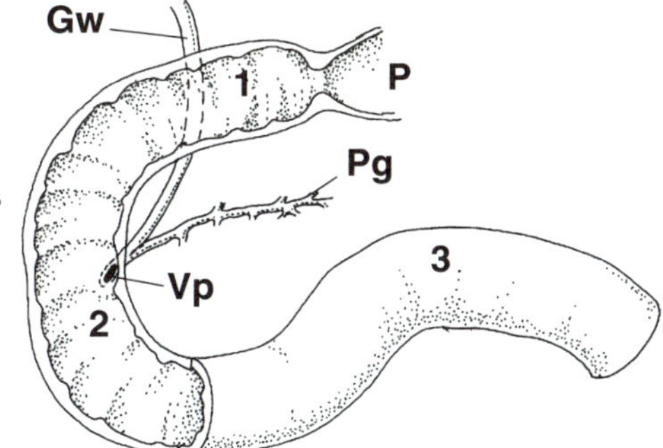

Mikroskopie

Bei der Wandung des ganzen Dünndarms finden wir von innen nach außen folgende Schichten:

- *Schleimhaut* (Mucosa), bildet Zotten und Drüsen (Lieberkühnsche Krypten). Im Schleimhautbindegewebe (retikuläres Abwehrgewebe) liegen Lymphfollikel, die im Ileum große, makroskopisch sichtbare Gruppen bilden (sog. Peyersche Platten).
- An der Grenze zur Submucosa befindet sich *eine Schicht glatter Muskulatur* (Muscularis mucosae) für die Feineinstellung der Schleimhaut zum Darminhalt.
- Bindegewebige *Verschiebungsschicht* (Submucosa) aus gröberem, lokkerem Bindegewebe, enthält größere Blut- und Lymphgefäße sowie ein Nervengeflecht.
- *Muskelschicht* (Muscularis) besteht aus *innerer Ringschicht* und *äußerer Längsschicht* glatter Muskelfasern. Zwischen diesen beiden Schichten ist ein Nervengeflecht, das die peristaltischen Bewegungen der Muskulatur steuert.
- *Außenschicht* (Adventitia). Wir finden bei retro- und extraperitonealen Abschnitten eine bindegewebige Verbindungsschicht zur Umgebung. Auf der Vorderseite des Duodenums und der ganzen Außenseite von Jejunum und Ileum (abgesehen vom Gekröseansatz) wird die Adventitia durch das Bauchfell (Peritoneum) gebildet.

Krypten (Glandulae intestinales)

Im ganzen Dünndarm finden wir kurze (0,2–0,4 mm) Drüsenschläuche (sog. Lieberkühnsche Krypten) in der Schleimhaut zwischen den Zotten liegen. In ihrer Tiefe liegen fermentabsondernde Drüsenzellen (Panethsche Körnerzellen), mehr oberflächenwärts liegen zwischen schleimproduzierenden Becherzellen die enterochromaffinen (früher: gelben) Zellen, die Serotonin (siehe S. 205) produzieren.

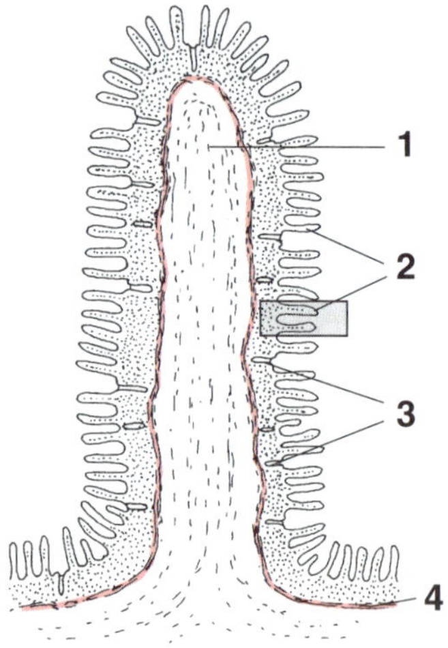

Abb. 110 **Schnitt durch Schleimhautfalte** (Kerckringsche Falte oder Plica circularis) (schematisch)

1 Schleimhautfalte (Kerckringsche Falte), aufgeschnitten
2 Darmzotten (s. auch vergrößerten Ausschnitt in Abb. 111)
3 Krypten (Lieberkühnsche Drüsen), mit Panethschen und enterochromaffinen Zellen.
4 Dünne Schicht der Muscularis mucosae

Zotten (Villi intestinales)

Die der *Oberflächenvergrößerung* und der *Resorption* dienenden Zotten (Villi intestinales) sind kontrahierbare Ausstülpungen der Schleimhaut. In sie geht eine kleine Arterie hinein, die sich in viele Kapillaren aufspaltet, die wiederum in wenige abfließende Venen münden. Außerdem liegt in der Zottenmitte ein blind beginnendes Lymphgefäß, das *Chylusgefäß*. Venen und Chylusgefäß werden durch die Zottenpumpe entleert, indem glatte Muskulatur (aus der Muscularis mucosae) die Zotte ziehharmonikaartig kontrahiert und so die Gefäße leerdrückt. Der Blutdruck in der Arterie bringt danach die Zotte wieder zur Streckung. Bei Verdauungsaktivität kann sich eine Zotte mehrmals in der Minute kontrahieren.

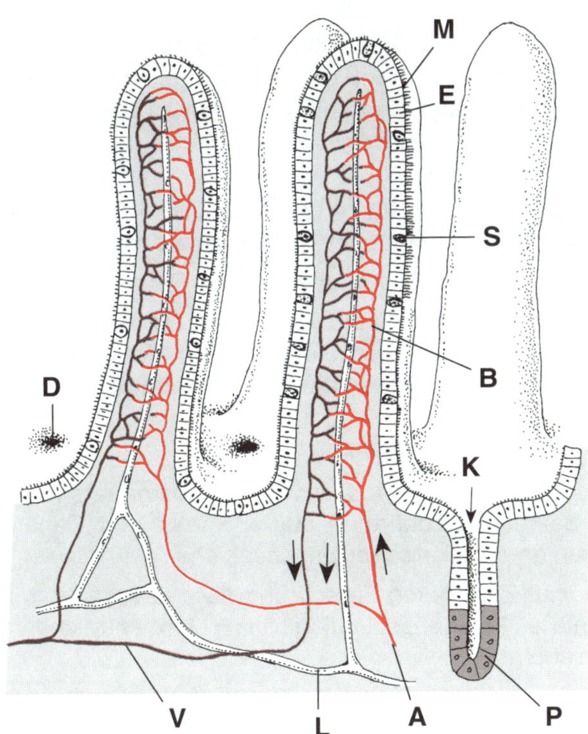

Abb.111 **Schema Zotte** (aufgeschnitten)

M Bürstensaum (Mikrovilli)
E Resorbierende Epithelzellen
S Schleimbildende Becherzelle
B Blutkapillarnetz der Zotten (dazwischen liegen glatte Muskelfasern der Zotte)
D Drüsenausgänge (Lieberkühnsche Drüsen)
K Krypten = schlauchförmige Einstülpungen (auch Lieberkühn-Krypten)
P Panethsche Körnerzellen in Lieberkühnschen Drüsen
A Arteriole
V Venule
L Lymphgefäß (Chylusgefäß)

Die Zotte ist überzogen von einreihigem Zylinderepithel. Die meisten Zellen haben an der Oberfläche dichte Ausstülpungen (Mikrovilli), die insgesamt als Bürstensaum erscheinen. Diese enthalten Enzyme für die Resorption der aufgespaltenen Nährstoffe. Zwischen den Resorptionszellen liegen einzelne schleimbildende Becherzellen.

Brunnersche Drüsen

Nur im Duodenum gehen vom Grund zahlreicher ‹Krypten› verzweigte große Drüsen ab, die in der Submucosa liegen, die Duodenaldrüsen (Glandulae duodenales = Brunnersche Drüsen). Sie bilden neben Schleim einige eiweißverdauende Enzyme.

Physiologie

Die Bestandteile der Nahrung (Eiweiß = E, Kohlenhydrate = KH und Fette = F) müssen im Dünndarm durch die Verdauungsfermente in *kleinste wasserlösliche Teilchen* zerlegt werden, damit sie von den Darmzotten (durch Saugnäpfchen, siehe S. 201) aufgenommen und in die *Blut- und Lymphgefäße resorbiert* werden können.

Kohlenhydrate, Zucker und Stärke werden schließlich als *Monosaccharide* (Glukose, Galaktose und Fruktose)* ins Pfortadersystem resorbiert.

Eiweiße werden als *Aminosäuren* ebenfalls ins *Pfortadersystem* resorbiert.

Fette werden als *Glycerin und Fettsäuren* in die *Darmlymphgefäße* (Chylusgefäße) resorbiert. Sie gelangen erst über den Hauptlymphgang bei der oberen Hohlvene ins Blut. Dadurch umgehen Fette die Leber.

Gewebshormone des Duodenum

- *Sekretin:* Der vom Magen ins Duodenum übergetretene saure Speisebrei löst Sekretinausschüttung aus. Sekretin regt Pankreassekretion an = fermentarmer alkalischer Bauchspeichel.
- *Pankreozymin:* Wird durch Fleisch und diverse Eiweiße freigesetzt und regt ebenfalls Pankreassekretion an = fermentreicher zähflüssiger Bauchspeichel.
- *Cholecystokinin:* Wird durch Fett, Eiweißspaltprodukte und Salzsäure freigesetzt. Gelangt via Blutbahn zur Gallenblase und bewirkt deren Kontraktion (siehe S. 218). Es wird vermutet, daß Pankreozymin und Cholecystokinin identisch sind.

---

* Als resorptionsfähiger Einfachzucker (Monosaccharid) wird meistens der Traubenzucker (Glukose) anstelle von allen Monosacchariden erwähnt.

Chemische Funktion

Die meisten Enzyme gelangen mit dem Bauchspeichel durch den Pankreasgang (Ductus pancreaticus) ins Duodenum. Zusätzlich bilden jedoch die Panethschen Körnerzellen der Lieberkühnschen Drüsen und die Brunnerschen Drüsen des Duodenum einige Enzyme.

Im Duodenum werden also folgende Enzyme wirksam:

E
- *Trypsin* und *Chymotrypsin* werden erst im Duodenum, durch die Enterokinase (siehe unten), aktiviert (um eine Selbstverdauung des Pankreas zu verhindern). Sie zerlegen *Vielfacheiweiße* (sog. Polypeptide) in *mehrfach zusammengeschlossene Aminosäuren*.
- *Carboxypeptidase* spaltet *Polypeptide* zu *niedrigen Polypeptiden*, zu *zweifachen Aminosäuren* (Dipeptiden) und in geringem Maß auch zu den wasserlöslichen *einfachen Aminsoäuren.*
- *Nuklease* spaltet *Polynukleotide* (Nukleinsäuren) zu *dreifachen bis zehnfachen Nukleotiden* (Oligonukleotide) (siehe Begriffserläuterungen S. 198).

KH
- *Amylase* spaltet *Kohlenhydrate* in *Zweifachzucker* (Disaccharide).
- *Saccharase* spaltet *Rohrzucker* in *Einfachzucker* (Monosaccharide) = *Fruchtzucker* (Fruktose) und *Traubenzucker* (Glukose).
- *Maltase* spaltet *Malzzucker* in *Traubenzucker* (Glukose).

F
- *Lipase* wandelt die durch die Emulsion (s. unten) vorbereiteten *Fetttröpfchen* in *Glycerin* (Alkohol) und *Fettsäuren* (feinste Fetttröpfchen) um. Glycerin ist wasserlöslich und somit resorptionsfähig gemacht worden. Die wasserunlöslichen Fettsäuren werden resorptionsfähig gemacht, indem sie (wahrscheinlich) mit Cholin zu Cholesterinestern umgebaut werden. Man vermutet aber, daß diese bereits in der Darmwand wieder zu Fettsäuren werden. Dort werden wohl auch die meisten Fettsäuren mit dem Glycerin wieder zu Fetten vereinigt.
- *Gallensäure* (die zwar nicht als Enzym bezeichnet werden kann aber eine wichtige Funktion bei der Fettverdauung hat und deshalb hier ebenfalls aufgeführt wird), aus der *Leber* durch den Gallengang (Ductus choledochus) bei der Vaterschen Papille ins *Duodenum* gekommen, hat die Aufgabe, die *wasserunlöslichen Fette zu emulgieren*, d. h. Fette werden zerteilt, so daß ihre Oberfläche größer wird und die Lipase als Ferment wirken kann (siehe oben). Diesen Vorgang der Fettzerteilung nennt man *Emulsion*.
  Die *Gallensäure* hat außerdem die Aufgabe, das Ferment *Lipase* zu *aktivieren.*

Enterokinase ist ein von der Duodenalschleimhaut gebildetes Enzym, das keine direkte Verdauungsfunktion hat. Es hat die Aufgabe, die aus dem Pankreas stammenden *inaktiven Proenzyme* Trypsinogen und Chymotrypsinogen in die *aktiven Enzyme* Trypsin und Chymotrypsin umzuwandeln,

d. h., die *Enterokinase* wandelt *Trypsinogen* zu *Trypsin* um, das seinerseits das *Chymotrypsinogen* zu *Chymotrypsin* umwandelt. Kommt es aus pathologischen Gründen bereits im Pankreas zur Umwandlung der Proenzyme in aktive Enzyme, führt dies zur Selbstandauung des Pankreas. Wir sprechen dann von einer akuten *Pankreasnekrose*.

Im Jejunum und Ileum wirken einerseits die vom Duodenum mitgekommenen Enzyme weiter. Andererseits wirken auch die im Darm von den Dünndarmdrüsen (Panethsche Körnerzellen der Lieberkühnschen Krypten) gebildeten Enzyme. Insgesamt sind es:

- *Erepsin* (Enzymgemisch des Darmsekrets) zerlegt die vom Pepsin und Trypsin bereits teilweise zerlegten *Mehrfacheiweiße* (Polypeptide) in resorbierbare einfachste Bausteine der Eiweiße (Aminosäuren).
- *Saccharase* spaltet *Rohrzucker* in *Traubenzucker* (Glukose) und *Fruchtzucker* (Fruktose).
- *Maltase* spaltet *Malzzucker* in *Traubenzucker* (Glukose).
- *Laktase* spaltet *Milchzucker* in *Traubenzucker* (Glukose) und *Galaktose*.
- *Lipase* spaltet die von der Gallensäure vorbereiteten (emulgierten) *Fette* in *Glycerin und Fettsäuren* (Verseifung).

Enzym – Übersicht als Zusammenfassung der Physiologie

	Stärke, Zucker Kohlehydrate	*Eiweiße*	*Fette*
Mundhöhle	Amylase (= Ptyalin)	–	–
Speiseröhre	–	–	–
Magen	–	Pepsin	Lipase (wenig)
Zwölffingerdarm von der Leber her vom Pankreas und von den Brunnerschen Drüsen	Amylase Saccharase Maltase	Trypsin Chymotrypsin Carboxypeptidase Nuklease nur wenige Peptidasen	Gallensäure Lipase
Leer- und *Krummdarm*	Saccharase Maltase Laktase	Erepsin	Lipase
Nährstoffe in wasserlöslichem resorptionsfähigem Zustand	Einfachzucker (Monosaccharide) Bsp. Traubenzucker – (Glukose) Fruchtzucker – (Fruktose) und Galaktose	Aminosäuren	Glycerin und Fettsäuren
Resorption in:	Pfortader	Pfortader	Chylusgefäße

Darmsaft

Für die Bildung des *Darmsaftes* (5 bis 15 Liter in 24 Stunden) sind die *Brunnerschen Duodenaldrüsen* und die *Lieberkühnschen Krypten* des übrigen Dünndarmes hauptverantwortlich. Daneben helfen *Becherzellen* mit, indem sie *Schleim* produzieren. Das *Serotonin* (Hormon aus den enterochromaffinen Zellen siehe Mikroskopie) erregt hier die glatte Muskulatur. Neben dem erwähnten Dünndarmsaft fließen natürlich noch die *anderen Verdauungssäfte* (Bauchspeichel aus dem Pankreas, Galle aus der Leber sowie Magensaft) in den Darm.

Der *Darmsaft* besteht hauptsächlich aus Wasser, Schleim, Fermenten und abgeschilferten Epithelzellen. Bei einem pH-Wert von 8,3 reagiert er alkalisch (siehe S. 107).

Mechanische Funktion

Der *Darminhalt* wird dank dem *Darmsaft*, dank guter Durchmischung durch *Roll- und Pendelbewegungen* und dank *peristaltischen Bewegungen weiterbefördert*. Für die Bewegungen ist die *Muskelschicht* (Muscularis) verantwortlich.

Dickdarm (Colon)

Topographie

Der Dickdarm (Colon) liegt im unteren Bauchraum um die Dünndarmschlingen herum. Er beginnt bei der *Bauhinschen Klappe* (Ileozekalklappe, Valva ileocaecalis, = Übergang vom Dünndarm zum Dickdarm) und endet mit dem *Schließmuskel* (Sphincter ani) am Ende des Mastdarmes (Rectum).

Makroskopie

Die Länge des Dickdarms beträgt 1,2 bis 1,4 Meter. Makroskopisch erkennen wir zwei Besonderheiten:

- *Tänien*
  Als Längsmuskelschicht finden wir *drei längsverlaufende Muskelbänder*, an denen zahlreiche Fettläppchen hängen. Diese Fettgewebsanhängsel zählen mit zum Fettspeicherorgan des Körpers. Bei Fettleibigen kommt es hier zu erheblichen Ansammlungen von Fettgewebe.
- *Haustren*
  Die *Ausbuchtungen* der Darmwand nennen wir Haustren.

Im Mastdarm (Rectum) sind keine Tänien und Haustren mehr vorhanden. Im Bereich des *Afters* (Anus) ist die Schleimhaut durch die Anordnung der *Hämorrhoidalgefäße* (siehe S. 207) in *Falten* gelegt. Sichtbar ist die reichliche *Pigmentierung* beim Übergang des Zylinderepithels in Plattenepithel (siehe Mikroskopie).

Befestigung des Dickdarmes

Die *querliegenden Teile* (Colon transversum und Sigmaschleife) sind mittels *Aufhängeband* (Mesocolon, siehe S. 197) befestigt. Sie liegen innerhalb des Bauchfells, also *intraperitoneal.*

Der *auf- und absteigende Teil* (Colon ascendens und Colon descendens) liegen hinter dem Bauchfell, also *retroperitoneal.* Sie sind an der *hinteren Bauchwand fixiert.*

Der Mastdarm (Rectum) liegt weitgehend im kleinen Becken und wird nur am obersten Teil (vorne und seitlich) wenig vom Bauchfell überzogen. Dieser Teil liegt somit retroperitoneal. Der untere Teil dagegen liegt unterhalb bzw. außerhalb des Bauchfells, nämlich *extraperitoneal.*

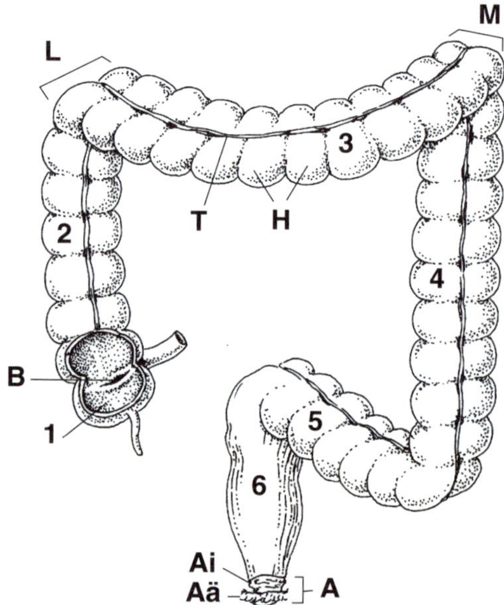

Abb. 112 **Dickdarm** (Colon) (schematisch)

1 Blinddarm (Caecum) mit Wurmfortsatz (Appendix vermiformis)
2 Aufsteigender Dickdarm (Colon ascendens)
3 Querliegender Dickdarm (Colon transversum)
4 Absteigender Dickdarm (Colon descendens)
5 Sigmaschleife (auch S-Schleife, Colon sigmoideum)
6 Mastdarm (Rectum)

B Bauhinsche Klappe (Ileo-zekalklappe) = Einmündungsstelle des Dünndarmes in den Dickdarm

L Leberbiegung (Flexura dextra oder hepatica)
M Milzbiegung (Flexura sinistra oder lienalis)
A After (Anus) mit
Ai innerem unwillkürlichem (glattem) und
Aä äußerem willkürlichem (quergestreiftem) Schließmuskel (Sphincter ani internus und externus)

H Haustren = Ausbuchtungen der Darmwand
T Tänien = Längsmuskelbänder

Hämorrhoiden

Im Bereich des *Afters* (Anus) ist die Schleimhaut durch Bluträume in *Falten* gelegt. Die *Mastdarmvenen* (Rectalvenen) verteilen sich in diesen Falten geflechtartig. Schleimhautäste der *Rectalarterien* bilden stark geschlängelte Arterienschlingen, die durch arteriovenöse Anastomosen mit den Rectalvenen verbunden sind. Die Gefäßknäuel verstärken als Schwellkörper den Verschluß des Anus.

Gefäßerweiterungen in diesem Bereich führen zu *Härmorrhoiden*, die bei einer Blutung hellrotes Blut entleeren können.

Mikroskopie

Ähnlich wie beim Dünndarm finden wir von innen nach außen folgende Schichten:

- *Schleimhaut* (Mucosa): Zylinderepithel mit Becherzellen. Wir finden hier noch *Krypten* (Lieberkühnsche Drüsen), aber *keine Zotten* mehr. Beim After (Anus) geht das Zylinderepithel in Plattenepithel über. Im Schleimhautbindegewebe sind viele Lymphfollikel.
- *Verschiebungsschicht* (Submucosa): Bindegewebe.
- *Muskelschicht* (Muscularis): Innere gleichmäßige *Ringmuskelschicht.* Äußere *Längsmuskeln*, aufgeteilt in *drei Muskelbänder* (Tänien).
- *Verbindungsschicht* (Adventitia): Bis zum Sigma bildet das *Bauchfell* teilweise die Verbindungsschicht. Wo dies nicht der Fall ist, finden wir eine einfache *bindegewebige Verbindungsschicht*, welche den Darm mit der Umgebung verbindet.

Physiologie

Aufgaben des Dickdarms

- *Eindickung des Stuhls:* Etwa 70 bis 85% des Wassers, das mit dem Dünndarmsaft in den Dickdarm gelangte, wird ins Blut *rückresorbiert*.
- *Salzresorption:* Zusammen mit dem Wasser werden auch *Salze resorbiert*.
- *Restverdauung:* Sie ist *unbedeutend*, denn nur wenig mitgewanderte Fermente wirken im Dickdarm weiter. Sonst findet im Dickdarm keine Verdauung mehr statt. Doch werden aufgespaltene Nährstoffe durch aktive Resorption, durch Zylinderepithelzellen mit Bürstensaum, mit dem Wasser resorbiert (Nährklystier).
- Aus zahlreichen Becherzellen wird dem Kot Schleim beigemengt.
- *Gärungs- und Fäulnisfunktion:* Mit Hilfe der im Darm physiologischerweise vorkommenden *Koli-Bakterien* kommt es zur *Zerstörung* der *unverdaubaren Bestandteile:*

  Kohlenhydrate = durch *Gärung* entstehen verschiedene Säuren (Milchsäure, Essigsäure, Buttersäure etc.). Die Reaktion der Gärungsprodukte ist *sauer.*

Eiweiße = durch *Fäulnis* entstehen giftige und übelriechende Stoffe. Als wichtigster sei hier das Ammoniak erwähnt. Die Reaktion dieser Bestandteile ist *alkalisch*. Bei diesem Prozeß entstehen *Darmgase*, welche zu 90% resorbiert, und zur Entgiftung zur Leber gelangen, und zu 10% als ‹Winde› ausgeschieden werden. (Winde sagen uns Wesentliches aus über die Darmtätigkeit, z.B. nach Operationen, nach Darmlähmungen etc.)

Fette = sie bleiben im Dickdarm *unverändert* und werden *ausgeschieden.*

- *Peristaltik:* Durch die *Bewegungen der Muskulatur* (Ringschicht und Tänien) wird der Dickdarminhalt zum Mastdarm befördert, wo er in der Ampulle, die als Reservoir dient, auf die Ausscheidung wartet.
- *Ausscheidung:* siehe *Stuhlentleerung*.

Stuhlzusammensetzung

- 70 bis 75% Wasser
- Cellulose (Ballaststoffe, pflanzliche Zelltrümmer)
- Fäulnis- und Gärungsprodukte
- Schleim- und Fermentreste
- wenig Leukozyten
- Epithelzellen des Darmepithels
- überschüssige Mineralstoffe
- Bakterien
- Farbstoffe (Sterkobilin = umgewandeltes Bilirubin) verleiht dem Stuhl bzw. Kot (Fäzes) seine braune Farbe.

Stuhlentleerung (Defäkation)

1. *Ampulle* des Mastdarmes (Rectum) füllt sich.
2. Tiefertreten des Darminhaltes und *Dehnung* der Mastdarmwand (Rezeptoren) bewirken *Stuhldrang*. Bei starkem Durchfall (Ruhr o.ä.) genügen schon kleinste Mengen dünnflüssigen Stuhls zum Stuhldrang.
3. Willkürliche *Betätigung* des *äußeren willkürlichen Schließmuskels* (hier Erschlaffung) löst *reflektorisch* die *Betätigung* (Erschlaffung) des *inneren unwillkürlichen Schließmuskels* aus.
4. Mit Hilfe der *Bauchpresse* (Bauchmuskulatur, Beckenbodenmuskulatur, Anhalten des Atems) kann der *Stuhl willkürlich entleert* werden.
5. Die Häufigkeit der Stuhlentleerung ist individuell stark verschieden. Sowohl eine Stuhlentleerung alle zwei bis drei Tage als auch zweimal täglich sind im Normbereich.

Blutversorgung

Die *arterielle Blutversorgung* des ganzen Darmes erfolgt über *Organarterien*, die aus der *Aorta* stammen. Der *venöse Abtransport* erfolgt über die *Pfortader* (V. portae).

Lymphgefäße

Beim Dünndarm haben wir die in den Zotten entspringenden Chylusgefäße (siehe S. 148 u. 201), die die resorbierten Fette aufnehmen. In der Dickdarmwand liegen normale Lymphgefäße ohne Resorptionsleistung. Lymphknoten befinden sich an der Bauchhinterwand.

Innervation

Parasympathische Anteile (N. vagus) *fördern* die gesamte Darmtätigkeit. *Sympathische Anteile* (N. splanchnicus) *hemmen* die gesamte Darmtätigkeit.

Die Verdauung und Resorption der Nährstoffe (Speicherung) erfolgt also vorwiegend nach dem Essen (Müdigkeitsgefühl durch Aktivität des Parasympathikus) und nachts, weil in Ruhe eine optimale Speicherung der Nährstoffe (auch in den einzelnen Zellen) erfolgen kann.

Speisebrei-Verweildauer

Die Verweildauer des Speisebreies im Magendarmkanal ist *von Mensch zu Mensch sehr unterschiedlich* und kann gesamthaft zwischen *20 bis über 80 Stunden* dauern. Schwerverdauliche Speisen verweilen länger sowohl im Magen als auch im Darm.

Magen: 2–4 Stunden
Dünndarm: 6–8 Stunden
Dickdarm: 12–70 Stunden

Bauchspeicheldrüse (Pankreas)

Topographie und Makroskopie

Die etwa 80 g schwere und 14 bis 18 cm lange Bauchspeicheldrüse liegt langgestreckt an der Hinterwand des Oberbauches (siehe Abb. 104, S. 186 u. 187). Das Pankreas wird in Kopf, Körper und Schwanz eingeteilt. Der Pankreaskopf wird rechts vom Duodenum umfaßt, der Pankreasschwanz reicht an den Milzsinus heran.

Der etwa 2mm dicke Ausführungsgang (Ductus pancreaticus) durchzieht die längliche Drüse und nimmt unterwegs zahlreiche Drüsengänge auf, die senkrecht einmünden. Dieser exkretorische Ausführungsgang mündet zusammen mit dem Gallengang (Ductus choledochus) auf der Vaterschen Papille ins Duodenum (siehe Abb. 113, S. 213).

Das Pankreas liegt, wie das Duodenum, retroperitonial.

Mikroskopie

Eine schwach ausgebildete Bindegewebskapsel umgibt das Organ und dringt mit Bindegewebszügen in die Drüse ein. Dadurch wird diese in Läppchen unterteilt. Der exokrine Pankreasanteil ist eine rein seröse Speicheldrüse mit azinösen Anteilen. Kleine Schleimdrüsen münden in die größeren Ausführungsgänge, die ihrerseits schließlich in den Ductus pancreaticus münden.

Der endokrine Pankreasanteil, nämlich die 0,5 bis 2 Mio. Zellinseln sind auf S. 179 u. 180 beschrieben.

Physiologie

Täglich werden etwa 2 Liter Bauchspeichel (Pankreassaft) gebildet. Dieser exokrine Pankreassaft gelangt durch den Ductus pancreaticus ins Duodenum und hat die Aufgabe, den sauren Magensaft zu neutralisieren. Außerdem enthält er Proenzyme für den Eiweiß,- Fett- und Kohlehydratabbau. Diese Proenzyme werden im Dünndarm zu hochwirksamen Enzymen aktiviert und führen die in Mund und Magen begonnene Verdauung zu Ende.

Die Drüsensekretion kann durch Anblick von Speisen, aber auch hormonell (Hormone der Darmschleimhaut, *Sekretin* und *Pankreozymin*) ausgelöst werden.

Die inkretorische Aufgabe des Pankreas ist auf S. 179 u. 180 (Endokrinsystem) beschrieben.

Die Leber (Hepar)

Wesentliche Aufgaben der Leber:

- Wichtige Aufgaben im Stoffwechsel durch Neu- und Umbildung gewisser Stoffe.
- Speicherorgan für Zucker, Aminosäuren, Vitamine, Eisen u. a.
- Bildung der für die Fettverdauung notwendigen Gallensäuren.
- Entgiftung von körperfremden Stoffen (Medikamente) sowie von gewissen giftigen Stoffwechselprodukten.
- Blutabbau in den Kupfferschen Sternzellen.

Topographie

Die Leber liegt im *rechten Oberbauch*, direkt *unter der rechten Zwerchfellkuppel*. Mit dem linken Lappen ragt sie über die Mitte hinaus bis zum linken Oberbauch. Die Unterfläche liegt auf der rechten *Dickdarmbiegung* (Flexura hepatica). Da die Leber fast vollkommen von Bauchfell umgeben ist, wird ihre Lage als *intraperitoneal* bezeichnet.

Makroskopie

Die Leber ist das *größte Organ* unseres Körpers und wiegt ein bis eineinhalb Kilogramm. Bei *Vorderansicht* der Leber erkennen wir *zwei große Lappen*, den *rechten Leberlappen* (Lobus dexter) und den *linken Leberlappen* (Lobus sinister). Die Leberlappen werden durch *bindegewebige Bänder* (rundes Lederband und venöser Strang) verbunden und am Zwerchfell fixiert. In diesen Bändern liegt die, beim Embryo noch vorhandene und später verödete, Nabelvene und der venöse Gang (Ductus venosus, siehe Fetalkreislauf S. 145 u. 146).

Bei *Hinteransicht* der Leber erkennen wir beim rechten Lappen *zwei weitere kleinere Lappen*, den *geschwänzten Lappen* (Lobus caudatus) und den *viereckigen Lappen* (Lobus quadratus).
Durch die *Leberpforte* (Hilus) treten

ein: Leberarterie (Arteria hepatica)
Pfortader (Vena portae)
Nerven

aus: Lebergang (Ductus hepaticus)
Lymphgefäße
Nerven

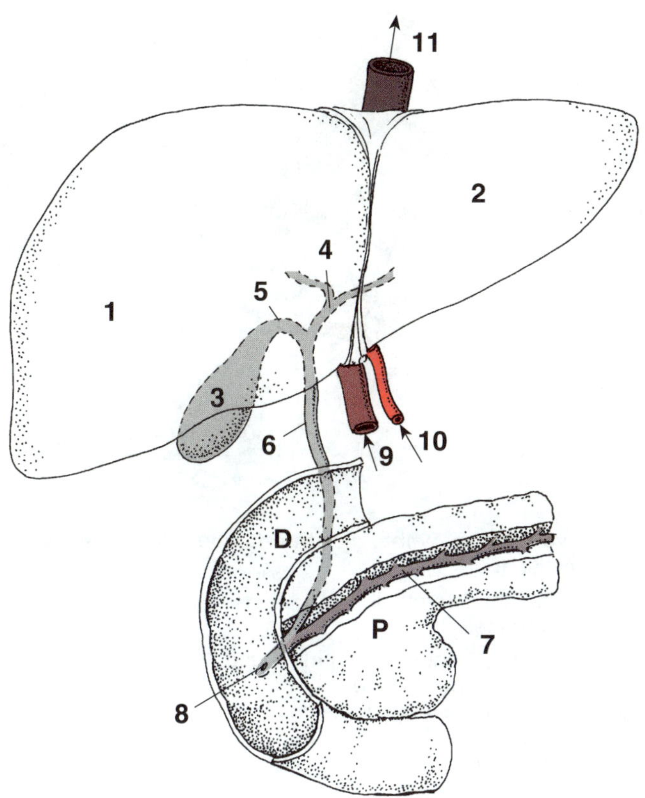

Abb. 113 **Leber von vorne** (schematisch)

1 Rechter Leberlappen (Lobus dexter)
2 Linker Leberlappen (Lobus sinister)
3 Gallenblase (Vesica fellea)
4 Lebergang (Ductus hepaticus communis)
5 Gallenblasengang (Ductus cysticus)
6 Gallengang (Ductus choledochus)
7 Bauchspeicheldrüsengang (Ductus pancreaticus)
8 Vatersche Papille (Papilla Vateri)
9 Pfortader (Vena portae)
10 Leberarterie (Arteria hepatica)
11 Hohlvene, in welche die Lebervenen (Venae hepaticae) eingemündet sind.

D Zwölffingerdarm (Duodenum)
P Bauchspeicheldrüse (Pankreas)

Die *Lebervenen* münden im oberen Bereich *der Leber* in die *Hohlvene* (siehe Abb. 113 oben und Abb. 114, S. 214).

Das Kapillarnetz zwischen der Pfortader und der Lebervene nennt man venöses ‹Wundernetz›, weil es zwischen Venen liegt.

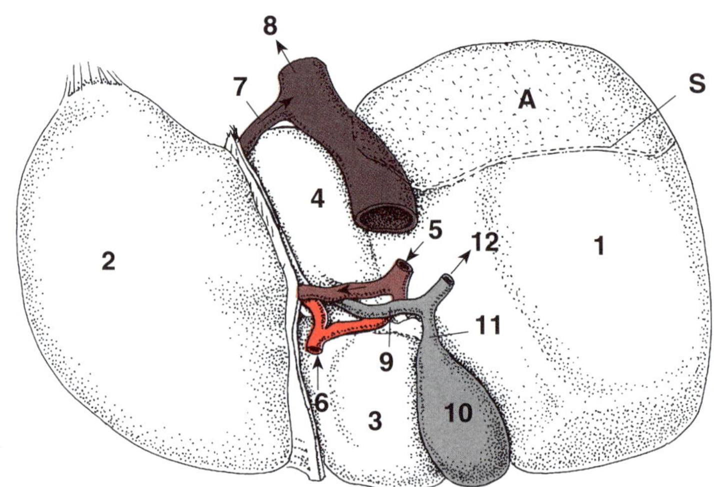

Abb. 114 **Leber von hinten, wobei die Unterfläche sichtbar wird** (schematisch)

A Anheftungsfläche am Zwerchfell
S Schnittstelle Zwerchfell

1 Rechter Leberlappen (Lobus dexter) mit 3 und 4
2 Linker Leberlappen (Lobus sinister)
3 Viereckiger Lappen (Lobus quadratus)
4 Geschwänzter Lappen (Lobus caudatus)
5 Pfortader (Vena portae)
6 Leberarterie (Arteria hepatica)
7 Lebervene (Vena hepatica)
8 Hohlvene (Vena cava)
9 Lebergang (Ductus hepaticus)
10 Gallenblase (Vesica fellea)
11 Gallenblasengang (Ductus cysticus)
12 Gallengang (Ductus choledochus)

Mikroskopie

Die Leber besteht aus unzähligen kleinen *Leberläppchen* (Lobuli), die im Querschnitt *sechseckig* erscheinen. Ihr Durchmesser beträgt ein bis zwei Millimeter. Die Leberläppchen ihrerseits bestehen aus *Leberzellen*, die auf die Zentralvene hin (zentripetal) eine *Bälkchenstruktur* bilden. Man spricht deshalb von *Leberzellbälkchen.* (Siehe Abb. 115, Seite 215.)

Zwischen den Bälkchen verlaufen die Gefäße des venösen Wundernetzes. In deren Wandung finden sich sog. *Kupffersche Sternzellen.* Wie die Retikulumzellen der Milz und der Lymphknoten (siehe S. 149, 152 u. 153) haben sie die Fähigkeit, an Ort und Stelle Bakterien, Fremdkörper und alte Erythrozyten zu *phagozytieren* (siehe Physiologie der Leber). Die Kupfferschen Sternzellen gehören, wie die Retikulumzellen, zum *Reticulo-endothelialen System* (RES).

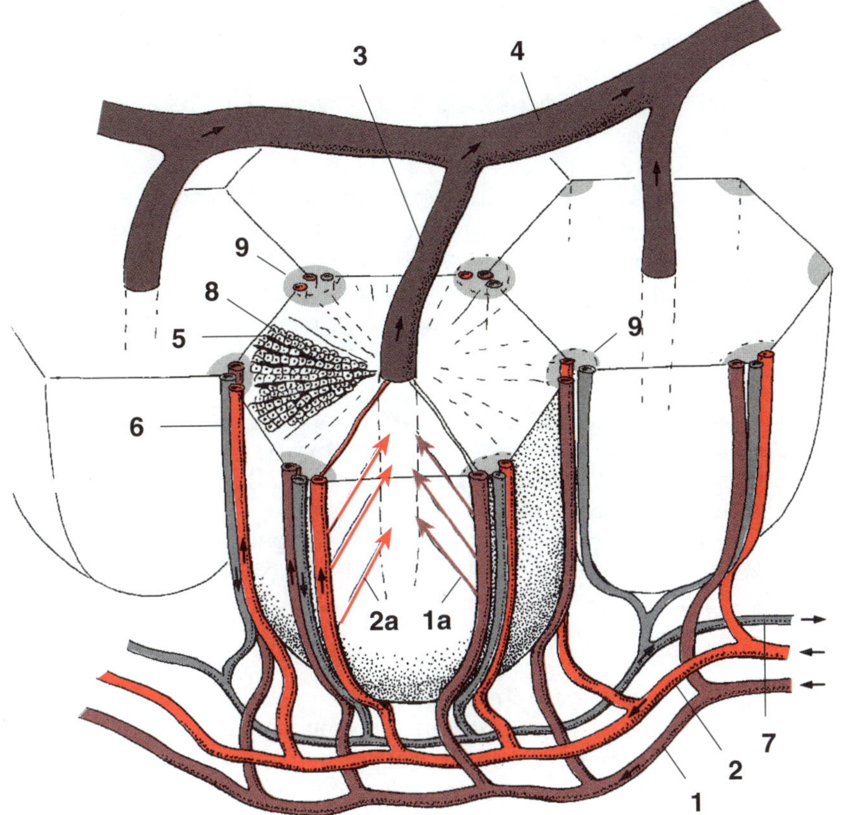

Abb. 115 **Leberläppchen** (Lobulus) (schematisch, mikroskopische Darstellung)

1 Ast aus der Pfortader (Vena portae)
1a Leberkapillaren = Stoffaustausch des Pfortaderblutes
2 Ast aus der Leberarterie (Arteria hepatica)
2a Leberkapillaren = Stoffaustausch zur Ernährung der Zellen
3 Zentralvene
4 Lebervene (Vena hepatica), mündet in Hohlvene
5 Gallenkapillare (Galle darin fließt zentrifugal)
6 Kleiner Gallengang
7 Abführender Gallengang, führt zum Lebergang (Ductus hepaticus)
8 Leberzellbälkchen (hier nur oberste Schicht eingezeichnet)
9 Glissonsche Dreiecke

Physiologie

1. **Stoffwechselfunktion**

- Bei *Mangel an Kohlehydraten* kann die Leber *Aminosäuren* (hauptsächlich) und *Glycerin* (wenig) in *Glukose* umwandeln (Glukoneogenese) und diese mit Hilfe des Hormons Insulin (siehe Endokrinsystem S. 179f.) als *Glykogen* speichern.

- Die Leber kann ein *Überangebot an Kohlehydraten* verwerten, indem sie die *Kohlehydrate in Fett umwandelt* und dieses zur *Speicherung in die Unterhaut* als Depot-Fett abgibt.
- In der Leber werden etliche *Gerinnungseiweiße* aufgebaut. Als wichtigste seien hier das *Prothrombin* und das *Fibrinogen* erwähnt (siehe Blutgerinnung S. 113 u. 114).
- In der Leber werden die wichtigen *Plasmaeiweiße Albumine* ganz, und die *Globuline* teilweise (mit Hilfe von Enzymen) gebildet. *Globuline* spielen eine wichtige Rolle bei den *Abwehrfunktionen* des Organismus. *Albumine* haben eine hohe wasserbindende Fähigkeit. Weil sie die Kapillaren wegen ihrer Größe nicht verlassen können, verhindern sie einen zu großen Wasseraustritt aus den Kapillaren ins Gewebe (siehe auch kolloidosmotischer Druck S. 139).
- Schließlich bildet die Leber u. a. folgende wichtige *Enzyme:*
  - *Serum-Glutamat-Oxalat-Transaminase* (SGOT)
  - *Serum-Glutamat-Pyruvat-Transaminase* (SGPT)
  - *Alkalische Phosphatase*

  Diese Enzyme sind auch wichtig für die Diagnostizierung von Leberkrankheiten und vom Herzinfarkt (siehe Pathologie).

2. Vorratskammer

- *Einfachzucker* (Monosaccharide) werden mit Hilfe des Pankreashormons *Insulin* zu *Mehrfachzuckern* (Polysaccharide) umgewandelt und als solche in Form von *Glykogen* gespeichert.
- Bei *Zuckerbedarf* (Hungerzustand, körperliche Anstrengung) kann die Leber mit Hilfe des Pankreashormons *Glukagon* das *Glykogen* wieder in *Monosaccharide*, z. B. Glukose, umwandeln und über den Blutweg an die Muskeln u. a. abgeben.
- Neben der *Speicherung von Zucker* als Glykogen hat die Leber auch die Aufgabe, *Aminosäuren, Vitamine, Eisen* (aus dem abgebauten Hämoglobin) und *Blut* (gute Durchblutung der Leber) zu speichern.

3. Bildung von Galle

- Die *Galle* (gr. *chole,* lat. *fel* für Galle in der Gallenblase und *bilis* für Galle außerhalb der Gallenblase) wird in den Leberläppchen von den *Leberzellen gebildet.* Aus den Gallenkanälchen (Ductuli biliferi) fließt sie in *kleine Gallengänge*, welche wiederum in *größere Gallengänge* führen. Schließlich münden alle Gallengänge in den *Lebergang* (Ductus hepaticus, siehe Abb. 115), welcher die Flüssigkeit *einerseits zur Gallenblase* bringt und *andererseits über den Gallengang* (Ductus choledochus) in den *Zwölffingerdarm* (Duodenum) führt.
- Die Leber hat also mit der Bildung von Galle ($^3/_4$ bis 1 Liter in 24 Stunden) eine *Verdauungsfunktion*, da Gallensäure (Bestandteil der Galle) die *Fetttröpfchen emulgiert* und die *Lipase aktiviert* (siehe Magendarmkanal S. 203 u. 204).

4. **Entgiftung**

- *Giftstoffe*, zum Teil im Organismus durch chemische Prozesse entstanden (z.B. Eiweißfäulnisprodukte aus dem Darm, siehe unten), zum Teil von außen zugeführt (Medikamente, Alkohol etc.), werden in der Leber *entgiftet*.
- Die Leber entgiftet das Ammoniak, das bei der Eiweißfäulnis im Darm (siehe S. 207 u. 208) und beim Abbau bzw. Umbau von Aminosäuren in den Körperzellen entsteht. Sie bildet dabei aus Ammoniak den weniger giftigen Harnstoff, der harnpflichtig dann über die Nieren ausgeschieden wird.
  Bei diesem Entgiftungsprozeß wird viel Energie verbraucht und entsteht viel *Wärme*. Die Leber hilft dadurch mit, die *Körpertemperatur aufrechtzuhalten*. (Siehe Regulationsfunktion des Blutes S. 119.)
- *Bakterien* können von den *Kupfferschen Sternzellen* (RES) *phagozytiert*, vernichtet und abgebaut werden.

5. **Blutzusammensetzung**

- Die Leber hat wesentliche Aufgaben für die *Erythrozytenbildung* (siehe Erythropoese S. 108 u. 109) und beim *Erythrozytenabbau* (siehe S. 109). Das in der Leber *eisenfrei gewordene Hämoglobin* wird zu *Bilirubin* (Gallenfarbstoff) umgebaut und als grün-gelblich-rötlicher Farbstoff an die *Galle* abgegeben. Der Erythrozytenabbau und der Umbau des Farbstoffs erfolgen in den *Kupfferschen Sternzellen*. Eine Vorstufe des Bilirubins ist das *Biliverdin*.
- Beim *Embryo* ist die *Leber* die *wichtigste Bildungsstätte* für *rote* und *weiße Blutkörperchen.*

Der Bilirubin-Kreislauf

Mit der *Galle* geht ein *wesentlicher Teil des Bilirubins* in den *Darm* und wird mit dem *Stuhl* als *Sterkobilin* ausgeschieden. Als *Sterkobilin* verleiht es dem *Stuhl* die *braune Farbe*.

Ein *weiterer Teil des Bilirubins*, ebenfalls im Darm zu *Urobilinogen* umgebaut, wird über den *Blutweg* zur *Leber* zurückgebracht und dort *abgebaut.* Nur ein *unwesentlicher Teil des Urobilinogens* wird über den *Blutweg* zu den *Nieren gebracht* und als *Urobilin* ausgeschieden.

Im Blut sind also beim *gesunden Menschen* nur *sehr geringe Mengen von Bilirubin* vorhanden, und zwar als *wasserunlösliches* an Eiweiß gebundenes *Bilirubin.* Man spricht dann von *indirektem Bilirubin*. Bei gewissen *Krankheiten* (z.B. Hepatitis u.a.) tritt *vermehrt Bilirubin ins Blut*, das an Glukuronsäure gebunden und deshalb *wasserlöslich* ist (= Ikterus, Gelbfärbung der Haut). Man spricht von *direktem Bilirubin*. In dieser Form wird dann auch vermehrt über die *Nieren* ausgeschieden (bierbrauner Urin mit gelbem Schaum). (Siehe Pathologie.)

Der Vollständigkeit halber muß hier erwähnt sein, daß ein Ikterus nicht nur bei Erhöhung des wasserlöslichen Bilirubins im Blut entsteht. Ikterus (Gelbfärbung der Haut) ist als Symptom zu verstehen, das auf eine Grundkrankheit hinweist (siehe Pathologie).

Die Gallenblase (Vesica fellea)

Topographie

Die Gallenblase liegt auf der *Hinterseite der Leber*, beim *rechten Leberlappen*, im *Bereich der Leberpforte*. Hinter ihr liegt der obere Teil des Duodenums (ggf. entzündlicher Durchbruch eines Gallensteins, siehe Pathologie).

Makroskopie

Die Gallenblase ist ein 8 bis 10 cm langes *birnenförmiges Organ*. Sie wird eingeteilt in den *Gallenblasengrund* (Fundus), den *Gallenblasenkörper* (Corpus) und dem nahe beim Gallenblasengang (Ductus cysticus) gelegenen *Gallenblasenhals* (Collum). Im Collum und zu Beginn des Gallenblasenganges ist die *Schleimhaut spiralig in Falten gelegt.*

Mikroskopie

Von innen nach außen finden wir folgende Schichten:

- *Schleimhaut* (Zylinderepithel, z.T. resorbierend, z.T. schleimbildend).
- *Muskelschicht* (Muscularis) bildet hier ein *Muskelgeflecht* von glatten Muskelfasern.
- *Außenschicht* (Adventitia) wird, dort wo die Gallenblase nicht an der Leber angeheftet ist, vom *Bauchfell* gebildet.

Physiologie

Die Gallenblase dient ausschließlich als *Sammelbehälter* für die Galle. Um möglichst viel wirksame Galle speichern zu können, wird die Galle durch *Wasserentzug* (Schleimhaut) als *Konzentrat* gespeichert. So kann die Gallenblase 20 bis 50 ccm hochkonzentrierte Galle speichern. Außerdem gibt es Zellen, die Schleim absondern, der – mit der Galle vermischt – normalerweise eine Kristallisation der gelösten Gallensubstanzen (Präzipitat) und somit Gallensteinbildung verhindert.

Die *Schleimhautfalten verhindern* ein *spontanes Abfließen* von Galle.

Bei großer *Einnahme von Fetten* wird in der Wandung des Zwölffingerdarms (Duodenum) das Hormon *Cholecystokinin* gebildet und ins Blut abgegeben. Durch dieses Hormon erfolgt ein *Reiz* auf das *Muskelgeflecht* der Gallenblase. So kann die *notwendige Galle portionenweise* abgegeben werden (siehe S. 199).

(Weg der Galle siehe Abb. 113 und Physiologie der Leber S. 215ff.)

Exokrinsystem

Als Lernhilfe und Lernkontrolle soll hier nochmals das ganze Exokrinsystem zusammengefaßt werden.

Drüse	**Sekret** (Exkret) mit Wirkstoff	**Aufgabe**
Mundspeicheldrüsen	*Speichel* = serös-muköser Schleim mit Ptyalin (Ptyalin gehört zur Gruppe der Amylasen, synonym Diastasen)	• Mundhöhle feucht halten • Speise durchmischen • Speise weiterbefördern • Kohlehydrate andauen
Magendrüsen	*Magensaft* = Salzsäure, Schleim, Pepsin, Lipase (wenig),	• Bakterien töten • Magenwand schützen • Eiweiße andauen • beim Säugling Andauung der Milcheiweiße durch die Magensäure (Milchgerinnung)
Bauchspeicheldrüse (Pankreas)	*Bauchspeichel* = Flüssigkeit mit Amylase, Saccharase, Maltase, Trypsinogen, Chymotrypsinogen, Carboxypeptidase, Nuklease, Pankreaslipase	• Flüssigkeit befördert Fermente • Kohlehydratverdauung • Eiweißverdauung • Fettverdauung
Leber (Hepar) ist nicht nur Drüse, da sie noch andere Aufgaben hat	*Galle* mit Gallensäure	• Emulsion der Fette • Aktivierung der Lipase
Dünndarm mit Krypten und Duodenaldrüsen	*Dünndarmsaft* = mit Saccharase, Maltase, Laktase, Erepsin, Dünndarmlipase	• Kohlehydratverdauung • Eiweißverdauung • Fettverdauung
Talgdrüsen	*Talg*	• Einfetten von Haut und Haaren
Schweißdrüsen	*Schweiß* = Wasser mit Salzen und Schlackenstoffen	• Temperaturregulation • Säuremantel der Haut • Ausscheidung von Schlacken
Tränendrüsen	*Tränenflüssigkeit* = Wasser und Salze	• Benetzen der äußeren Augenhäute (Hornhaut und Bindehaut)
Brustdrüsen	*Milch*	• Ernährung des Säuglings

Testfragen: Verdauungsapparat, Mund

1. Wie wird der gesamte Magendarmkanal eingeteilt? (S. 185)
2. Welche Speicheldrüsen kennen Sie? (S. 187 u. 188)
3. Welche Aufgaben erfüllen die Speicheldrüsen? (S. 187 u. 188)
4. Wieviele Zähne zählt das Milchgebiß, wieviele das Gebiß des Erwachsenen? (S. 188)
5. Welche Aufgaben haben die Zähne? (S. 188)
6. Welche Aufgaben hat die Zunge? (S. 189 u. 190)
7. Nennen Sie Lage und Aufgabe der Gaumenmandeln. (S. 190)

Testfragen: Verdauungsapparat, Rachen bis Magen

1. Nennen Sie die Gewebeschichten des Rachens von innen nach außen. (Mikroskopie) (S. 191)
2. Nennen Sie die Gewebeschichten der Speiseröhre von innen nach außen. (Mikroskopie) (S. 192)
3. Wie verläuft der Transport der Speise vom Mund bis zum Mageneingang? (Schluckakt) (S. 192 u. 193)
4. Wo liegt der Magen? (S. 193)
5. Wie ist der Magen makroskopisch gebaut? (S. 193 u. Abb. 108)
6. Wie setzt sich der Magensaft zusammen? (S. 194 u. 195)
7. Nennen und erläutern Sie die vier Aufgaben des Magens. (S. 195)

Testfragen: Verdauungsapparat, Bauch

1. Was verstehen Sie unter dem Begriff ‹Bauchraum›? (S. 196)
2. Was verstehen Sie unter dem Begriff ‹Bauchhöhle›? (S. 196)
3. Was wissen Sie über das Bauchfell und die Bauchfellhöhle? (S. 196 u. 197)
4. Was wissen Sie über die Aufhängebänder? (S. 197)
5. Was wissen Sie über das Netz? (S. 197)

Testfragen: Verdauungsapparat, Dünndarm

1. Wo liegt der Zwölffingerdarm? (S. 199)
2. Welche Gänge münden in der Vaterschen Papille in den Zwölffingerdarm (S. 199, Abb. 109)
3. Woher kommt die Gallensäure und welche Aufgaben hat sie? (S. 203)
4. Wo liegen Leer- und Krummdarm? (S. 186 u. 187, Abb. 104 u. S. 199)
5. Wie ist der Dünndarm mikroskopisch gebaut? (S. 200 bis 202)
6. Was wissen Sie über die mechanische Funktion des Dünndarms? (S. 205)

7. Welche Enzyme kennen Sie und woher stammen sie? (S. 203 bis 205)
8. Welche Nährstoffe werden von welchen Fermenten zerlegt? (S. 203 bis 205)
9. Wie heißen die resorptionsfähigen Endprodukte und wohin werden sie resorbiert (S. 203 u. 204)

Testfragen: Verdauungsapparat, Dickdarm

1. Wo beginnt der Dickdarm, wo endet er? (S. 205)
2. Wie ist der Dickdarm makroskopisch gebaut? (S. 205 u. 206)
3. Wie ist der Dickdarm mikroskopisch gebaut? (S. 207)
4. Welche Aufgaben erfüllt der Dickdarm? (S. 207 u. 208)
5. Wie setzt sich der Stuhl (Kot) zusammen? (S. 208)
6. Wie kommt es zur normalen Stuhlentleerung? (S. 208)

Testfragen: Bauchspeicheldrüse

1. Beschreiben Sie die Lage der Bauchspeicheldrüse (S. 211)
2. Wie ist die Bauchspeicheldrüse makroskopisch gebaut? (S. 211)
3. Wie ist der exokrine Teil der Bauchspeicheldrüse mikroskopisch gebaut? (S. 211)
4. Erläutern Sie die exokrine Aufgabe der Bauchspeicheldrüse (S. 202 bis 204 u. 211)

Testfragen: Leber und Gallenblase

1. Beschreiben Sie die genaue Lage der Leber. (S. 212)
2. Beschreiben Sie den makroskopischen Bau der Leber. (S. 212 bis 214)
3. Was tritt bei der Leberpforte ein, was aus? (S. 212)
4. Beschreiben sie den mikroskopischen Bau der Leber. (S. 214 u. 215)
5. Nennen und erläutern Sie die fünf Aufgaben der Leber. (S. 215 bis 217)
6. Was wissen Sie über den Bilirubin-Kreislauf? (S. 217 u. 218)
7. Wo liegt die Gallenblase? (S. 218)
8. Welche Aufgabe erfüllt die Gallenblase? (S. 218)

Testfragen: Exokrinsystem

1. Wie heißen die verschiedenen exokrinen Drüsen? (S. 219)
2. Wie heißen die von ihnen gebildeten Sekrete? (S. 219)
3. Welche Aufgaben erfüllen die verschiedenen Sekrete? (S. 219)

Das Harnsystem

Wesentliche Aufgaben des Harnsystems:

- Kontrolle der Salz- und Wasserausscheidung und damit Aufrechterhaltung von Volumen und Osmolarität des Extrazellulärraumes.
- Konstanthaltung des pH-Wertes im Blut durch Ausscheidung eines je nach dem mehr oder weniger stark sauren Urins.
- Ausscheidung von Stoffwechselendprodukten (Harnstoff, Harnsäure, Kreatinin).
- Konservierung wertvoller Blutbestandteile (Glukose, Aminosäuren).
- Hormonproduktion (Renin, Erythropoietin).

Anteile

		Anzahl
• Niere (lat. Ren, griech. Nephros)	= Harnbildungsort	zwei
• Nierenkelche und Nierenbecken (Pelvis renalis, griech. Pyelon)	= Auffangtrichter für Urin	zwei
• Harnleiter (Ureter)	= Harnweg	zwei
• Harnblase (Vesica urinaria)	= Harnreservoir	eine
• Harnröhre (Urethra)	= Harnweg	eine

Nieren

Topographie

Die Nieren liegen im *oberen Abschnitt des Retroperitonealraumes* (siehe Bauchfell S. 196 u. 197) auf der Höhe vom 11. bzw. 12. Brustwirbel bis 2. bzw. 3. Lendenwirbel. Da die *rechte Niere* durch die Leber ein wenig verdrängt wird, liegt sie meistens *etwas tiefer*.

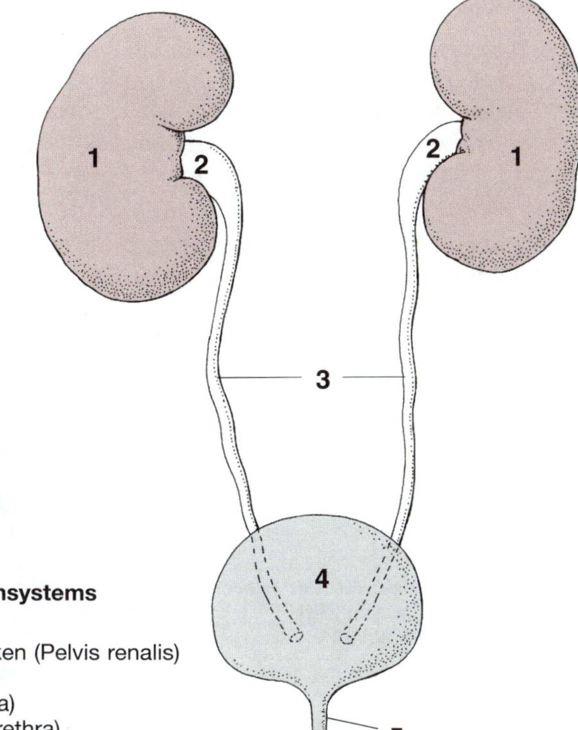

Abb. 116 **Anteile des Harnsystems**

1 Niere (Ren, Nephros)
2 Austretendes Nierenbecken (Pelvis renalis)
3 Harnleiter (Ureter)
4 Harnblase (Vesica urinaria)
5 Beginn der Harnröhre (Urethra)

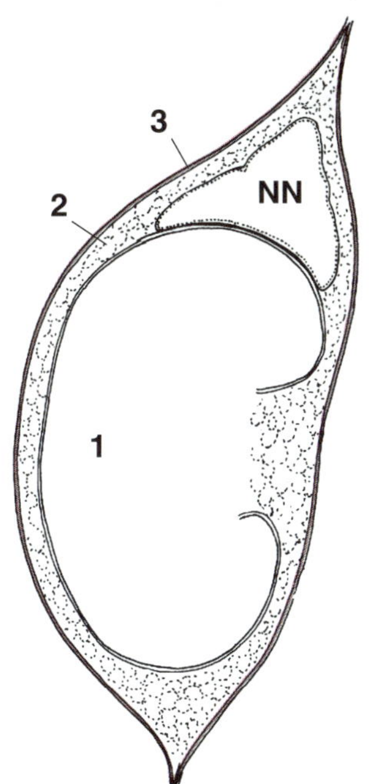

Abb. 117 **Makroskopische Umgebung der Niere von außen**

1 Niere
2 Fettkapsel (Baufett)
3 Fasziensack aus Bindegewebe
NN Nebenniere

Makroskopie

Die Nieren sind *bohnenförmig*. Sie sind etwa 12 cm lang, 7 cm breit und 4 cm dick. Das Gewicht einer Niere beträgt 120 bis 200 Gramm. Jede Niere ist von einem *Fettpolster* aus Baufett umgeben. Darum herum finden wir einen *bindegewebigen Sack* (Fasziensack), welcher an der Bauchhinterwand befestigt ist und zusammen mit dem Fettpolster der Niere in ihrer Lage hält.

Zusammen mit den Nieren werden auch die Nebennieren vom Fasciensack umgeben (siehe Abb. 117). Die Nebennieren haben in ihren Aufgaben jedoch keinen Zusammenhang mit den Aufgaben der Nieren.

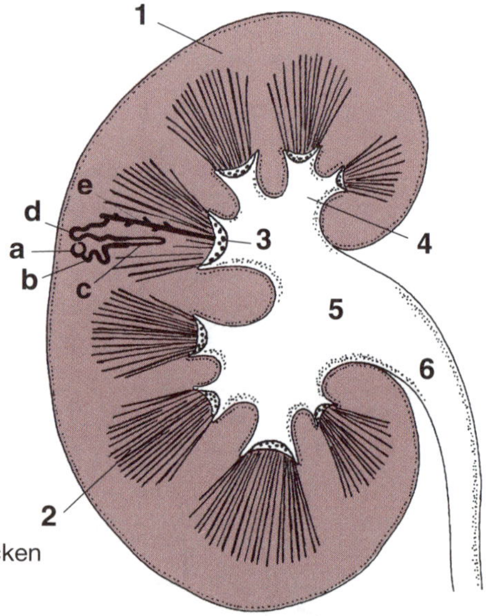

Abb. 118 **Makroskopie der Niere im Längsschnitt** (schematisch)

1 Nierenrinde mit Nierenkörperchen
2 Nierenmark pyramidenförmig, deshalb auch Nierenpyramiden
3 Öffnungen der Sammelrohre, münden bei der Pyramidenspitze (Nierenpapille oder Papilla renalis) ins Nierenbecken
4 Nierenkelche, gehören zum Nierenbecken
5 Nierenbecken (Pelvis renalis)
6 Harnleiter (Ureter)

a Nierenkörperchen
b Erster gewundener Anteil des Tubulus (proximales Konvolut)
c Henlesche Schleife
d Zweiter gewundener Anteil des Tubulus (distales Konvolut)
e Sammelrohr

Bei der Nierenpforte (Hilus) treten

ein: Nierenarterie (Arteria renalis)
Nerven

aus: Nierenvene (Vena renalis)
Nierenbecken (Pelvis renalis), das beim Hilus in den Harnleiter (Ureter) übergeht
Nerven
Lymphgefäße

Wenn wir die Niere längs aufschneiden, erkennen wir makroskopisch zwei verschiedene Schichten, außen die *Nierenrinde* und innen das *Nierenmark*, welches von den Nierenpyramiden gebildet wird.

Mikroskopie

In der *Nierenrinde* liegen pro Niere etwa eine Million *Nierenkörperchen* (Malpighische Körperchen), die eine Größe von 0,15 mm haben. Ein *Nierenkörperchen* wird von einem *arteriellen Kapillarknäuel* (Glomerulus) gebildet, um den herum die *Bowmansche Kapsel* liegt, eine Kapsel aus einschichtigem Epithelgewebe. Zwischen Gefäßknäuel und Kapsel ist ein Spaltraum, in den hinein der Primärharn abgepreßt wird. In Richtung der Harnkanälchen ist die Bowmansche Kapsel geöffnet (siehe Abb. 119).

Ebenfalls in der *Nierenrinde* liegen die zu jedem Nierenkörperchen gehörenden gewundenen Anteile der Harnkanälchen (Tubuli, Einzahl: Tubulus), ausgenommen jeweils die Henlesche Schleife (siehe Abb. 120).

Im *Nierenmark* liegen die gestreckten mittleren Anteile des Tubulus als Henlesche Schleife, außerdem die *Sammelrohre*, welche mit ihren *Öffnun-*

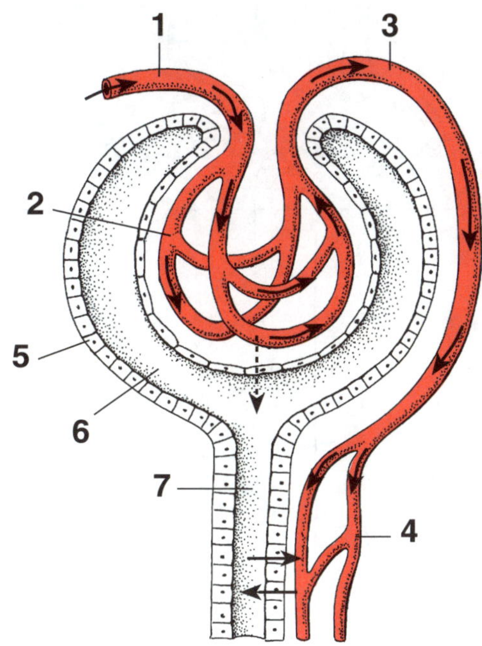

Abb. 119 **Glomerulus in schematisch aufgeschnittener Bowmanscher Kapsel**

1 Zuführende Arteriole (Vas afferens)
2 Kapillarknäuel (Glomerulus) = 1. Kapillarnetz
3 Wegführende Arteriole (Vas efferens)
4 Beginn des 2. Kapillarnetzes (umgibt den Tubulus)
5 Bowmansche Kapsel = einschichtiges Epithel
6 Spaltraum
7 Beginn des Harnkanälchens (Tubulus)

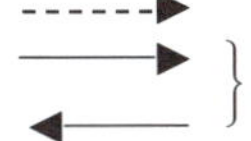

Primärharn (Fließrichtung)
Durch die Tubuluszellen bewirkter Stoffaustausch zwischen Primärharn und Blut

gen bei der Pyramidenspitze in die *Nierenkelche des Nierenbeckens* münden. Natürlich ist der Aufbau des Nierengewebes durch ein Bindegewebsgerüst abgestützt, in welchem auch Blutgefäße, Lymphbahnen und Nerven verlaufen.

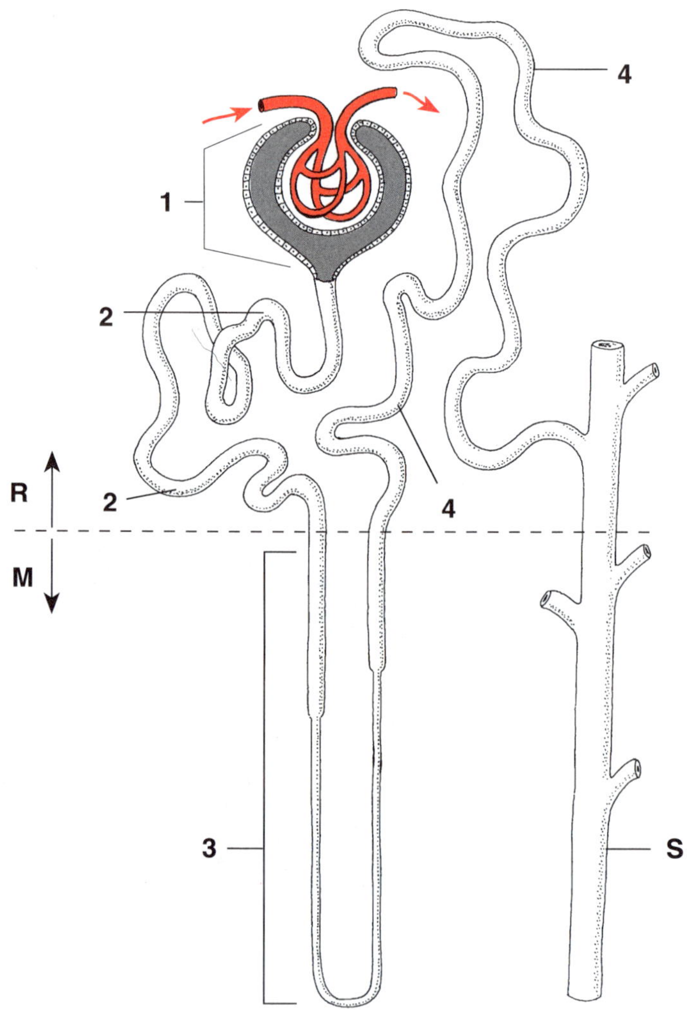

Abb. 120 **Nephron mit Sammelrohr**

1 Nierenkörperchen
2 erster gewundener Anteil des Harnkanälchens (= proximales Konvolut)
3 Henlesche Schleife
4 zweiter gewundener Anteil des Harnkanälchens (= distales Konvolut)

R Rinde
M Mark
S Sammelrohr

1–4 Nephron

In jeden Nierenkelch mündet eine Markpyramide mit je 20 bis 30 Sammelrohren. Die Mündungsstellen der Sammelrohre an der Pyramidenspitze ergibt die siebförmige *Area cribrosa*.

Je ein *Nierenkörperchen (Glomerulus und Bowmansche Kapsel) mit anschließendem ableitendem Tubulus* (die Sammelrohre gehören nicht mehr dazu), nennt man *Nephron*. In jeder Niere liegen etwa eine Million Nephrone (siehe Abb. 120, S. 226).

Physiologie

Die Nieren haben die Aufgabe, *Harn zu bilden* und zur *Ausscheidung* in die Harnwege abzugeben. Sie dienen damit der *Entschlackung* des Körpers. Mit der Harnbildung erfüllen die Nieren zwei weitere Aufgaben: Sie helfen mit, den *Wasser- und Salzhaushalt zu regulieren* sowie das *Säurebasengleichgewicht im Blut aufrechtzuerhalten.*

Um diese Aufgaben erfüllen zu können, müssen die *Nieren sehr gut durchblutet* sein. Aus der *Bauchaorta* entspringt für jede Niere eine *Nierenarterie* (Arteria renalis). Die Nierenarterie tritt beim *Hilus* in die Niere ein und verzweigt sich in ein *sehr feines Gefäßnetz*. Die *Arteriolen* bilden *Kapillarknäuel* (siehe Abb. 119). Erst die aus diesem wieder austretenden *Arteriolen* gehen zur *Ernährung zu den Harnkanälchen*. Es sind also in der Niere, im Gegensatz zu den meisten anderen Organen, zwei Kapillarnetze hintereinander geschaltet. (Die Bowmansche Kapsel wird durch die Glomerulus-Kapillaren ernährt). Zwischen den feinen Blutgefäßen und den Harnkanälchen findet ein *Stoffaustausch* statt. So erfüllt die Niere neben der *Ausscheidungsfunktion* noch eine zweite Aufgabe, die *Stoffwechselfunktion* (Resorption und Sekretion; siehe Endharnzubereitung).

Die Nierenarterien sind *Endarterien* (siehe Kollateralkreislauf S. 142).

Primärharnbildung

Weil im Spaltraum zwischen Bowmanscher Kapsel und Gefäßknäuel (Glomerulus) kein Druck herrscht, werden aus den Kapillaren des Glomerulus entsprechend ihrem Innendruck (Blutdruck, vgl. Abb. 88, S. 137) mit viel Flüssigkeit sämtliche permeablen Stoffe abgepreßt (filtriert), nicht also die hochmolekularen Eiweiße. Dieser Primärharn besteht somit aus einer eiweißfreien, wäßrigen Lösung aller im Blutplasma enthaltenen Stoffe. Innerhalb von 24 Stunden werden 150 Liter Primärharn filtriert.

Endharnzubereitung

Der Endharn wird in den *Harnkanälchen* (Tubuli) zubereitet. Notwendig ist ein reger *Stoffaustausch* zwischen den Blutgefäßen und den Harnkanälchen in beiden Richtungen. Wir unterscheiden verschiedene Vorgänge. Zunächst zur Wasserrückresorption:

- **Wasserrückresorption ohne eigentliche Harnkonzentrierung**

In den Zellen des ersten gewundenen Anteils der Harnkanälchen befindet sich eine *Natriumpumpe*. Sie pumpt Natrium aus dem Tubulus in die den Tubulus umgebenden Blutkapillaren (siehe auch Rückresorption von Stoffen). Hierdurch entsteht ein *osmotisches Druckgfälle* (siehe Osmose S. 231, Abb. 121), weswegen Wasser dem Natrium *passiv* folgt. Auf diese Weise werden etwa 80% des im Primärharn befindlichen Wassers (120 l/24 Std.) ins Blut rückresorbiert. Eine ausreichende Harnkonzentrierung kann hierdurch noch nicht erreicht werden.

- **Wasserrückresorption zur eigentlichen Harnkonzentrierung**

Das Hormon *Adiuretin* aus der Hypophyse (siehe S. 173) ermöglicht es, in Zusammenarbeit mit der Henleschen Schleife *reines Wasser* (ohne darin gelöste Substanzen) aus dem zweiten gewundenen Anteil der Harnkanälchen und aus den Sammelrohren ins Blut rückzuresorbieren. Und hierdurch kann nun der *Urin vollends konzentriert* und ein großer Wasserverlust des Körpers vermieden werden (siehe Diabetes insipidus, Pathologie). So werden noch 18–19% des Primärharns rückresorbiert, so daß von den noch restlichen 30 Litern nur $1^1/_2$ bis 2 Liter als Urin ausgeschieden werden.

Austausch von Stoffen zwischen den Harnkanälchen und dem Blut:

a) Ausscheidung der harnpflichtigen Substanzen
b) Sekretion von Stoffen
c) Rückresorption von Stoffen
d) Ausscheidung von Ammoniak

a) **Ausscheidung der harnpflichtigen Substanzen**
(Kreatinin, Harnstoff, Harnsäure)

Ein großer Anteil dieser Stoffe gelangt durch die unter Primärharnbildung erwähnte *Filtration* in die Harnkanälchen. Ein kleinerer Anteil (vor allem Harnsäure) wird durch *Sekretion* vom Blut in die Harnkanälchen transportiert. Von der Harnsäure werden später 90% wieder ins Blut zurück resorbiert. Auch der Harnstoff diffundiert teilweise zurück ins Blut. Im übrigen werden diese *harnpflichtigen Substanzen mit dem Urin ausgeschieden*.

b) **Sekretion von Stoffen**
(körpereigene Stoffwechselprodukte wie Harnsäure, Sulfate etc.)
(körperfremde Substanzen wie Medikamente)

Die *aktive Sekretion* von Stoffen geschieht von den Blutgefäßen in die Harnkanälchen hinein. Es handelt sich um Stoffe, die der Körper nicht mehr braucht. Sie werden von den Zellen der Nierenkanälchen zur Ausscheidung an den Harn abgegeben. Es handelt sich hierbei vor allem um einige körpereigene Stoffwechselprodukte sowie um Medikamente.

c) **Rückresorption von Stoffen**
(Glukose, Aminosäuren, Harnsäure, Natrium, Kalium, Chlor, Phosphate, Schwefel etc).

Die *aktive Rückresorption* von Stoffen geschieht aus den Harnkanälchen in die Blutgefäße. Gewisse Stoffe, die bei der Primärharnzubereitung in die Harnkanälchen filtriert wurden, werden vom Organismus zum Teil noch gebraucht. Diese Stoffe werden aus dem Harnkanälchen herausgeholt und ans Blut abgegeben. Es handelt sich um Stoffe wie Glukose, Aminosäuren, Harnsäure, Natrium, Kalium, Chlor, Phosphate, Schwefel etc. Bei diesen Stoffen spricht man von *Schwellenstoffen*. Ist im Blut nämlich schon zuviel eines solchen Stoffes vorhanden, d. h. ist der *Schwellenwert* überschritten, wird des ‹Zuviel› mit dem Harn ausgeschieden.

Beispiel Glukose

Als Beispiel sei die Glukose erwähnt, wobei hier der Schwellenwert *pathologischerweise* überschritten wird, wenn ein Mangel an Insulin besteht und die Glukose, anstatt in der Leber gespeichert und in die Körperzellen hineingeschafft zu werden, vermehrt im Blut vorhanden ist (siehe Diabetes mellitus, Pathologie).

Der Blutzuckerspiegel darf einen Wert von 140 mg% haben (Idealwerte 80–120 mg%). Übersteigt die Zuckerkonzentration im Blut den Schwellenwert von 180 mg%, wird das ‹Zuviel› an Zucker so weit wie möglich ausgeschieden, d. h. aus den Harnkanälchen nicht mehr rückresorbiert. Wir sprechen dann von einer *Glukosurie*, welche mittels Urin-Zucker-Test erkennbar ist.

d) **Ausscheidung von Ammoniak**

Ammoniak wird in den Harnkanälchenzellen (Tubuluszellen) der Nierenrinde aus dem Aminosäurenstoffwechsel durch Abspaltung der Aminogruppe gebildet. Ein Teil des giftigen Ammoniaks wird direkt durch die Nieren ausgeschieden. Der Rest wird über das Nierenvenenblut letztlich zur Leber gebracht, wo es zum etwas weniger giftigen Harnstoff umgebaut wird. Der Harnstoff wiederum wird über den Blutweg wieder zu den Nieren gebracht und dort weitgehend ausgeschieden.

Der Harn wird nun noch in den Sammelrohren konzentriert (siehe oben) und fließt dann durch Öffnungen in der Pyramidenspitze (s. Abb. 118) als fertig zubereiteter **Endharn** ins Nierenbecken.

Menge:	1 bis 2 Liter innerhalb von 24 Stunden.
Farbe:	Hell- bis dunkelgelb.
Reaktion:	Schwach sauer, pH-Wert 5,5.
Spezifisches Gewicht:	1015 bis 1025 (extreme physiologische Werte können von 1002 bis 1040 schwanken).
Zusammensetzung:	Wasser, Elektrolyte, Harnstoff, Harnsäure, Kreatinin, Organische Säuren, Hormone, Fermente, Vitamine, Farbstoffe (Urobilin, u. a.).

Hormon-Bildung in den Nieren

- *Renin* (Einfluß auf Filtration, siehe unten).
- *Erythropoietin* = Gewebshormon, das in den Epithelzellen der Glomeruli gebildet wird. Anämie (Blutarmut) und Hypoxie (Sauerstoffmangel in den Körpergeweben) bewirken Freisetzung von Erythropoietin. Dieses steigert dann die Erythropoese und Hämoglobin-Synthese im Knochenmark.

Hormon-Einluß auf Nieren

Die wichtigsten Hormone, die einen Einfluß auf die Nieren haben, seien hier zusammenfassend erwähnt.

- *Adiuretin* aus dem Hypophysenhinterlappen (siehe S. 173 u. 228) bewirkt *Rückresorption von Wasser* zur Harnkonzentrierung.
- *Aldosteron* aus Nebennierenrinde (siehe S. 178) bewirkt *Rückresorption von Natrium* aus den Harnkanälchen ins Blut und Ausscheidung von Kalium aus dem Blut in die Harnkanälchen. Dadurch hat Aldosteron einen Einfluß auf den Wasserhaushalt.
- *Parathormon* aus Nebenschilddrüse bewirkt eine höhere Phosphatausscheidung und erhöht hierdurch indirekt den Blutkalzium-Spiegel (siehe S. 177).

Einfluß auf Filtration

Einen Einfluß auf die Filtration von Primärharn haben:

- *Blutdruck:* Blutdruckwerte unter der Norm verhindern die Ausscheidung, Blutdruckwerte über der Norm können zu Schädigungen in der Niere führen.
  Fällt der Arterienblutdruck ab (im Schock unter 40 mm Hg), hört die Niere mit der Harnbildung auf, es kommt zur *Uraemie* (siehe Pathologie).
- *Renin:* Bei einer *Minderdurchblutung* produziert die Niere sofort ein Enzym, das *Renin*. Renin koppelt sich mit dem Bluteiweiß *Angiotensinogen*. Dadurch wird ein neuer Stoff frei, das *Angiotensin*. Dieses löst eine *Gefäßverengung* im ganzen Kreislauf aus. Dadurch steigt der Blutdruck im ganzen Kreislauf, also auch in der *Niere*. Einen hohen Blutdruck, der von den Nieren ausgeht, nennt man renalen Hochdruck. Angiotensin stimuliert außerdem die Freisetzung von Aldosteron in der Nebennierenrinde (siehe oben).
- *Flüssigkeitszufuhr:* Die *Niere kann* den Harn bei geringer Trinkmenge stark *konzentrieren*, bei großer Trinkmenge stark *verdünnen*. Diese Konzentrations- bzw. Verdünnungsfähigkeit ist *meßbar* mit *Prüfung des spezifischen Gewichtes* bei Durst bzw. nach Verabreichung einer bestimmten Trinkmenge.
- *Nerven:* Die nervöse Steuerung der Nierenfunktion untersteht dem vegetativen Nervensystem.

Begriffserläuterung

Osmose

Unter einer *Osmose* verstehen wir den *Übertritt des Lösungsmittels* (Wasser) von einer weniger stark konzentrierten Lösung in eine stärker konzentrierte Lösung *durch* eine dazwischenliegende *halbdurchlässige* (semipermeable) *Wand*. Halbdurchlässig (semipermeabel) nennt man Trennwände, die zwar für das Lösungsmittel (meist Wasser), nicht aber für den darin gelösten Stoff durchlässig sind.

In den Nieren z. B. folgt ja Wasser – nach den Gesetzen der Osmose – den Stoffen, die vorher aktiv vom Harnkanälchen ins Blut transportiert wurden (siehe Wasserrückresorption ohne Harnkonzentrierung und c) Rückresorption von Stoffen).

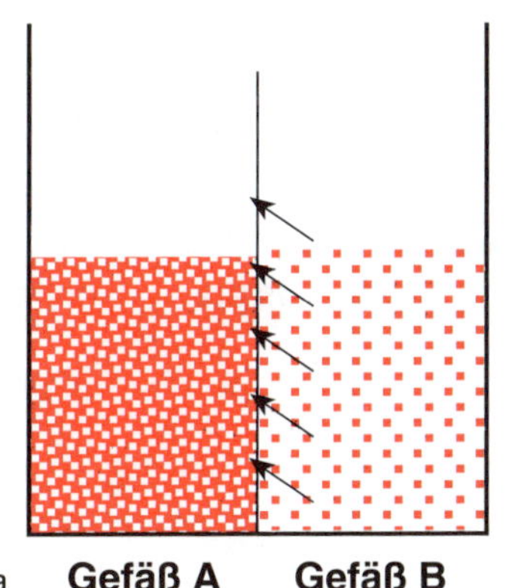

a **Gefäß A** **Gefäß B**

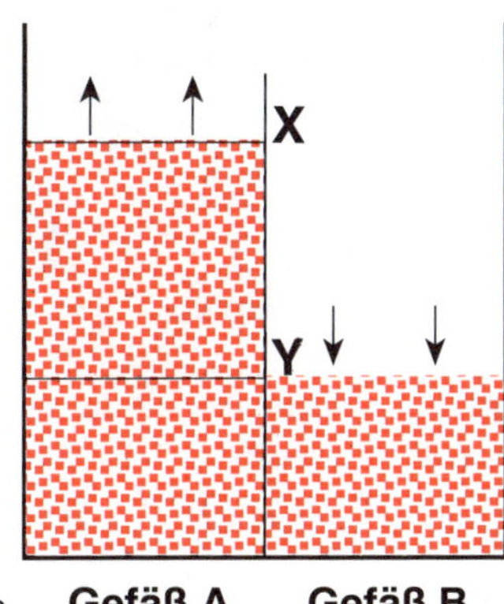

b **Gefäß A** **Gefäß B**

Abb. 121 **Schematische Darstellung der Osmose**

a

Die Konzentration im Gefäß A ist stärker als im Gefäß B. Um die Konzentration auszugleichen, wandert Wasser vom Gefäß B durch die halbdurchlässige Wand ins Gefäß A.

b

Im Gefäß A und Gefäß B ist nun die gleiche Konzentration von Stoffen im Verhältnis zu den flüssigen Bestandteilen vorhanden. Wassersäule x-y = osmotischer Druck.

Nierenkelche und Nierenbecken

Topographie

Bei jeder Niere münden 8 bis 10 Nierenkelche ins Nierenbecken (Pelvis renalis). Dieses tritt bei der Nierenpforte aus und geht unmittelbar in den Harnleiter (Ureter) über.

Makroskopie

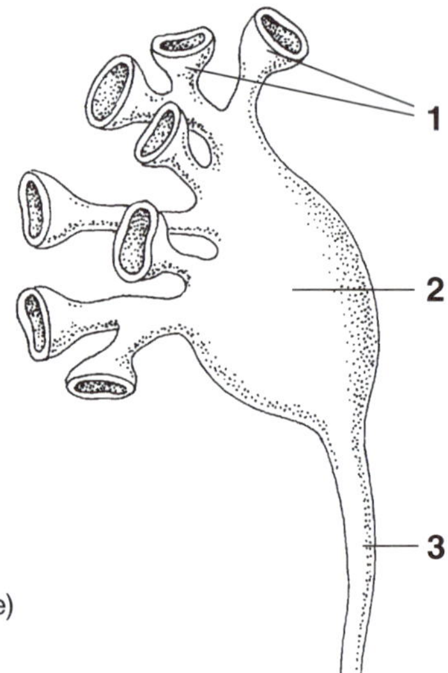

Abb. 122 **Nierenkelche und Nierenbecken**

1 Nierenkelche (Mündungsstelle der Sammelrohre)
2 Nierenbecken (Pyelon oder Pelvis renalis)
3 Beginn des Harnleiters (Ureter)

Mikroskopie

von innen nach außen:

- *Übergangsepithel:* Epithel, das *besonders widerstandsfähig* ist *gegen Urinsäuren*.
- *Muscularis* = glatte Muskelfasern sind für die Weiterbeförderung des Harns verantwortlich.
- *Adventitia* = Bindegewebe.

Physiologie

Das Nierenbecken fängt mit seinen Nierenkelchen den Harn auf. Es faßt 6–10 cm^3 Harn. Portionsweise wird der Harn an die Harnleiter (Ureteren) weitergegeben.

Harnleiter

Topographie

Die Harnleiter (Ureteren) schließen dem Nierenbecken an und münden hinten unten in die Blase. Sie liegen hinter dem Bauchfell, also *retroperitoneal*. Die Harnleiter verlaufen leicht schräg gegen medial.

Makroskopie

Die Harnleiter sind *bleistiftdicke, röhrenförmige Muskelschläuche*. Ihre Länge beträgt 25 bis 30 cm. Das Endstück, etwa 2 cm, zieht schräg durch die Blasenwand (intramural, Ventilwirkung). Die *Einmündungsstellen* heißen *Ostien* (Einzahl: Ostium).

Mikroskopie

von innen nach außen:

- *Übergangsepithel* = Epithel wie Nierenbecken (siehe oben).
- *Muscularis* = Die Muskelschicht ist reich an glatten Muskelfasern.
- *Adventitia* = Bindegewebe.

Physiologie

Dank der *Muskelschicht* wird der *Harn peristaltisch* in die *Blase* transportiert. Pro Stunde werden ungefähr 50 cm^3 Harn zur Blase gebracht, nach vielem Trinken jedoch entsprechend mehr.

Harnblase

Topographie

Die Harnblase (Vesica urinaria) liegt vorne im *kleinen Becken, hinter der Symphyse*. Bei der *Frau* liegt sie ventralwärts *vor der Gebärmutter*, beim *Mann* ventralwärts *vor dem Mastdarm*. Da die Harnblase am Blasenscheitel (siehe Abb. 123) von Bauchfell überzogen ist, wird ihre Lage zum Teil als *extraperitoneal* (bzw. als im subperitonealen Raum liegend) bezeichnet.

Makroskopie

Die *Form der Harnblase* hängt vom *Füllungszustand* ab. Auf der Schemazeichnung Abb. 123 ist die Harnblase gefüllt.

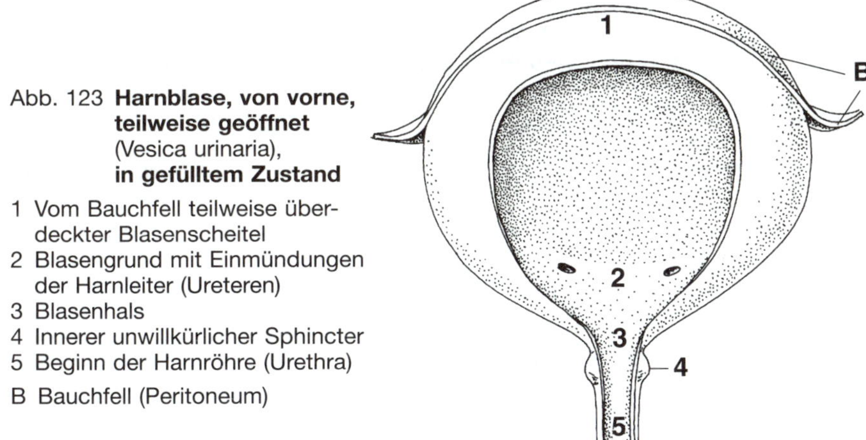

Abb. 123 **Harnblase, von vorne, teilweise geöffnet** (Vesica urinaria), **in gefülltem Zustand**

1 Vom Bauchfell teilweise überdeckter Blasenscheitel
2 Blasengrund mit Einmündungen der Harnleiter (Ureteren)
3 Blasenhals
4 Innerer unwillkürlicher Sphincter
5 Beginn der Harnröhre (Urethra)
B Bauchfell (Peritoneum)

Mikroskopie

- Die gefäßreiche *Schleimhaut* mit Übergangsepithel, das sowohl dehnbar als auch besonders *säureresistent* ist, kann sich dank den *Falten* dem Füllungszustand anpassen.

- Die *Muscularis* besteht aus einem ineinander geflochtenen *Muskelgefüge.* Diese Anordnung von *glatter Muskulatur* ermöglicht eine *gleichzeitige Kontraktion von allen Seiten* her.
- Eine *Bindegewebsschicht* verbindet die Blase mit dem umliegenden Gewebe. An der hinteren oberen Fläche der Blase finden wir *Bauchfell*. Unmittelbar beim Blasenausgang liegt ein *innerer Schließmuskel* (Sphincter) aus *glatter Muskulatur*. Seine Betätigung erfolgt *unwillkürlich*.

  Bei der Frau unmittelbar nach dem inneren Schließmuskel, beim Mann erst nach der Prostata, kommt ein *äußerer Schließmuskel* aus *quergestreifter, willkürlicher Muskulatur*. (Betätigung siehe Miktionsvorgang S. 235).

Physiologie

Als *Sammelbehälter* (Reservoir) hat die Harnblase die Aufgabe, den *Urin zu sammeln*. Ihr Fassungsvermögen beträgt 200 bis 400 cm^3. Ist eine gewisse Urinmenge in der Blase, so daß sie sich durch Füllung dehnt, nehmen *sensible Rezeptoren* in der *Blasenwand* diesen *Füllungszustand wahr*. Dies wird bewußt als *Harndrang* empfunden.

Zur *Entleerung der Blase* durch *Wasserlösen* (Miktionsvorgang) kommt es aber erst im *Zusammenspiel mit anderen Faktoren* (siehe Miktionsvorgang S. 235).

Harnröhre

Topographie

Die Harnröhre (Urethra) stellt die *Verbindung der Blase gegen außen* dar, liegt also zwischen der Blase und dem Scheidenvorhof (bei der Frau), bzw. zwischen der Blase und dem Ende des Gliedes (beim Mann).

Makroskopie

Frau: Die Harnröhre der Frau ist ein kurzer etwa *4 cm langer*, epithelausgekleideter *Bindegewebsschlauch*. Sie beginnt beim *inneren unwillkürlichen Sphincter*, verläuft durch den Beckenboden (Diaphragma urogenitale), von dem der *äußere willkürliche Schließmuskel* (M. sphincter urethrae) gebildet wird, und endet unmittelbar vor der äußeren Vaginaöffnung.

Mann: Die Harnröhre des Mannes ist ein etwa *26 cm langes ungleichmäßiges Rohr*. An verschiedenen Abschnitten weist sie *enge Stellen* auf. Am Anfang der Harnröhre, kurz nach der Harnblase, münden die *Samenleiter* in die Harnröhre (siehe S. 241, Abb. 125). Da die Harnröhre für Harn und Samen ein gemeinsamer Ausführungsgang ist, nennt man sie auch *Harnsamenröhre*. (Besprechung der Harnsamenröhre siehe Genitalsystem S. 243). Der willkürliche Schließmuskel der männlichen Harnröhre (M. shpincter urethrae) liegt in der Wandung von deren engsten Stelle, nämlich unmittelbar unterhalb der Prostata im Beckenboden.

Mikroskopie

- *Schleimhaut* = aus mehrschichtigem *säureresistentem Epithelgewebe.*
- *Muscularis* = feine Muskelschicht mit *glatten Muskelfasern*.
- *Adventitia* = *Bindegewebe*.

Physiologie

Durch die Harnröhre wird der *Urin entleert*.

Miktionsvorgang

- Die *Füllung* und damit auch Dehnung der Blase wird von *Rezeptoren* in der Blasenwandung *wahrgenommen* und über sensible vegetative Nervenbahnen ins *Hirn* gemeldet.
- Diese Meldung wird als *Harndrang* wahrgenommen.
- Willkürlich wird ein *Befehl* an den *äußeren willkürlichen Schließmuskel* gegeben. Dies hat die *Erschlaffung* und damit die *Öffnung des Schließmuskels* zur Folge.
- Die Erschlaffung des willkürlichen Sphincters bewirkt *reflexartig* die *Erschlaffung* des *unwillkürlichen Sphincters* und die *unwillkürliche Kontraktion der Harnblase.*
- Nun kann die *Blase entleert* werden.

Beim gesunden Menschen kann die *Blase* in der Regel *vollständig entleert* werden und es bleibt *kaum Restharn* in der Blase liegen.

Testfragen: Harnsystem, Nieren

1 Welche Anteile gehören zum Harnsystem? (S. 222)
2. Wo liegen die Nieren? (S. 222)
3. Was tritt bei der Nierenpforte ein, was aus? (S. 224)
4. Beschreiben Sie den Bau eines Nephrons. (S. 226 u. 227)
5. Was ist Primärharn und wie wird er gebildet? (S. 225 u. 227)
6. Welche Faktoren haben einen Einfluß auf die Filtration von Primärharn? (S. 230)
7. Wo wird der Endharn zubereitet? (S. 227 u. 228)
8. Erklären Sie die Wasserrückresorption *ohne* Harnkonzentrierung. (S. 228)
9. Welche Vorgänge geschehen bei der Wasserrückresorption zur Harnkonzentrierung? (S. 228)
10. Was wissen Sie über den Endharn? (Menge in 24 Stunden, Farbe, Reaktion, Spezifisches Gewicht, Zusammensetzung). (S. 229)
11. Welche drei wichtigen Hormone haben einen Einfluß auf die Nieren? (S. 230)

Testfragen: Harnsystem, Harnwege

1. Aus was für Gewebeschichten sind die Nierenkelche und die Nierenbecken gebaut? (S. 232)
2. Welche Aufgaben haben die Nierenbecken? (S. 232)
3. Wo liegen die Harnleiter und wohin münden sie? (S. 232)
4. Wie wird der Harn in den Harnleitern befördert? (S. 233)
5. Wo liegt die Harnblase bei der Frau, wo beim Mann? (S. 233)
6. Was wissen Sie über den makroskopischen Bau der Harnblase? (S. 233)
7. Wo liegt die Harnröhre? (S. 234)
8. Beschreiben Sie den makroskopischen Bau der Harnröhre bei der Frau und beim Mann. (S. 234)
9. Erklären Sie den Miktionsvorgang. (S. 235)

Das Genitalsystem

Wesentliche Aufgaben des Genitalsystems:

- Fortpflanzung
- Bildung der Geschlechtshormone
- Beim Mann auch Harnweg

Einleitung

Von den 46 Chromosomen in der menschlichen Zelle sind *zwei Geschlechtschromosomen*, die *geschlechtsbestimmend* sind. Die Geschlechtschromosomen der Frau werden *X-Chromosomen* genannt. Unter den Geschlechtschromosomen des Mannes ist ebenfalls ein X-Chromosom, das zweite ist jedoch erheblich kleiner und wird *Y-Chromosom* genannt.

Ob nach einer Befruchtung ein männliches oder weiblichen Kindes heranwächst, hängt von der Samenzelle des Mannes ab, da *jede Samenzelle*, nebst den übrigen 22 Chromosomen (siehe Meiose S. 6 und S. 257 ff.) *entweder ein X-Chromosom oder ein Y-Chromosom* enthält. Die weibliche *Eizelle dagegen* enthält neben den übrigen 22 Chromosomen als Geschlechtschromosom *immer ein X-Chromosom*.

Kommen bei der Befruchtung *zwei X-Chromosomen* zusammen, wird ein *weibliches Kind* heranwachsen, kommen *ein X-Chromosom und ein Y-Chromosom* zusammen, wird ein *männliches Kind* heranwachsen.

Wir unterscheiden *primäre und sekundäre Geschlechtsmerkmale*. Die *primären* Geschlechtsmerkmale entwickeln sich während der *Embryonalzeit*, die *sekundären* während der *Pubertät* unter dem Hormoneinfluß der Geschlechtsdrüsen.

Primäre Geschlechtsmerkmale

- Anatomische Unterschiede der Genitalien = Innere und äußere Geschlechtsorgane

Sekundäre Geschlechtsmerkmale

- Stimmbruch (verschiedene Kehlkopfproportionen)
- Brüste
- Entwicklung des Beckens und Skelettbau
- Bartwuchs
- Achsel- und Schambehaarung, Brustbehaarung beim Mann
- Geschlechtsspezifisches Verhalten, das aber auch durch Erziehung und Umwelt beeinflußt ist, wobei die Anteile <Vererbung>, <Erziehung und Umgebung> umstritten sind.

Männliches Genitalsystem

Anteile

Innere Geschlechtsorgane

- Hoden (Testis, griech. Orchis)
- Nebenhoden (Epididymis)
- Samenleiter (Ductus deferens)
- Bläschendrüsen bzw. Samenbläschen (Vesicula seminalis)
- Vorsteherdrüse (Prostata)

Äußere Geschlechtsorgane

- Hodensack (Scrotum)
- Männliches Glied (Penis)

Hoden

Topographie

Die paarig angeordneten Hoden liegen außerhalb des Beckens im *Hodensack*. Die Hoden wandern kurz vor oder kurz nach der Geburt von der Bauchhöhle durch den Leistenkanal in den Hodensack. Geschieht dies nicht, oder bleiben sie unterwegs stecken, spricht man von Kryptorchismus bzw. Leistenhoden (siehe Pathologie).

Makroskopie

Die Form der Hoden ist ähnlich wie ein Ei, allerdings etwas kleiner als ein Hühnerei.

Mikroskopie

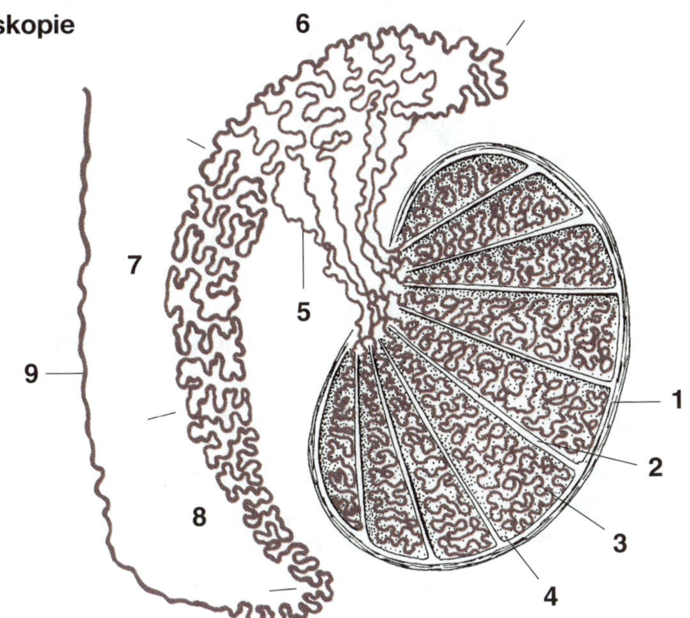

Abb. 124 **Hoden** (Testis) **und Nebenhoden** (Epididymis)

1 Bindegewebskapsel
2 Bindegewebige Septen (Septula testis)
3 Gewundene Hodenkanälchen (Tubuli seminiferi contorti) = Samenbildung
4 Leydigsche Zwischenzellen = hormonproduzierende Zellen
5 Abführende Kanälchen = Teil des Nebenhodens (Ductuli efferentes)
6 Nebenhodenkopf
7 Nebenhodenkörper
8 Nebenhodenschwanz mit Nebenhodengang
9 Übergang in den Samenleiter

Physiologie

Edokrine Aufgabe: In den *Leydigschen Zwischenzellen* wird das männliche Sexualhormon *Testosteron* und wenig Östrogen gebildet (siehe auch S. 181). Das Testosteron hat einerseits die Aufgabe, die *Entwicklung und Reifung der Samenzellen* zu steuern und für die Funktion von Nebenhoden, Prostata und Bläschendrüsen zu sorgen, anderseits ist es für die *Entwicklung der sekundären Geschlechtsmerkmale* des Mannes verantwortlich (Stimmbruch, Bartwuchs, Achsel- und Schambehaarung etc.).

Fortpflanzungsaufgabe: In den gewundenen *Hodenkanälchen* werden bereits vor der Geschlechtsreife *Ursamenzellen* gebildet. Für die *Reifung* dieser, zu den befruchtungsfähigen Samenzellen, ist neben dem Testosteron das Hormon FSH des Hypophysenvorderlappens verantwortlich. Während dem Reifeprozeß kommt es auch zu verschiedenen Zellteilungen, unter anderen zur wichtigen *Meiose*, bei welcher die Chromosomenzahl von 46 auf 23 verringert wird (siehe Meiose, S. 6 und S. 257 ff.).

Die zum Teil bereits reifen, zum anderen Teil fast reifen *Samenzellen werden* teils unter Druck *in die Ausführungsgänge und schließlich* in den *Nebenhoden geschwemmt*, teils wandern sie aktiv dorthin. Ein Druck entsteht im Hoden, weil ständig neue Samenzellen heranwachsen.

Nebenhoden

Topographie

Die Nebenhoden (Epididymis) liegen auf dem hinteren Rand der *Hoden* und sind mit diesem *fest verwachsen*. Der *Nebenhodengang mündet* in den *Samenleiter*.

Makroskopie

Die Nebenhoden sind kleine längliche Organe, die in *Nebenhodenkopf, -körper und -schwanz* eingeteilt werden.

Mikroskopie

Mikroskopisch gesehen bestehen die Nebenhoden aus *vielen kleinen Kanälchen*, in welchen die von den Hoden gebildeten Samenzellen lagern, und aus *Drüsenzellen*.

Physiologie

Die *Kanälchen* der Nebenhoden *speichern* die von den Hoden her kommenden *Samenzellen*. Die noch nicht ausgereiften Samenzellen reifen im Nebenhoden weiter.

Die *Drüsenzellen bilden* ein *saures Sekret*. Da sich die Samenzellen in saurem Milieu nicht selber fortbewegen können, bleiben sie dank diesem Sekret im Nebenhoden liegen, bis sie durch den Ejakulationsreflex weiterbefördert werden (siehe Ejakulation S. 244).

Samenleiter und Cowpersche Drüsen

Topographie

Die Samenleiter (Ductus deferens) schließen dem Nebenhodengang an, ziehen *durch den Leistenkanal aufwärts* ins Becken und verlaufen *bei der Hinterwand der Blase wieder abwärts*. Sie *durchdringen* die *Vorsteherdrüse* (Prostata) und *münden* darin von hinten in die durchziehende *Harnröhre* (Urethra). (Siehe Abb. 125.)

Die Harnröhre nimmt nach ihrem Durchtritt durch die Prostata die Ausführungsgänge von zwei kleinen Drüsen (Cowpersche Drüsen) auf. Die *Cowperschen Drüsen* liegen im äußeren, quergestreiften Schließmuskel des Beckenbodens (M. sphincter urethrae). Ihr schleimiges Sekret wird kurz vor der Ejakulation entleert und hat somit die Aufgabe, die Harnröhre gleitfähig zu machen.

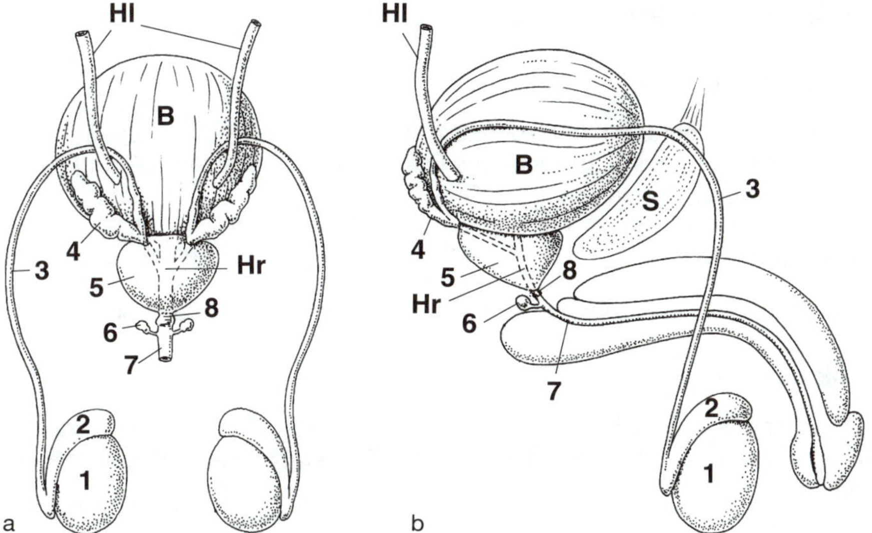

Abb. 125 **Topographie und Makroskopie der inneren Genitalorgane des Mannes** (a von hinten gesehen und b von der Seite)

1 Hoden (Testis)
2 Nebenhoden (Epididymis)
3 Samenleiter (Ductus deferens)
4 Bläschendrüsen (Vesicula seminalis)
5 Vorsteherdrüse (Prostata)
6 Cowpersche Drüsen
7 Harnsamenröhre
8 Willkürlicher Schließmuskel (M. sphincter urethrae)

Hl Harnleiter (Ureter)
B Blase (Vesica urinaria)
Hr Harnröhre (Urethra)
S Schambeinfuge (Symphyse)

Makroskopie

Die Samenleiter sind 40 bis 45 cm lange dünne Muskelschläuche.

Mikroskopie

von innen nach außen:

- *Schleimhaut* mit hohem Zylinderepithel.
- *Muscularis* = Muskelschicht aus spiralig angeordneten Muskelfasern.
- *Adventitia* = Bindegewebige Verankerung mit dem umliegenden Gewebe.

Physiologie

Mit Hilfe der Muskelschicht werden die *Samenzellen* bei der Ejakulation (siehe S. 244) *peristaltisch* in die Harnröhre *befördert*.

Bläschendrüsen (auch Samenbläschen)

Topographie

Die paarig angeordneten Bläschendrüsen (Vesicula seminalis) liegen unmittelbar *unterhalb des Blasengrundes* (siehe Abb. 125). Ihr *Ausführungsgang mündet* in den *Samenleiter*.

Makroskopie

Die Bläschendrüsen sind kleine etwa 3 bis 4 cm lange Drüschen.

Mikroskopie

Die Zellen der Bläschendrüsen sind, wie die aller Drüsen, *abgewandelte Epithelzellen*, die sich für die apokrine Sekretabsonderung spezialisiert haben.

Physiologie

Das *Produkt* der Samenbläschen ist *alkalisch reagierender Schleim*. Dieser Schleim verändert das bis jetzt saure Milieu in ein alkalisches, dank diesem sich die *Samenzellen* nun *selber weiterbewegen* können.

Vorsteherdrüse

Topographie

Die Vorsteherdrüse (Prostata) liegt zu Beginn der *Harnröhre* und umgibt diese. Gegen 20 *Ausführungsgänge münden* in die *Harnröhre.*

Makroskopie

Die kastaniengroße Drüse wird in einen *rechten und linken Lappen* eingeteilt. Ein *Mittellappen*, welcher hinter der Harnröhre liegt, verbindet die beiden seitlich der Harnröhre liegenden Lappen.

Mikroskopie

Mikroskopisch sind bei der Prostata ungefähr *20 kleine Einzeldrüsen* zu erkennen, die alle aus apokrin sezernierendem *Drüsengewebe* gebaut sind. Dazwischen liegen *glatte Muskelfasern* und *Bindegewebe*.

Physiologie

Das *Produkt* der Prostata ist ebenfalls *alkalischer Schleim*, welcher sich zur Samenflüssigkeit mengt, das alkalische Milieu noch verstärkt und dadurch wieder die *Eigenfortbewegung der Samenzellen* begünstigt.

Hodensack

Topographie und Makroskopie

Der Hodensack (Scrotum) ist eine *Hauttasche*, die *hinter dem Penis* aufgehängt ist und durch eine *Scheidewand* (Septum) in zwei *Räume* geteilt wird.

Mikroskopie

Da der Hodensack entwicklungsgeschichtlich aus der Bauchwand entstanden ist, *entspricht* er *in der Bauweise der Bauchwand*.

Physiologie

Der Hodensack sorgt dafür, daß die *in ihm liegenden Hoden keiner allzugroßen Temperaturschwankung ausgesetzt sind*, da es die Hoden, um ihre Aufgaben erfüllen zu können, weder zu warm noch zu kalt haben dürfen. Ist die richtige Temperatur nicht gewährleistet, verkümmern die Hoden.

Um es *nicht zu warm* zu haben, ist der *Hodensack außerhalb* des Bauchraumes befestigt.

Um es *nicht zu kalt* zu haben, kann er sich *bei Kälte*, mit Hilfe seines in der Haut gelegenen M. cremaster, *möglichst nahe an den Körper* ziehen (siehe Kremasterreflex S. 103).

Glied

Topographie

Das Glied (Penis) *beginnt unter dem Beckenboden* und endet mit der sogenannten *Eichel* (Glans).

Makroskopie

Das *zylinderförmige Organ* paßt sich in seiner Form den Aufgaben an (siehe Physiologie).

Eingeteilt wird der Penis in die am Beckenboden befestigte und von Beckenbodenmuskulatur umgebene *Peniswurzel*, den beweglichen *Penisschaft* und dessen Ende, die *Eichel*. Über die Eichel zieht die Außenhaut weiter, als nach hinten verschiebbare Haut, die *Vorhaut* (Präputium).

Die am Harnblasenausgang mit dem Sphincter internus beginnende *Harnsamenröhre* verläuft zunächst wenige Zentimeter durch die Prostata und unter ihr durch den Beckenbodenmuskel, der den willkürlich kontrahierbaren Sphincter externus bildet. Dann macht sie eine rechtwinklige Kurve, verläuft im Harnröhrenschwellkörper und endet an der Spitze des Penis.

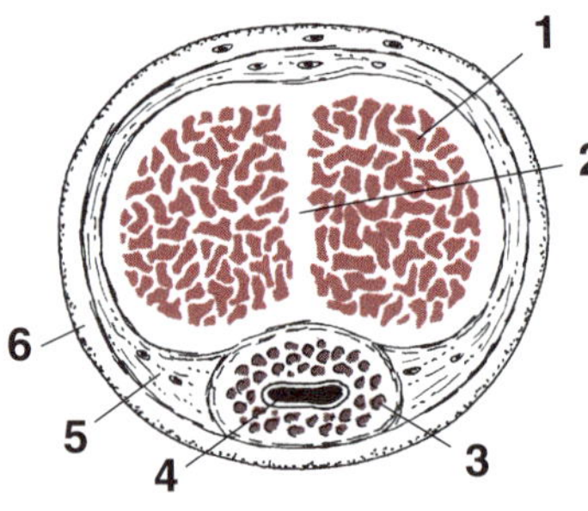

Abb. 126 **Querschnitt durch den Penis**

1 Penisschwellkörper (schwammartige Bälkchenstruktur aus kollagenen und elastischen Fasern mit glatten Muskelzellen. Blutfüllung der Hohlräume bei der Erektion)
2 Bindegewebige Verbindung (Septum penis)
3 Harnröhrenschwellkörper (aus dichtem Venengeflecht)
4 Harnsamenröhre
5 Bindegewebshülle
6 Haut

Mikroskopie

Innerhalb des Penis liegen *Schwellkörper*, d. h. drei zylindrische Körper aus *schwammigem Gewebe*, das mit *Epithelgewebe* ausgekleidet ist und *zahlreiche Bluträume* bildet.

Physiologoie

Der Penis enthält die *Harnsamenröhre* und hat damit *zwei Aufgaben* zu erfüllen.

1. **Miktion** (siehe Harnsystem S. 234 u. 235)

2. **Koitus** (Geschlechtsakt)

Um in die Scheide der Frau eingeführt werden zu können, muß sich der Penis *versteifen* können (Erektion). Dies ist *dank der Füllung der Bluträume* in den Schwellkörpern möglich. Schließlich kann es beim Koitus zur *Samenentleerung* (Ejakulation) und damit zur *Befruchtung einer weiblichen Eizelle* kommen, falls bei der Frau vorher ein Eisprung erfolgt war (siehe auch weibliches Genitalsystem).

Ejakulation

Zum Samenerguß (Ejakulation) kommt es durch *Reflexauslösung. Rhythmische Kontraktionen der Muskulatur* von *Samenleiter, Prostata* und *Peniswurzel* sind für die *Samenentleerung* verantwortlich.

Dabei werden 3 bis 5 cm^3 Sperma (Samenflüssigkeit oder Ejakulat) entleert. Das *Sperma* enthält nebst 90% *Wasser* und vielen Millionen *Samenzellen* (Spermien, Einzahl: Spermium), hauptsächlich alkalischen *Schleim, Eiweiße, Fette* und *Kohlehydrate* in Form von Fruktose (3–5 cm^3 Sperma enthalten 180–500 Millionen Spermien).

Spermium

Die Länge eines Spermiums beträgt 40 bis 60 µm. Es besteht aus *Kopf, Hals* und *Schwanz*. Der Kopf ist 5 µm dick.

Die Spermien *bewegen sich mit Hilfe ihres Schwanzes* selbständig vorwärts, sofern das Milieu alkalisch ist. In saurem Milieu sind sie unbeweglich und gehen über längere Zeit zugrunde.

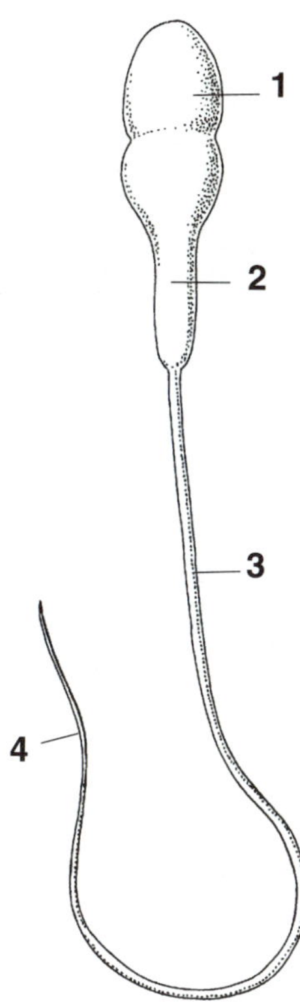

Abb. 127 **Samenzelle** (Spermium)

1 Kopf = Träger der Erbfaktoren (Gene)
2 Hals = Gelenkiges Zwischenstück, das Schwingungen der Geißel auslöst
3 Schwanz oder Geißel (dient zur Fortbewegung)
4 Endstück

Weibliches Genitalsystem

Anteile

Innere Geschlechtsorgane

- Eierstöcke (Ovarien)
- Eileiter (Tuben)
- Gebärmutter (Uterus)
- Scheide (Vagina)

Äußere Geschlechtsorgane

- Scheidenvorhof (Vestibulum vaginae)
- Bartholinsche Drüsen
- Große Schamlippen (große Labien)
- Kleine Schamlippen (kleine Labien)
- Kitzler (Clitoris)

Eierstöcke

Topographie

Die Eierstöcke (Ovarien) liegen im *kleinen Becken, seitlich* in der Vertiefung der Beckenwand, innerhalb des Bauchfells, also *intraperitoneal*. Durch ein querliegendes *Band* sind sie mit der *Gebärmutter verbunden* (siehe Abb. 129, S. 251).

Makroskopie

Die paarig angeordneten Drüsen sind mandelförmig. Ihre Länge beträgt 3 bis 4 cm.

Mikroskopie

Wir unterscheiden eine *Rindensubstanz* und eine *Marksubstanz*. Die zentral gelegene *Marksubstanz* besteht aus *Bindegewebe* und enthält, zur Ernährung der Drüse, zahlreiche *Blutgefäße*.

Die außen gelegene *Rindensubstanz* besteht aus *Drüsengewebe*. In ihr liegt der ganze *Vorrat an Eizellen*, nämlich etwa 40 000 bis 200 000 Eier (siehe auch S. 257) je Eierstock. Die Größe einer Eizelle beträgt 100 bis 200 µm.

Beim *kleinen Mädchen* sind die *Eizellen* noch *unreif*. Ihre *Reifung* erfolgt erst ab der Pubertät. (Siehe S. 257.)

Jedes *Ei* ist von einer *Hülle* umgeben, welche bei der Reifung als Nährhülle dient. *Ei und Hülle* zusammen nennen wir *Follikel*. Bei den noch nicht ausgereiften Follikeln sprechen wir von *Primärfollikeln*.

Physiologie

Fortpflanzungsaufgabe: Die *Eifollikel* wandeln sich mit Beginn der *Pubertät* um in *flüssigkeitsgefüllte Bläschen* (Graafsche Follikel). In einem mehr oder weniger regelmäßigen *Turnus von vier Wochen reift ein solcher Follikel* ganz aus und wird etwa kirschgroß. Bei dieser Größe platzt er und die *Eizelle* wird, für eine eventuelle Befruchtung, in die *ableitenden Wege* (Eileiter) geschwemmt. Man spricht hier vom *Eisprung* (Ovulation).

Von den bis zu 200 000 vorrätigen Eiern kann *jeden Monat nur ein einziges zur Reifung* kommen (Ausnahme: zweieiige Zwillinge). Die beiden Eierstöcke wechseln sich in dieser Aufgabe ab. Von den angelegten Eiern kommen also höchstens 400 bis 500 zur vollen Ausreifung.

Wie die männliche Samenzelle im Hoden macht auch die weibliche Eizelle im Eierstock bei der Reifung die notwendige *Reifeteilung* (siehe Meiose S. 6 u. S. 257 u. 258) durch, bei der sich die Chromosomenzahl von 46 auf 23 verringert.

Endokrine Aufgabe: Im Eierstock werden auf Anreiz des FSH und des LH (siehe S. 174, 181 u. 182) die beiden wichtigen weiblichen Sexualhormone, *Östrogen und Progesteron* und wenig Androgyne (Testosteron, siehe S. 181) gebildet.

- *Östrogen:* Die *Drüsenzellen im Eierstock* bilden das Follikelhormon *Östrogen*, welches für den Aufbau der Uterusschleimhaut verantwortlich ist (Proliferationsphase, siehe Abb. 130, S. 255).

  Das Follikelhormon schafft also die Voraussetzung für die Weiterentwicklung des reifenden Eies im Falle einer möglichen Befruchtung.

  Schon beim neugeborenen Mädchen ist die ganze Anlage der Eier vorhanden. Während der Kindheit reifen auch schon Follikel heran, jedoch nie aus. Deren Hüllzellen (Theca, siehe S. 260) bleiben noch einige Zeit aktiv und bilden geringe Mengen *Östrogen*. Dieses beeinflußt das Beckenwachstum und wirkt auf Haut, Unterfettgewebe und Behaarung.

  Erst mit Beginn der *Pubertät* reifen periodisch Follikel ganz aus. Das dann von ihnen in größeren Mengen gebildete Sexualhomon *Östrogen* hat nun die Aufgabe, die *sekundären Geschlechtsmerkmale* zu entwikkeln (Brustwachstum, Achsel- und Schambehaarung etc.).

  Im Alter von 45 bis 55 Jahren nimmt die Stimulation durch den HVL ab und hört schließlich ganz auf. Es können keine weiteren Follikel mehr reifen. Das periodische Spiel der Hormonproduktion hört auf. Diese Umstellung des Organismus führt häufig zu Kreislaufschwierigkeiten (sog. Wallungen u. a.). Den Zeitpunkt der letzten Regelblutung nennen wir *Menopause*. Die Übergangsphase von der vollen Geschlechtsreife zum Alter (Wechseljahre), die über Jahre andauern kann, nennen wir *Klimakterium*. Als Ursache der Beschwerden im Klimakterium wird die physiologisch *verminderte Östrogenproduktion* angenommen.

- *Progesteron:* Der geplatzte, im Eierstock zurückgebliebene Follikel, fällt in sich zusammen, vergrößert sich dann aber zum Gelbkörper. Der Gelbkörper bildet für die Dauer von zwei Wochen das Gelbkörperhormon (Progesteron), welches die Aufgabe hat, eine eventuelle *Schwangerschaft zu erhalten.* Kommt es zur Befruchtung, bleibt der Gelbkörper bis zum 3. Schwangerschaftsmonat bestehen. Etwa vom 4. Schwangerschaftsmonat an übernimmt der Mutterkuchen (Plazenta) die Aufgabe, das schwangerschaftserhaltende Progesteron zu bilden.

  Stellt der Gelbkörper seine Progesteronbildung zu früh ein oder übernimmt die Plazenta sie zu spät, kann es zu einer Fehlgeburt (Abort) kommen (siehe Pathologie).

  Wird die *Eizelle nicht befruchtet, bildet sich* der *Gelbkörper zurück* und *stellt* seine *Progesteronbildung* ein. Die *Schleimhaut der Gebärmutter,* welche sich für eine Schwangerschaft (Einnistung des befruchteten Eies) bereitgemacht hat, wird *abgestoßen*. Es kommt zur monatlichen *Blutung* (Menstruation). Den Zeitpunkt des ersten Auftretens der Regelblutung nennen wir *Menarche*.

Eileiter

Topographie und Makroskopie

Die etwa 10 cm langen, trompetenförmigen *Muskelschläuche* haben ihren *Ursprung* an den beiden *Seiten der Gebärmutter.* Sie *ziehen* nach *lateral* und *enden oberhalb der Eierstöcke* frei in der Bauchhöhle. Ihre Lage ist *intraperitoneal.* Die *Enden* der Eileiter sind trichterförmig *geöffnet.* Fransenartige Fortsätze, sog. *Fimbrien*, legen sich über den Eierstock. *Befestigt* sind die Eileiter an der *Gebärmutter* und am breiten *Mutterband* (siehe Abb. 129, S. 251).

Mikroskopie

Von innen nach außen:

- *Schleimhaut* = Wir finden eine in Längsfalten gelegte, Flimmerepithel tragende Schleimhaut. Der Flimmerbesatz bewegt sich in Richtung Gebärmutter.
- *Muscularis* = Die Muskelschicht besteht aus *glatten Muskelfasern*.
- *Adventitia* = Die *Bindegewebsschicht* verbindet die Eileiter gegen unten mit dem Eierstockband und gegen oben und seitlich mit dem umliegenden Gewebe.

Physiologie

Die *Eileiter* dienen in erster Linie als *ableitender Weg für die Eizelle*. Die Fimbrien fangen das gesprungene Ei auf. Durch die Peristaltik der Muskulatur und durch die Flimmerhärchen des Epithels wird es in Richtung Gebärmutter *befördert.*

Kommt es zur *Befruchtung* der Eizelle durch die männliche Samenzelle, geschieht dies in der Regel *im Eileiter*. Das befruchtete Ei wird nun zur Einnistung in die Gebärmutter transportiert.

Bleibt das befruchtete Ei im Eileiter stecken und nistet sich gar im Eileiter ein, kommt es zur gefährlichen Eileiterschwangerschaft (siehe Pathologie).

Gebärmutter

Topographie

Die Gebärmutter (Uterus) liegt *oberhalb der Beckenbodenmuskulatur* zwischen der Harnblase und dem Rectum (Mastdarm). Durch die Anordnung des *Bauchfells*, welches die *Gebärmutter zum großen Teil bedeckt*, entstehen zwei Räume, die *vordere* Bauchfelltasche (Excavatio vesicouterina) *und die hintere* Bauchfelltasche (Excavatio rectouterina), welche auch Douglas'scher Raum genannt wird. (Siehe Abb. 128 auf Seite 250.)

Makroskopie

Die Gebärmutter ist ein sehr *bewegliches birnenförmiges Hohlorgan*, das etwa 6–8 cm lang, 4 cm breit und 2 cm dick ist. Sie verändert ihre Lage beim Stehen, Liegen, Sitzen, bei gefüllter Harnblase etc. Sie wird eingeteilt in *Gebärmutterfundus, -körper* (Corpus uteri) *und -hals* (Cervix uteri). Von der Gebärmutter aus gehen verschiedene *Bänder* nach unten und lateral. Sie verankern die Gebärmutter mit ihrer Umgebung, lassen ihr aber die notwendige Möglichkeit, ihre Lage zu ändern und sich zu dehnen (Schwangerschaft). (Siehe Abb. 129 auf Seite 251.)

Mikroskopie

Von innen nach außen:

- *Endometrium* = Die mit zahlreichen Schleimdrüsen versehene *Schleimhaut* ist in ihrem Bau *dem zyklischen Kreislauf der Menstruation unterworfen*. So ist sie unmittelbar *nach dem Eisprung relativ dickwandig, nach der Menstruation jedoch sehr dünnwandig.* Beim Gebärmutterhals ist die Schleimhaut dicker als am übrigen Uterus. Auch enthält sie dort am meisten schleimbildende Zellen.
- *Myometrium* = Die *Muskelschicht* ist vielschichtig, ca. 1 cm dick und als *Muskelgefüge* gebaut, d.h., die Muskelfasern verlaufen in alle Richtungen. Diese Bauart gewährleistet, daß die glatten *Muskelfasern* bei Dehnung (Schwangerschaft) *nicht reißen*, (sie wachsen dabei auch auf das fast Zehnfache ihrer Länge), und daß sich die *Gebärmutter bei der Geburt* des Kindes *optimal* von allen Seiten her *kontrahieren* kann. Beim Gebärmutterhals finden wir eine Ring- und eine Längsschicht von Muskelfasern.
- *Perimetrium* = *Fundus* und *Körper sind* von *Bauchfell* (als Fortsetzung des Lig. latum, siehe Abb. 129, S. 251) überzogen. Der Hals ist durch Bindegewebe mit der Umgebung verbunden.

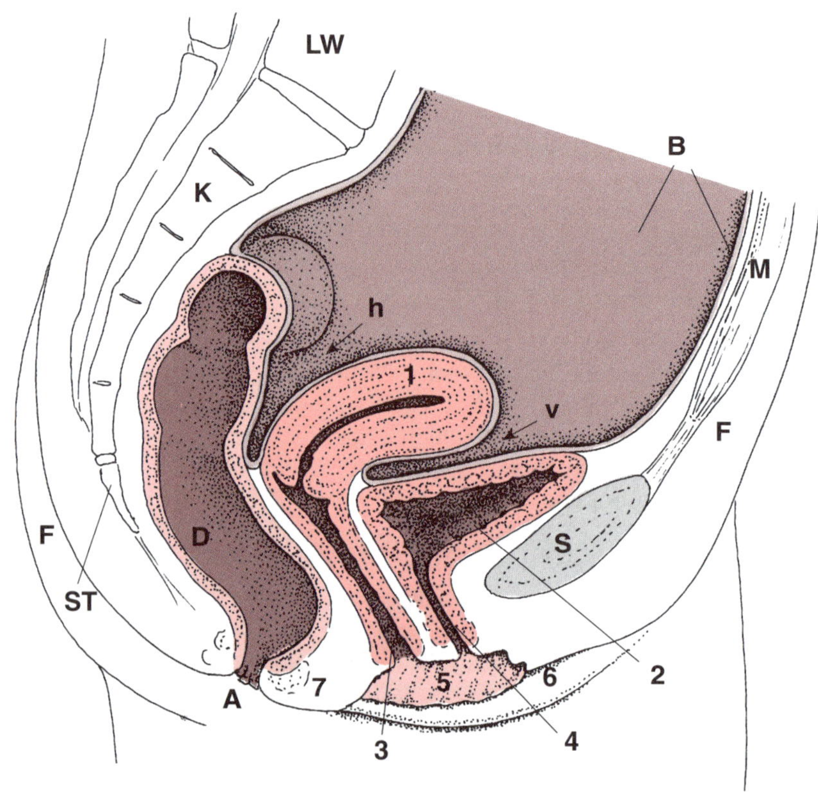

Abb. 128 **Weibliches Becken von der Seite** (aufgeschnitten)

LW Rest der Lendenwirbelsäule = 5. Lendenwirbel
K Kreuzbein
ST Steißbein
F Fettgewebe, hinten Gesäßbacke, vorne Bauchwand
M Muskel (gerader Bauchmuskel) bzw. in der Mittellinie = Linea alba
D Darm (Mastdarm)
A Anus
S Schambeinfuge (Symphyse)
B Bauchfell (Peritoneum)

v vordere Bauchfelltasche (Excavatio vesicouterina)
h hintere Bauchfelltasche (Excavatio rectouterina) auch Douglas'scher Raum

1 Gebärmutter (Uterus)
2 Harnblase (Vesica urinaria)
3 Scheide (Vagina)
4 Harnröhre (Urethra)
5 Kleine Schamlippen (kleine Labien)
6 Große Schamlippen (große Labien)
Von den Schamlippen ist auf dieser Zeichnung nur je eine sichtbar. Der Scheidenvorhof (Vestibulum vaginae) wird durch die Schamlippen verdeckt.
7 Damm (Perineum). Weichteil, welches zwischen dem Anus und den äußeren Genitalorganen liegt.

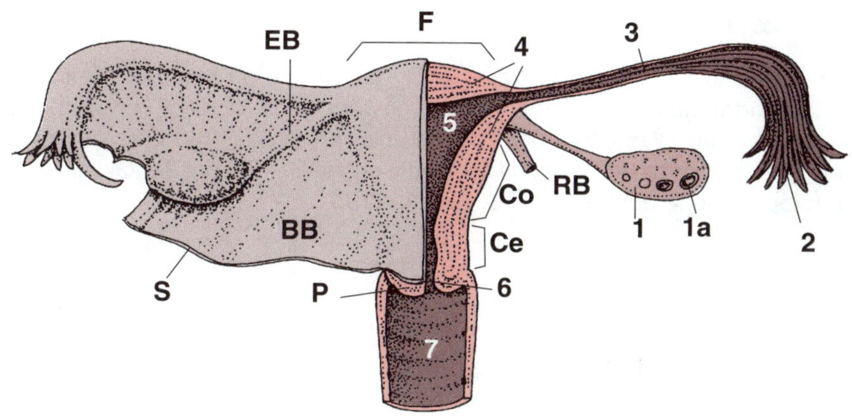

Abb. 129 **Innere Geschlechtsorgane der Frau** (von vorne gesehen), rechts mit Aufhängebändern, links aufgeschnitten

1 Eierstock (Ovarium)
1a Follikel
2 Fransen (Fimbrien) des Eileiters (eine Franse – Fimbria ovarica – ist am Eierstock befestigt und sichert so den Kontakt zwischen Fransentrichter und Eierstock)
3 Eileiter (Tuba oder Salpinx)
4 Muskelwand der Gebärmutter (Myometrium)
5 Gebärmutterhöhle (Cavum uteri)
6 Muttermund (Ostium uteri)
7 Scheide (Vagina)

F Gebärmutterkuppel (Fundus uteri)
Co Gebärmutterkörper (Corpus uteri)
Ce Gebärmutterhals (Cervix uteri)
P Portio = der in die Scheide ragende Teil der Cervix

Aufhängebänder

EB *Eierstockband* (Ligamentum ovarii proprium).
Es zieht von der Gebärmutter (Uterus) zu den Eierstöcken (Ovarien) und verbindet damit Gebärmutter und Eierstöcke.
BB *Breites Mutterband* (Ligamentum latum) (Gekröseplatte, von Peritoneum bedeckt).
Es zieht von der Gebärmutterseite zur lateralen Beckenwand. Es überzieht ein Stück weit auch die Eileiter (Tuben).
S Schnittfläche des breiten Mutterbandes.
RB *Rundes Mutterband* (Ligamentum teres), hier durchtrennt.
Es entspringt unterhalb der Eileitermündung und zieht hinunter zu den großen Schamlippen, also durch den Leistenkanal. Es verbindet die Gebärmutter nach unten.

Hier nicht dargestellt ist das *Hauptband* (Ligamentum cardinale). In diesem Band, welches vom Gebärmutterhals (Cervis uteri) zur lateralen Beckenwand zieht, befinden sich die Hauptgefäße, daher der Name Hauptband. Schließlich ist der Eierstock mittels einem *Aufhängeband* (Lig. suspensorium ovarii) befestigt, welches den oberen Pol des Eierstockes mit der lateralen Beckenwand verbindet.

Physiologie

Die Gebärmutter ist das <*Bettchen*> *für das werdende Kind*. So nimmt die Gebärmutter das befruchtete Ei auf, gewährleistet durch ihren anatomischen Bau das Wachstum des Kindes und vermag das Kind, unter Einwirkung des Hypophysenhormons Oxytocin (siehe S. 173) bei der Geburt auszutreiben. (Siehe auch Geburt S. 278 u. 279.)

Die Scheide

Topographie und Makroskopie

Die Scheide (Vagina) ist ein 7 bis 10 cm langer sehr faltenreicher *Schlauch*. Er *schließt* dem *Gebärmutterhals an* und *mündet in* den *Scheidenvorhof* (bei der liegenden Frau) *unter bzw.* (bei der stehenden Frau) *hinter der Mündungsstelle der Harnröhre.*

Mikroskopie

Von innen nach außen:

- *Mucosa* = Die drüsenfreie Schleimhaut trägt ein mehrschichtiges unverhorntes *Plattenepithel*, dessen Zellen viel Glykogen enthalten. Papillen verbinden das Epithel mit dem darunterliegenden gefäßreichen Bindegewebe. Diese *bindegewebige Verschiebungsschicht* enthält Blutgefäße und ist bei der Vagina besonders reich an Venen.
- *Muscularis* = Die *glatten Muskelfasern* der Längs- und Ringschicht gehen ineinander über.
- *Adventitia* = Sie umschließt als *bindegewebige Haut* das ganze Vaginarohr. Zwischen der Muscularis und der Adventitia verlaufen viele Nerven- und Gefäßgeflechte. So ist die Vagina gut durchblutet.

Physiologie

Die *Vagina* stellt die *Verbindung zwischen Gebärmutter und Außenwelt* dar. Die Epithelzellen enthalten reichlich *Glykogen* (siehe Mucosa). Das *Glykogen* wird beim Zerfall der Deckzellen freigesetzt und durch die in der Scheide vorhandenen Milchsäurebakterien (Döderleinsche Stäbchen bzw. Döderleinsche Scheidenbazillen) in *Milchsäure* umgewandelt. So herrscht in der *Vagina* ein *saures Milieu* vor. Diese Säure verhindert das Wachstum von Krankheitserregern und deren Eindringen in die Gebärmutter. Die Vagina selber ist unsteril.

Beim *Geschlechtsakt* wird das *saure Milieu* durch die *Samenflüssigkeit neutralisiert*. Diese Neutralisation ist notwendig, damit sich die *Samenzellen* ungehindert *fortbewegen* können.

Der Scheidenvorhof

Topographie

Der Scheidenvorhof (Vestibulum vaginae) liegt, wie der Name sagt, *vor der Scheide*.

Makroskopie

Durch Spreizen der Schamlippen wird der Scheidenvorhof für gynäkologische Untersuchungen sichtbar gemacht.

In diesem Vorhof liegen seitlich die *kleinen Schamlippen* und die *Ausführungsgänge* der *Bartholinschen Drüsen*, vorne der Kitzler (Clitoris), dahinter der Ausführungsgang der Harnröhre und der Vagina.

Beim Mädchen verschließt eine kleine *Schleimhautfalte*, das sog. *Jungfernhäutchen* (Hymen), den Eingang zur Vagina teilweise. Beim ersten Geschlechtsakt wird dieses Häutchen durch den eindringenden Penis zerrissen.

Mikroskopie

Alle im Scheidenvorhof liegenden Anteile sind von *Epithelgewebe* ausgekleidet. In den Wänden liegen einige Schleimdrüsen, deren Sekret den Scheidenvorhof befeuchten und verschließen hilft.

Physiologie

Die Aufgabe der Schleimdrüsen ist unter Mikroskopie erwähnt worden. Die stärkere Befeuchtung beim Geschlechtsakt stammt nicht von Drüsen, sondern beruht auf Transsudation der Scheidenwand.

Bartholinsche Drüsen

Topographie und Makroskopie

Im unteren Drittel der großen Schamlippen liegt jederseits eine kleine, erbsengroße Drüse, welche in den Vorhof vor dem Scheideneingang mündet.

Mikroskopie und Physiologie

Entwicklungsgeschichtlich entsprechen die Drüsen den männlichen Cowperschen Drüsen. Die aus *Drüsengewebe* bestehenden Organe bilden ein *fadenziehendes Sekret*. Die Bartholinschen Drüsen unterstützen mit ihrem Produkt die Schleimproduktion der kleinen, im Epithel des Scheidenvorhofes liegenden Schleimdrüschen bei der Abdichtung der Schamspalte nach außen.

Große und kleine Schamlippen

Topographie, Makroskopie und Mikroskopie

Die *großen Schamlippen* (große Labien) sind *äußerlich sichtbare fettreiche Hautfalten*. Zwischen ihnen liegt die *Schamspalte*. Gegen den Damm hin vereinigen sie sich.

Die *kleinen Schamlippen* (kleine Labien) werden *durch Spreizen* der großen Schamlippen *sichtbar*. Diese *dünnen Hautfalten* bilden den *Übergang zum Schleimhautepithel*. Sie sind stark pigmentiert und reich an Talgdrüsen. Zwischen ihnen liegt der *Scheidenvorhof*.

Physiologie

Die Schamlippen bilden einen *schützenden Abschluß* der weiblichen Genitalorgane. Vor allem in den kleinen Schamlippen liegen besondere Rezeptoren (Genitalnervenkörperchen), die bei Berührung und Reibung erregt werden.

Kitzler

Topographie, Makroskopie und Physiologie

Der Kitzler (Clitoris) ist ein kleines *schwellfähiges* (erektiles) *Organ* und liegt *oberhalb zwischen den kleinen Schamlippen*. Er dient der Rezeption der geschlechtlichen Erregung.

Entwicklungsgeschichtlich und damit in seiner Bauart *entspricht* er den *Schwellkörpern des Penis* beim Mann.

Menstruationszyklus

Als kurze Zusammenfassung soll hier der Menstruationszyklus nochmals erwähnt werden.

Etwa 14 Tage nach Eintritt der letzten Menstruation kommt es zum *Eisprung* (Ovulation, siehe S. 247 u. 259 f.). Wird das gesprungene Ei in den nächsten Stunden (bis zwei Tagen) *befruchtet*, entsteht eine *Schwangerschaft*. (Siehe vorgeburtliche Entwicklung S. 257 ff.) Ist dies *nicht der Fall*, wird die für eine Schwangerschaft vorbereitete *Uterusschleimhaut mit Schleim und Blut ausgestoßen*. Diese *periodische Menstruationsblutung* geschieht 14 Tage nach der Ovulation bzw. etwa 28 Tage nach Eintritt der letzten Menstruation. Der Zyklus beginnt wieder von neuem. (Siehe Abb. 130 auf Seite 255).

Bei kürzerer (bis 3 Wochen) oder längerer (bis 5 Wochen) Periode ist fast ausschließlich die Proliferationsphase zeitlich verändert, der Abstand zwischen Ovulation und 1. Blutungstag ist ziemlich konstant 14 Tage.

(Gründlichere Besprechung von Follikelreifung, Ovulation, Befruchtung etc. siehe S. 257 ff.)

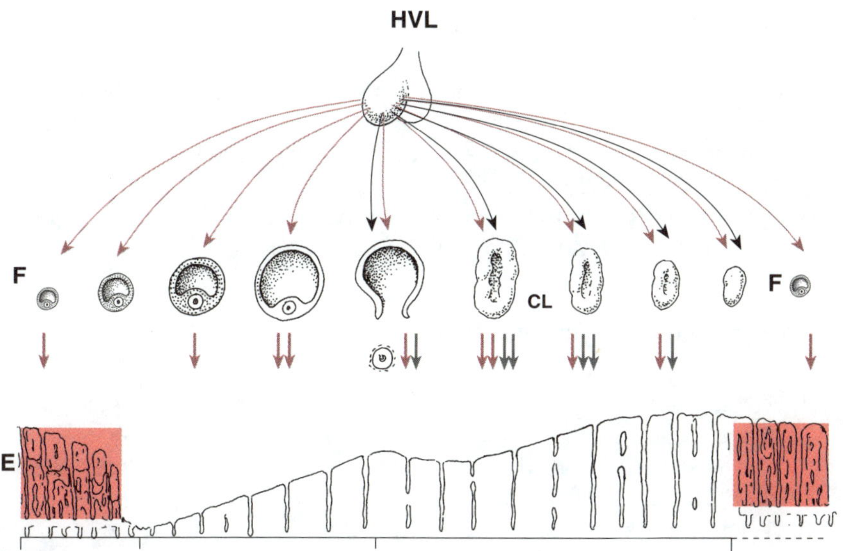

Abb. 130 **Hormoneller Einfluß auf den Menstruationszyklus**

HVL Hypophysen-Vorderlappen
F Follikelreifung
E Endometrium, Veränderung der Gebärmutterschleimhaut, schematische Angabe der Schleimhautdicke
T Tage, vom 1. Menstruationstag an gezählt
CL Corpus luteum (Gelbkörper)

Legende der Pfeile

FSH (Follikelstimulierendes Hormon)
LH (Luteinisierungs-Hormon)
Östrogen
Progesteron

Phasen

1. bis 5.–8. Tag	*Blutungszeit* = Ausstoßung des Endometriums
6./9. bis 14. Tag	*Proliferationsphase*, auch Regenerationszeit, unter Östrogeneinfluß bildet sich das Endometrium neu
15. bis 16. Tag	*Ovulationsphase* = Eisprung
17. bis 28. Tag	*Sekretionsphase* = Gelbkörperbildung. Vermehrte Sekretion eines schleimigen Sekretes. Das bluthaltige Endometrium lockert sich auf
29. Tag	1. Tag (Wiederbeginn)

Testfragen: Genitalsystem, Allgemeines

1. Wieviel Chromosomen sind in der menschlichen Zelle vorhanden? (S. 237)
2. Was wissen Sie über die Geschlechtschromosomen? (Benennung, Anzahl, Geschlechtsbestimmung) (S. 237)
3. Nennen Sie die primären und sekundären Geschlechtsmerkmale von Mann und Frau. (S. 237 u. 238)

Testfragen: Genitalsystem, Mann

1. Welche Anteile gehören beim Mann zu den inneren-, welche zu den äußeren Geschlechtsorganen? (S. 238)
2. Was wissen Sie über die endokrine Aufgabe der Hoden, was über die Fortpflanzungsaufgabe? (S. 239 u. 240)
3. Welche Aufgaben haben die Nebenhoden? (S. 240)
4. Beschreiben Sie die Lage der Samenleiter. (S. 240 u. 241)
5. Wo liegt die Vorsteherdrüse? (S. 241 u. 242)
6. Welche Aufgabe erfüllen die Bläschendrüsen und die Vorsteherdrüse? (S. 242)
7. Welche Aufgabe erfüllt der Hodensack? (S. 243)
8. Welche Aufgaben erfüllt der Penis? (S. 244)

Testfragen: Genitalsystem, Frau

1. Welche Anteile gehören bei der Frau zu den inneren-, welche zu den äußeren Geschlechtsorganen? (S. 246)
2. Wo liegen die Eierstöcke? (S. 246)
3. Was wissen Sie über die endokrine Aufgabe der Eierstöcke, was über die Fortpflanzungsaufgabe? (S. 247 u. 248)
4. Wo liegen die Eileiter? (S. 248)
5. Welche Aufgaben erfüllen die Eileiter? (S. 248 u. 249)
6. Beschreiben Sie die genaue Lage der Gebärmutter. (S. 249)
7. Beschreiben Sie den makroskopischen Bau der Gebärmutter. (S. 249 u. 250)
8. Wie heißen die Schichten der Gebärmutterwand und aus was für Gewebe sind sie gebaut? (S. 249)
9. Welche Aufgabe erfüllt die Gebärmutter? (S. 252)
10. Was wissen Sie über die Funktion der Scheide? (S. 252)
11. Wo liegen die Bartholinschen Drüsen? (S. 253)
12. Erklären Sie den Menstruationszyklus. (S. 254 u. 255)

Vorgeburtliche Entwicklung und Geburt
(Embryologie)

Entwicklung der Keimzellen

Bereits in der dritten Woche werden beim Embryo Keimzellen als sog. Urkeimzellen gebildet, die in der fünften Woche in die noch unfertige Gonadenanlage wandern. Von der Urkeimzelle bis zur befruchtungsfähigen Zelle durchlaufen die Keimzellen verschiedene Entwicklungsstadien, von denen die *erste und zweite Reifeteilung* von besonderer Bedeutung sind.

Sie sollen hier bei der Frau und beim Mann gesondert gesprochen werden.

- ♀ Von den etwa sieben Millionen Keimzellen, die beim fünfmonatigen weiblichen Embryo angelegt sind, sind bei der Geburt des Mädchens noch zwischen 700 000 bis 2 Millionen vorhanden. Von diesen ersten Keimzellen (primäre Oozyten) gehen bis zum Beginn der Pubertät die meisten zugrunde, so daß dann ab diesem Zeitpunkt noch etwa 40 000 Oozyten im Eierstock angelegt sind. Bereits beim siebenmonatigen Embryo sind alle angelegten Oozyten (Primordialfollikel) in der Prophase der ersten Reifeteilung stecken geblieben. In dieser Phase bleiben sie «schlummernd» bis kurz vor der Ovulation. Manche Primordialfollikel schlummern also bis gegen 50 Jahre in der Prophase der ersten Reifeteilung.
- ♂ Bei der Geburt sind beim Knaben die Ursamenzellen (Spermatogonien) angelegt, welche von Stützzellen und einer Basalmembran umgeben sind. Doch erst von der Pubertät an können sich die Samenzellen (primäre Spermatozyten) meiotisch teilen. Die erste Reifeteilung beginnt, bleibt danach für etwa 16 Tage in der Prophase stecken und wird dann rasch beendet. Die daraus entstandenen zwei Spermatozyten (sekundäre Spermatozyten mit je 23 Chromosomen und doppelter DNS) treten dann sofort in die zweite Reifeteilung ein. Daraus entstehen zwei Spermatiden mit je 23 Chromosomen. Die Spermatiden werden zu Spermien. Die Dauer dieser beiden Reifeteilungen von der Spermatogonie bis zum Spermium beträgt 61 Tage.

Reifeteilung (Meiose)

Wie wir wissen, besitzt die menschliche Zelle 46 Chromosomen (44 Autosomen und 2 Heterosomen). Da sich bei der Befruchtung eine männliche Samenzelle und eine weibliche Eizelle verschmelzen, muß der Chromosomensatz vorher auf die Hälfte reduziert werden. Dies geschieht bei der Reifeteilung (auch Reduktionsteilung genannt).

- **Erste Reifeteilung ♀ und ♂**

Kurz vor der ersten Reifeteilung (Beginn beim Mädchen noch im Embryonalstadium und Ende kurz vor der Ovulation; Beginn beim Knaben ab der Pubertät und Ende etwa 16 Tage später) verdoppeln die Keimzellen ihre DNS (Desoxyribonukleinsäure, siehe S. 4) genau gleich, wie das vor der mitotischen Zellteilung geschieht. Zu Beginn der Meiose sind also in der Zelle 46 Chromosomen, welche die doppelte Menge DNS besitzen. In diesem Stadium kommt es zum Austausch von Genmaterial zwischen gepaarten Chromosomen. In der Prophase dieser Zellteilung arretiert die Teilung und bleibt (beim Mädchen über Jahre, beim Knaben 16 Tage) im <Schlummerstadium>. Am Ende der 1. Reifeteilung besitzt der Zellkern einen einfachen (haploiden) Chromosomensatz, jedoch DNS wie nach einer Mitose.

- **Zweite Reifeteilung**

♀ Kurz vor der Ovulation wird die erste Reifeteilung beendet und die zweite Reifeteilung beginnt bei der Ausstoßung der Eizelle aus dem

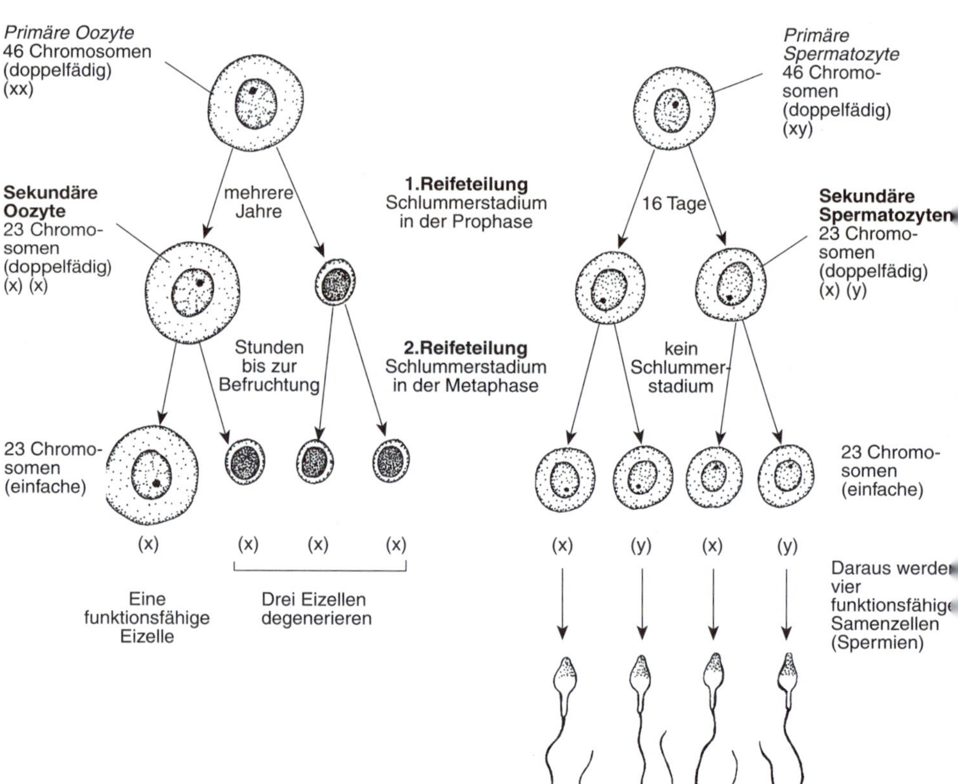

Abb. 131 **Reifeteilung der Ei- und Samenzelle**

Ovar. Nun findet keine DNS-Synthese mehr statt. Der Chromosomensatz wird auf die Hälfte reduziert. Auch die zweite Reifeteilung bleibt in einem Schlummerstadium (in der Metaphase) stecken. Diese Reifeteilung wird nur beendet, wenn es zur Befruchtung kommt, also nach der Verschmelzung mit der männlichen Samenzelle.

♂ Die Spermien dagegen haben ihre beiden Reifeteilungen bei der Befruchtung längst beendet.

Am Ende der 2. Reifeteilung ist im Zellkern sowohl die Chromosomenzahl auf die Hälfte reduziert (haploid) als auch die DNS.

Während sich bei der Frau nur eine Tochterzelle zur reifen Eizelle entwickelt und die restlichen drei degenerieren, entstehen beim Mann vier befruchtungsfähige Spermien. (Siehe Abb. 131, S. 259).

Befruchtung

Während beim Mann ab der Pubertät eigentlich jederzeit befruchtungsfähige Spermien vorhanden sind und diese nach der Ejakulation mehrere Tage überleben können, ist die Eizelle der Frau nur während weniger Stunden befruchtbar. Um dies zu verstehen, müssen wir uns den Zyklus der Frau nochmals kurz in Erinnerung rufen.

- **Follikelreifung**

  Der monatliche Zyklus bei der Frau beginnt während der Pubertät. Gesteuert werden die zyklischen Veränderungen im Eierstock (Ovar) durch die Gonadotropine (FSH und LH, siehe S. 174 u. 247). Jeden Monat beginnen mehrere (5–12) Primordialfollikel durch die Stimulation von FSH zu wachsen, von denen aber im Normalfall nur eines die volle Reife erlangt und als sog. Oozyte ausgestoßen wird (Eisprung = Ovulation). Die restlichen herangewachsenen Primordialfollikel gehen zugrunde.

- **Ovulation**

  Etwa alle vier Wochen findet ein Follikelsprung (Ovulation) statt, wobei sich meist die beiden Eierstöcke abwechseln. Dabei wird die unter hohem Druck stehende Flüssigkeit aus der Follikelhöhle entleert. Mit zunehmendem Austritt von Flüssigkeit läßt der Druck im Follikel nach, die Oozyte und die sie umgebenden Follikelzellen (Cumulus oophorus) lösen sich und treiben mit der Flüssigkeit zusammen aus dem Ovar heraus. Inzwischen hat die Oozyte die erste Reifeteilung abgeschlossen.

  Manche Frauen spüren ihren Follikelsprung als <Mittelschmerz>.

  Die Zeitspanne zwischen Ovulation und Menstruation (Sekretionsphase) beträgt praktisch immer 14 Tage (plus-minus einen Tag). Die Zeitspanne zwischen Menstruation und Ovulation (Proliferationsphase) dagegen kann variieren und hängt davon ab, wie lange der Follikel bis zur Reifung braucht.

Abb. 132 **Follikelreifung**

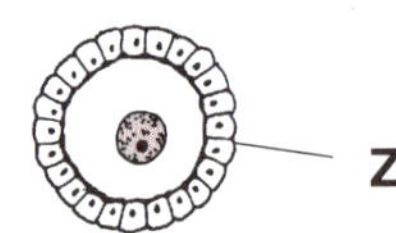

Der Primordialfollikel wurde zum **Primärfollikel** (einschichtiges kubisches Epithel)

Z Bildung der Zona pellucida

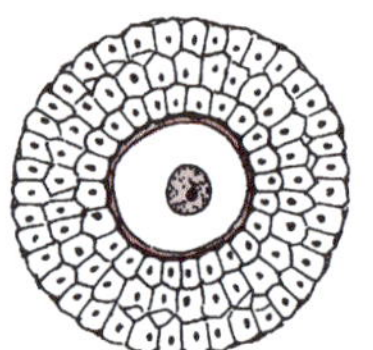

Der Primärfollikel entwicklet sich zum **Sekundärfollikel** (mehrschichtiges kubisches Epithel)

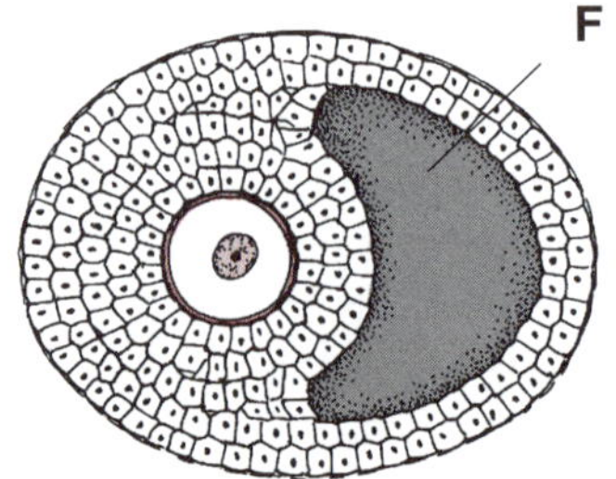

Heranbildung zum **Tertiärfollikel**, zum sog. *Graaf-Follikel* (auch Bläschenfollikel), welcher einen Durchmesser von 6–12 mm hat.

F Follikelhöhle

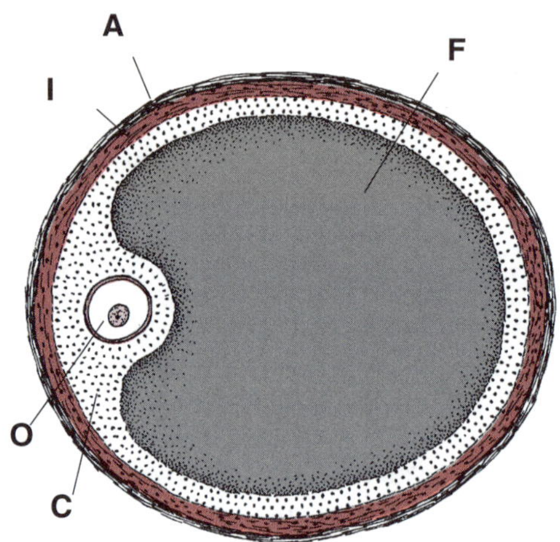

Der reife **Graaf-Follikel** (Durchmesser etwa 20–25 mm) ist von zwei Bindegewebsschichten umgeben. Die innere dieser beiden Schichten (die Theca interna) ist wichtiger Bildungsort für *Oestrogene*. Sobald nun dieser Follikel reif ist, verläßt die primäre Oozyte ihr jahrelanges Schlummerstadium und beendet die erste Reifeteilung.

A Äußere Bindegewebsschicht = fibröse Schicht (Theca externa)
I Innere Bindegewebsschicht = gefäßreiche Zellschicht mit endokrinem Gewebe (Theca interna)
F Follikelhöhle
C Cumulus oophorus, Eihügel = Anhäufung von Follikelzellen
O Primäre Oozyte

- **Befruchtung** (Beginn 1. Woche)

  Beim Geschlechtsakt wird der Samen des Mannes in die Scheide der Frau entleert. Von den 200 bis 300 Millionen Spermien erreichen aber nur etwa 300 bis 500 Spermien den Ort der Befruchtung. Wie wir wissen, haben die Spermien ihre beiden Reifeteilungen bereits abgeschlossen.

  Bei der Beendigung der ersten Reifeteilung der Oozyte blieb vor der Ovulation ein Teilkern (1. Polkörperchen) im Zellplasma, während der andere als überflüssig an die Wand gedrängt wurde, um später zu Grunde zu gehen. Unmittelbar anschließend beginnt die zweite Reifeteilung, die in der Metaphase stecken bleibt. Zur Vollendung braucht es nun einen äußeren Anstoß durch die eindringende Samenzelle. Ist eine Samenzelle ins Ei eingedrungen, wird die Eihülle (Oolemm) für weitere Samenzellen undurchdringbar. Durch die Befruchtung (während 6 bis max. 12 Stunden nach der Ovulation) wird nun die zweite Reifeteilung in der Oozyte beendet. Auch dabei wird ein Teilkern (2. Polkörperchen) an den Rand abgedrängt.

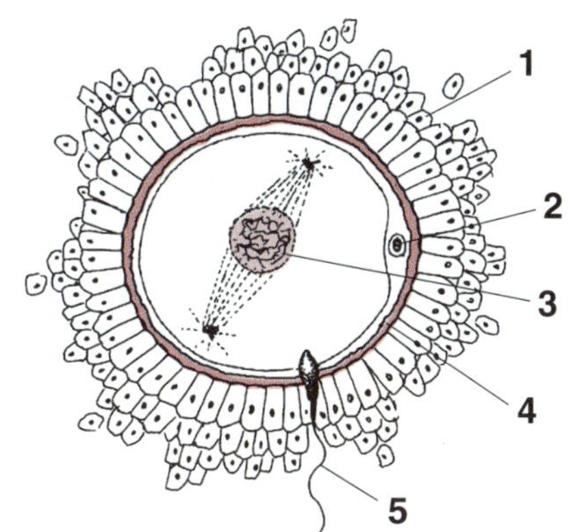

Abb. 133 **Eizelle bei der Befruchtung**

1 Corona radiata
2 An die Wand gedrängter Zellkern (erstes Polkörperchen) nach der 1. Reifeteilung
3 Zellkern in der 2. Reifeteilung (Übergang von Prophase zu Metaphase)
4 Eihäutchen (Oolemm), auch Zona pellucida
5 Eindringende Samenzelle

Kommt es nicht zur Befruchtung der Oozyte, so geht diese nach Stunden (bis zu 12 Stunden) zu Grunde. Die Oozyte ist also nur kurze Zeit nach der Ovulation befruchtungsfähig, während die Spermien wenige Tage in der Tube befruchtungsfähig bleiben. 14 Tage nach der Ovulation erfolgt die Menstruation. (Siehe S. 254 u. 255).

Der Vorgang der Befruchtung läßt sich in drei Phasen unterteilen:

1. Eines der 300 bis 500 Spermien am Ort der Befruchtung dringt durch die strahlenkranzartig angelegten Epithelzellen (Corona radiata).
2. Das Spermium berührt die Eihülle (Oolemm oder Zona pellucida), bleibt an ihr haften und beginnt, in sie einzudringen.
3. Verschmelzung der Zellmembran des Spermiums mit der Zellmembran der Oozyte. Das eingedrungene Spermium bestimmt das Geschlecht des werdenden Lebens.

Während des Durchtritts durch die Eihülle trennt sich der Kopf des Spermiums vom Schwanz und bildet den *männlichen Vorkern*.

Die Oozyte ihrerseits reagiert auf das Eindringen des Spermiums dreifach:

1. Sobald das Spermium die Oozyte berührt, wird die Eihülle für weitere Spermien undurchlässig.
2. Die zweite Reifeteilung wird beendet. Dabei bleibt ein Zellkern zurück und wandelt sich um in den *weiblichen Vorkern*. Der zweite wird – wie oben erwähnt – als 2. Polkörperchen an die Wand gedrängt.
3. Die Oozyte wird aktiviert: Der Stoffumsatz im Zytoplasma erhöht sich. Die mit dem Spermium verschmolzene Oozyte nennen wir nun *Zygote*. Diese besitzt wieder *46 Chromosomen*. Die Zellkerne der Ei- und der Samenzelle bilden eine *gemeinsame Mitoseplatte*. Durch mitotische Zellteilung beginnt jetzt die eigentliche *Embryogenese*.

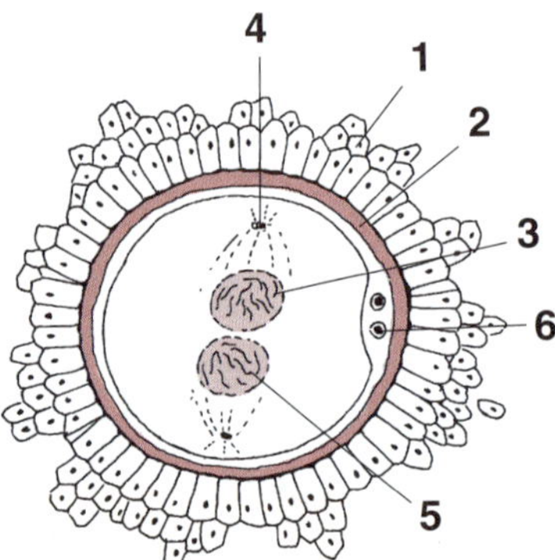

Abb. 134 **Zygotenstadium, kurz vor mitotischer Zellteilung** (nach Befruchtung)

1 Corona radiata
2 Eihäutchen (Oolemm), auch Zona pellucida
3 Männlicher Vorkern
4 Zentrosom (Leiten mitotische Zellteilung ein)
5 Weiblicher Vorkern
6 an die Wand gedrängte Polkörperchen der beiden Reifeteilungen

Embryogenese

• Furchung und Tubenwanderung

Mit der mitotischen Zellteilung beginnt die Furchung, denn weil die Teilzellen nicht wachsen, sondern auf der Hälfte des Volumens der Eizelle verbleiben, nennt man diese Teilung <*Furchung*>. Durch weitere Furchungen entsteht in den ersten vier Tagen ein Zellkomplex von etwa 100 Zellen (sog. Morula[1]). Gleichzeitig wird die befruchtete und sich teilende Eizelle mit ihren Hüllen (*Corona radiata*[2] = Epithelzellen des Follikels, und *Oolemm*[3] = auch Zona pellucida) in Flüssigkeit schwimmend durch peristaltische Bewegungen und Flimmerbewegungen in der Tube in Richtung Gebärmutter (Uterus) befördert, wo sie nach vier Tagen ankommt.

---

[1] *Morula*, lat. Maulbeere

[2] *Corona radiata*, lat. Strahlenkranz

[3] *Oolemma*, gr. Eihäutchen, auch Zona pellucida genannt

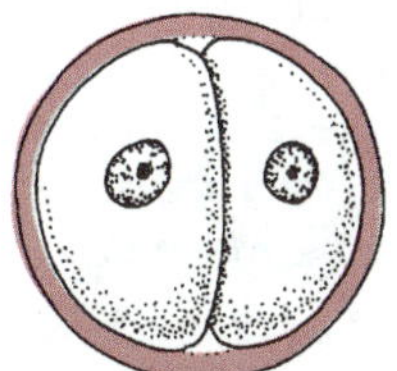

Zygote im
2-Zellen-Stadium

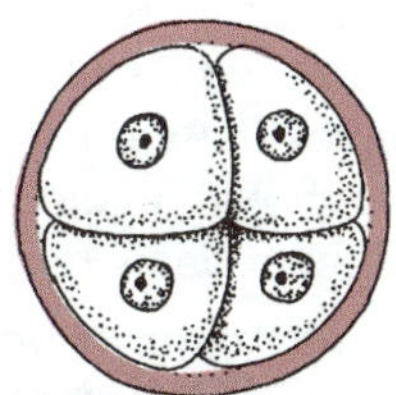

Zygote im
4-Zellen-Stadium

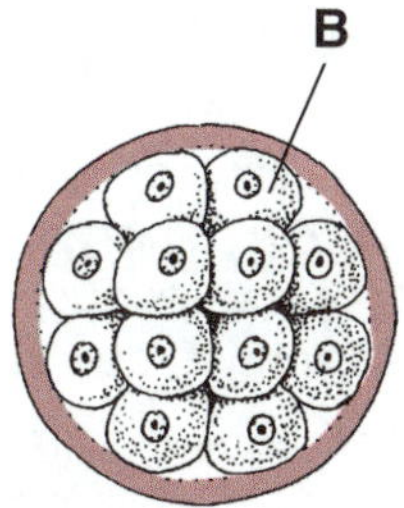

Morula
B Blastomeren
hier etwa 20 Zellen

Abb. 135 **Furchung** (am 2.–3. Tag nach der Befruchtung)

Die *Morula* erreicht die Uterushöhle etwa im 12- bis 16-Zellen-Stadium. Während der Tubenwanderung gehen die Zellen der Corona radiata verloren. Auch das Oolemm (Zona pellucida) wird am 4. Tag aufgelöst. Damit ist nun der Zellkomplex frei in der Tubenlichtung.

Inzwischen entsteht am 5.–6. Tag nach der Befruchtung aus dem durch Energieverbrauch der Zellteilungen frei gewordenen Wasser ein Flüssigkeitsraum (Blastozystenhöhle), in den von einer Wandseite eine kleine Gruppe größerer Zellen hineinragt. Der Keim heißt jetzt *Blastozyste*.

Das Absterben ganz junger Keime ist nicht selten. Dies wird dann von der Frau oft gar nicht bemerkt, da der Keim mit dem nächsten Menstruationsblut ausgeschwemmt wird.

Es sterben mehr männliche als weibliche Früchte ab. Wie wir ja (aus der Einleitung Genitalsystem, siehe S. 237) wissen, bestimmen die Samenzellen durch ihr x- oder y-Chromosom das Geschlecht des Kindes. Es werden beim Mann gleich viele x- und y-chromosomale Samenzellen gebildet. Da die y-chromosomalen Samenzellen (wegen des kleineren y-Chromosoms) etwas leichter sind als die x-chromosomalen Zellen, sind sie etwas flinker im Hinaufwandern durch Gebärmutter und Eileiter zur Eizelle. Dadurch werden viel mehr männliche als weibliche Früchte angelegt. Da aber – wie ober erwähnt – mehr männliche Früchte absterben, ist das Verhältnis nur noch 51% männliche zu 49% weibliche Geburten.

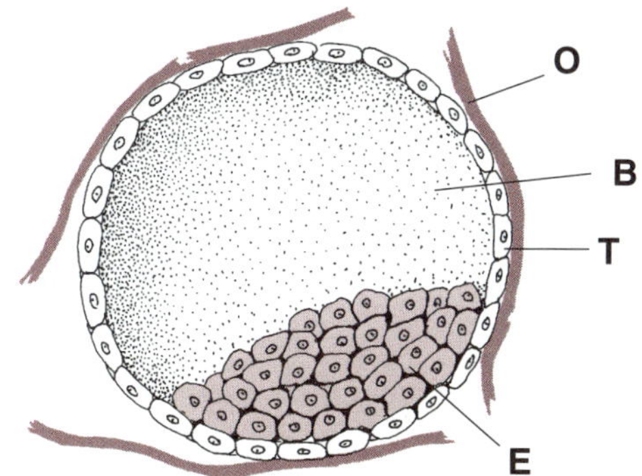

Abb. 136 **Blastozyste** (am 4. Tag nach der Befruchtung)

O In Ablösung gehendes Oolemm
E Embryoblast (innere Zellmasse)
B Blastozystenhöhle (auch Furchungshöhle)
T Trophoblast (äußere Zellschicht)

• Einnistung – Implantation

Die aus gut 100 Zellen bestehende Blastozyste besteht aus einer inneren Zellmasse (diese wird als *Embryoblast* bezeichnet, aus ihr entwickelt sich der *Embryo*) und aus einer äußeren Zellschicht, die sowohl Embryoblast als auch Blastozystenhöhle umgibt (diese wird als *Trophoblast* bezeichnet, aus ihr entwickelt sich das *Chorion*, später die *Plazenta*).

Die Einnistung (Implantation) des Keims in die Gebärmutterschleimhaut, welche in der frühen Sekretionsphase steht, erfolgt zwischen dem 5. und 6. Tag, einerseits dank eiweißauflösender Enzyme aus dem Trophoblasten (welche die Gebärmutterschleimhaut angreifen), andererseits dank dem, daß die Uterusschleimhaut diese Tätigkeit unterstützt. Meist nistet sich der Keim in die *hintere obere Wand* der Gebärmutter ein.

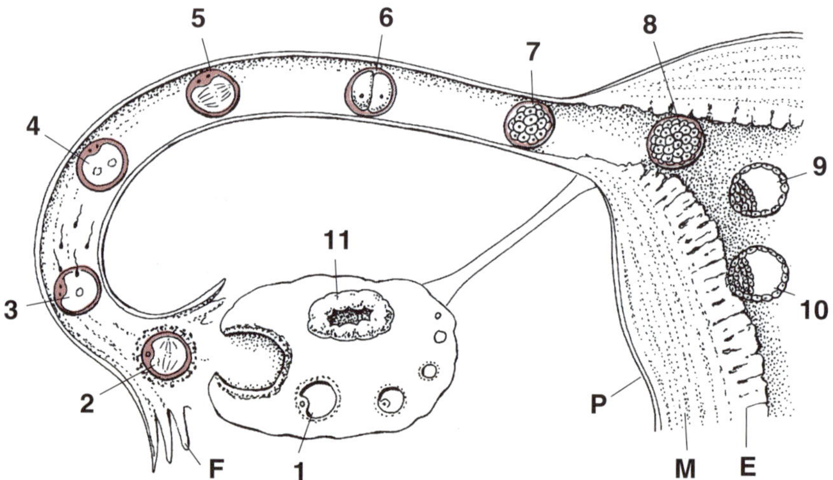

Abb. 137 **Entwicklungsvorgänge vom Primärfollikel bis zur Implantation** (nach Langmann Jan, Med. Embryologie)

1 Entwicklung vom Primärfollikel bis zum Graaf-Follikel
2 Oozyte direkt nach der Ovulation
3 Befruchtung (bis 12 Std. nach der Ovulation)
4 Stadium mit männlichem und weiblichem Vorkern, mitotische Zellteilung kann beginnen (Zona radiata ist verschwunden)
5 Erste Furchungsteilung hat begonnen
6 Zygote im Zweizellenstadium (etwa 30 Std. alt)
7 Morula mit 12–16 Blastomere (etwa 3 Tage alt)
8 Etwa 4 Tage alte Morula, tritt ins Uteruslumen
9 Junge (etwa $4^1/_2$ Tage) Blastozyste (Zona pellucida ist aufgelöst)
10 Blastozyste beginnt sich einzunisten (= Implantation, ca. am 6. Tag)
11 Corpus luteum produziert Progesteron und erhält so die begonnene Schwangerschaft

F Fimbrien
P Perimetrium (Bauchfell bzw. Bindegewebe)
M Myometrium (Muskelschicht)
E Endometrium (Schleimhaut) in Sekretionsphase

• Schwangerschaftszeichen

Unsichere Zeichen einer Gravidität sind:
- Übelkeit, Brechreiz
- Appetitstörung
- Morgendliches Erbrechen
- Schwindel (in den ersten 2–3 Monaten, weil sich in dieser Zeit das Blutplasma der Mutter vermehrt und so das Verhältnis zwischen festen und flüssigen Bestandteilen nicht mehr der sonstigen Norm entspricht).

Wahrscheinliche Zeichen einer Gravidität sind:
- Spannen der Brüste (hormonell gesteuerte Vermehrung des Drüsengewebes)
- Ausbleiben der Menstruation
- Vergrößerung der Brüste
- Vergrößerung des Uterus
- Schwangerschaftsstreifen (Striae) am Bauch, an den Hüften und an den Brüsten
- Positiver Schwangerschaftstest
- Veränderung der Schleimhaut in Vagina und Uterus

Sichere Zeichen einer Gravidität sind:
- Kindsbewegungen
- Ultraschallbefund
- Herztöne beim Kind

Mit einiger Sicherheit kann eine Schwangerschaft aber nur mit Hilfe des Schwangerschaftstests festgestellt werden. Alle anderen Schwangerschaftszeichen können sich auch auf psychischen Einfluß hin einstellen, ohne daß eine Gravidität vorliegt (Scheinschwangerschaft).

• Hormone bei Beginn einer Schwangerschaft

Unmittelbar nach der Ovulation begann sich der Follikelrest im Ovar in den Gelbkörper (Corpus luteum) umzuwandeln, welcher nun *Corpus luteum graviditatis* genannt wird. Dieser bildet das schwangerschaftserhaltende *Progesteron*.

Auch der eingenistete Keim (die Trophoblastzellen) bildet Hormone (*HCG* = **H**uman **C**horionic-**G**onadotropin, wir nennen es auch *Choriongonadotropin*[4]), die über das Zwischenhirn (Hypothalamus und Hypophyse) den Gelbkörper erhalten. Diese Choriongonadotropine treten an die Stelle des LH (Luteinisierungshormon oder Luteotropes Hormon), welches – falls es nicht zur Befruchtung kommt – den Gelbkörper bis kurz vor der Menstruation zur Progesteronbildung stimuliert.

Bei einer Schwangerschaft bleibt der Gelbkörper während drei bis vier Monaten bestehen. Die Menstruation bleibt aus.

---

[4] *chorion*, gr. die Haut (vgl. Corium) die Gefäßhaut

Bald einmal wird jedoch die Bildung von Choriongonadotropin eingestellt. Dafür werden Progesteron und Oestradiol vom Trophoblasten gebildet, welche die Aufgabe haben, den allmählich degenerierenden Gelbkörper zu ersetzen und eine Ablösung der Frucht zu verhindern.

Das HCG-Hormon kann im Harn der Schwangeren nachgewiesen werden und dient als wichtiges Mittel, eine Schwangerschaft nachzuweisen (Schwangerschaftstest nach Aschheim-Zondek).

- **Keimschild, Amnion und Dottersack** (2. Woche)

Im Embryoblast ordnen sich die Zellen zum zweiblättrigen Keimschild, welcher aus dem *Ektoderm* (hochzylindrisches mehrreihiges Epithel) und dem *Entoderm* (kleine Zellen) besteht.

Geradezu gleichzeitig entsteht im Bereich, wo Embryoblast und Trophoblast zusammenhängen, durch das Auseinanderweichen der Zellen ein

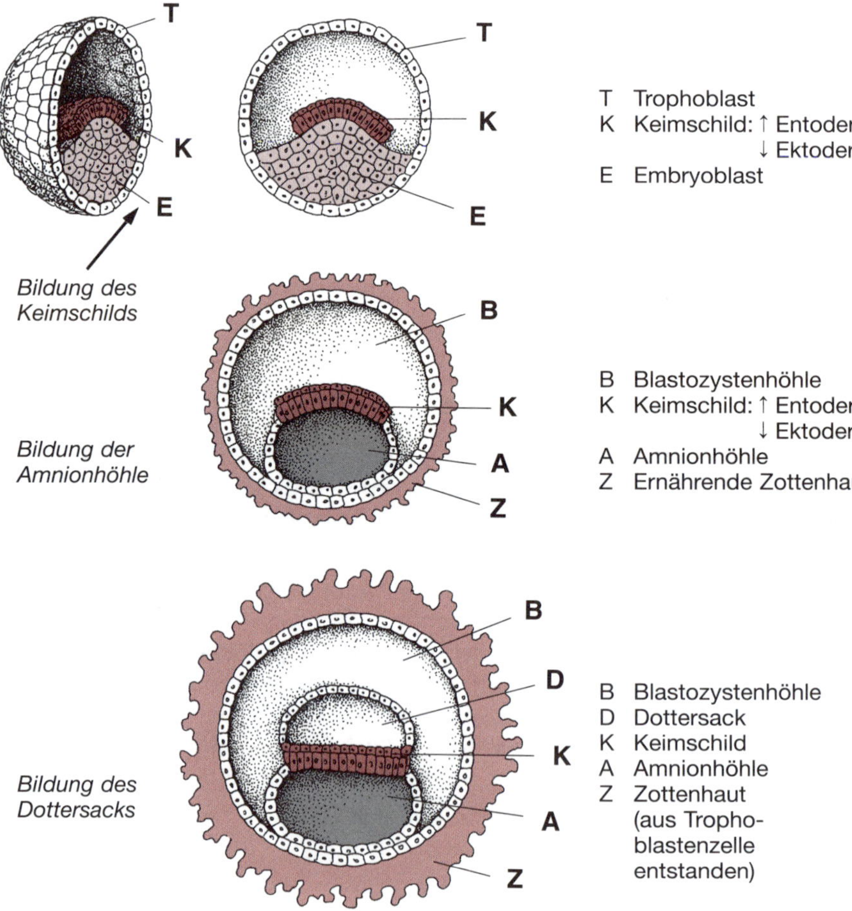

Abb. 138 **Zweiblättriger Keimschild**

neuer Hohlraum, die *Amnionhöhle (Cavum amnii*[5]). Kurz darauf wird vom Embryoblasten ein weiterer Hohlraum gebildet, der sog. *Dottersack*. Der Dottersack ist vor der Ausbildung der Leber das entsprechende Stoffwechselorgan des Embryos.

Das äußere, der Amnionhöhle zugewandte Keimblatt, das *Ektoderm*, differenziert sich später zum *Hautepithel* und zu *Nervenzellen*. Durch *Verlagerung* wird aus ihm auch das mittlere Keimblatt, das *Mesoderm* gebildet (siehe unten).

Das innere, dem Dottersack zugewandte Keimblatt, das *Entoderm*, differenziert sich später zum Epithel des *Verdauungstraktes* mit seinen Drüsen und der *Atmungsorgane*.

- **Bildung von Mesoderm und Neuralrohr** (Ende 2. und 3. Woche)
Verlagerung

Durch komplizierte Verlagerung von vorbestimmten, sich rasch vermehrenden Zellen des Ektoderms in den Bereich zwischen Ekto- und Entoderm wird eine Zwischenschicht, das *Mesoderm* entwickelt. Aus ihm differenzieren sich später *Binde- und Stützgewebe, Muskulatur* sowie die *Blutgefäße* und das *Blut.*

Die Verlagerung geschieht folgendermaßen:
Am 11. Tag nach der Befruchtung bildet sich im Keim eine Längsrinne, die sich vom späteren Kopfbereich immer weiter nach hinten verlängert. Gleichzeitig wächst der Keimschild.

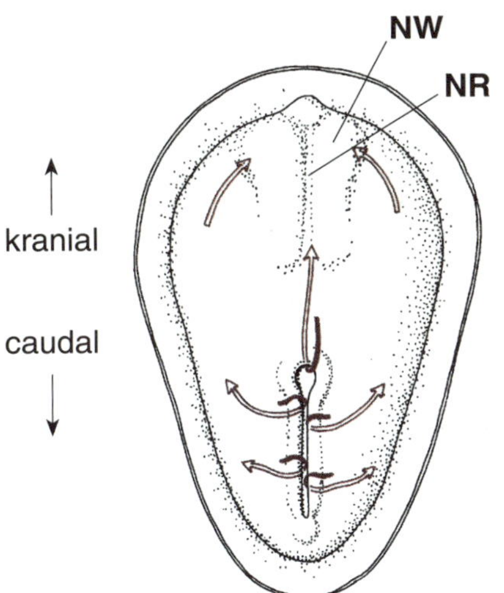

NW Neuralwulst
NR Neuralrinne

Verlagerung der Mesodermzellen in die Tiefe (die Pfeile geben die Ortsveränderung der Zellen an)
Das Neuralrohr beginnt sich zu bilden (siehe auch Abb. 140)

Abb. 139 **Schema: Zweischichtiger Keimschild** (von dorsal)

---

[5] *amnion*, gr. die Schafhaut (die beim Opfern trächtiger Schafe die Früchte umhüllende Schicht)

Noch während dieser Vorgang hinten nicht abgeschlossen ist, entsteht ebenfalls von vorne nach hinten (der Verlagerungsrinne folgend) eine zweite Rinne (Neuralrinne) auf dem Ektoderm, deren Ränder (Neuralwülste) sich anheben, sich über der Rinne zusammenschließen und so in der Tiefe ein Rohr bilden, das *Neuralrohr*, aus dem das *Nervensystem* (Gehirn und Rückenmark) gebildet werden.

Kurz bevor sich die Zellschicht über dem Neuralrohr wieder schließt (Hautektoderm) und das Neuralrohr (Neuralektoderm) gebildet ist, wandern Zellen aus der Grenze zwischen Haut- und Neuralektoderm als *Neuralleiste* nach der Seite aus. Aus ihnen differenzieren sich später *Rückenmarksganglien, sensible Kopfganglien, periphere Gliazellen, das periphere vegetative Nervensystem, Pigmentzellen* und das *Nebennierenmark.*

I

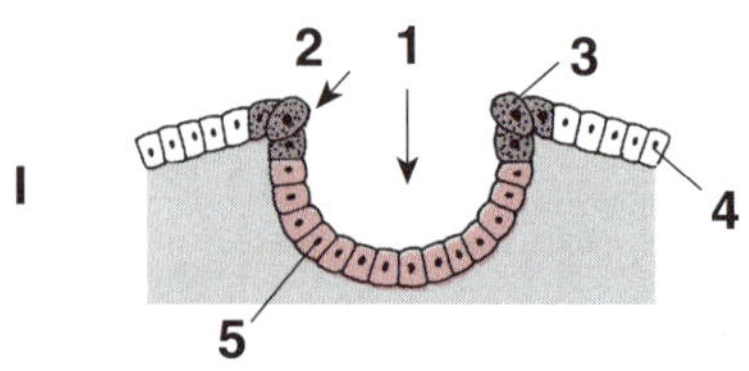

II

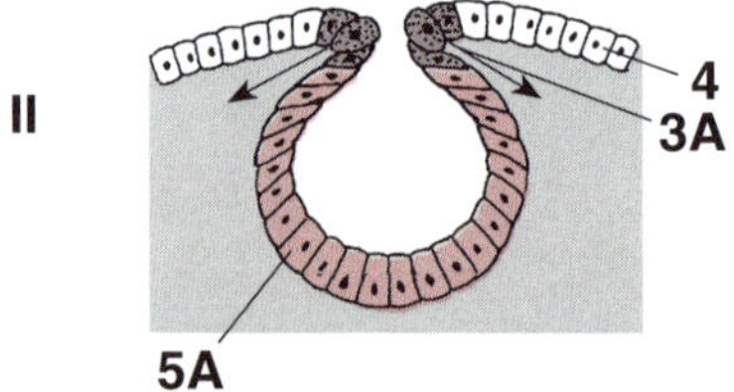

III

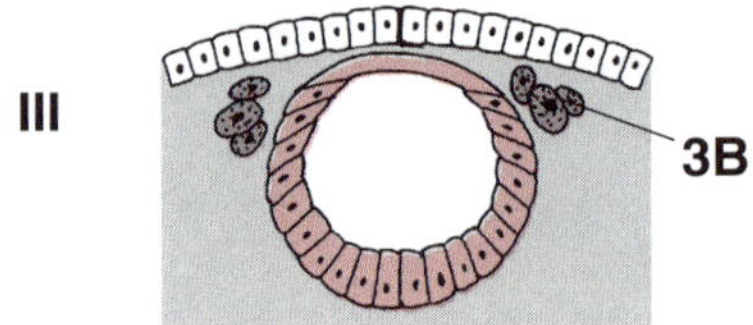

1 Neuralrinne
2 Neuralwulst
3 Neuralleiste
3A Zellen aus Neuralleiste wandern
3B Neuralleistenzellen
4 Hautektoderm
5 Neuralektoderm
5A Neuralrohr

Abb. 140 **Bildung des Neuralrohrs** (Querschnitt)

I Die Neuralwülste (auch Neuralfalten) des Neuralektoderms beginnen, aufeinander zuzuwandern.

II Die Neuralwülste verschmelzen in der Mittellinie und bilden so das Neuralrohr. Die Zellen der Neuralleisten wandern zwischen das Hautektoderm und das Neuralrohr.

III Aus den Zellen der Neuralleisten bilden sich Spinalganglien, sensible Kopfganglien etc.

Embryonalperiode (Organogenese) (4. bis 8. Woche)

- **Abfaltung**

  In diesem zweiten Entwicklungsmonat, der Embryonalperiode, bilden sich aus den drei Keimblättern (Ektoderm, Mesoderm, Entoderm) die Organanlagen (Organogenese). Am Ende dieser Zeit sind die wichtigsten Organsysteme angelegt. Die äußere Gestalt des Embryos verändert sich in dieser Zeit und die endgültige Körperform wird in den Hauptzügen erkennbar.

Ektoderm: Aus ihm entwickeln sich hauptsächlich Organe, die den Kontakt zur Umwelt herstellen:

- ZNS
- PNS
- Sinnesepithel von Ohr, Nase und Auge
- Haut und Anhangsorgane (subcutane Drüsen inkl. Milchdrüse)
- Pigmentzellen
- Hypophyse
- Nebennierenmark
- Zahnschmelz, Dentin und Zahnzement

Mesoderm: Aus ihm entwickeln sich:

- Bindegewebe, Knorpel und Knochen
- Quergestreifte und glatte Muskulatur
- Blut- und Lymphzellen
- Herzwände, Wände von Blut- und Lymphgefäßen
- Nieren und Ausführungsgänge des Harnsystems
- Keimdrüsen samt Ausführungsgängen
- Milz
- Nebennierenrinde

Entoderm: Aus ihm entwickeln sich:

- Epithelauskleidung der Atmungsorgane
- Gewebe der Tonsillen, der Schilddrüse, der Nebenschilddrüse, des Thymus, der Leber und des Pankreas
- Epithelauskleidung von Harnblase und Harnröhre
- Epithelauskleidung von Paukenhöhle und Ohrtrompete
- Epithelauskleidung des Darms

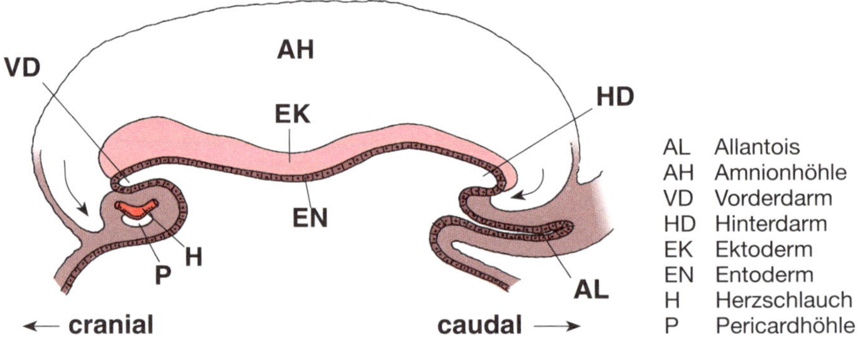

Abb. 141 a **Embryo in schematischem Längsschnitt** (ca. 22 Tage)

Die Pfeile innerhalb der Abbildung zeigen die Richtung der Abfaltung an. Gestalt des Darmes und Lage des Herzens werden jetzt bestimmt.

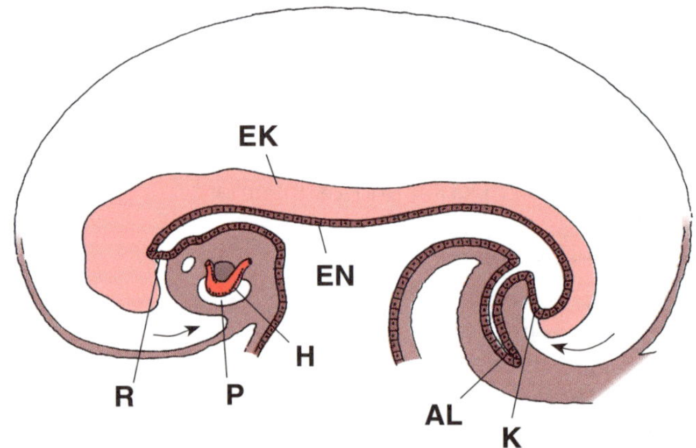

AL Allantois – Divertikel oder die Allantois
EK Ektoderm
EN Entoderm
H Herzschlauch

R *Rachenmembran*,
reißt am Ende der 3. Woche auf und stellt so offene Verbindung zwischen Amnionhöhle und Darm her.

K *Kloakenmembran*,
wird später in Anal- und Urogenitalmembran unterteilt, die aber erst in späterem Entwicklungsstadium einreißen.

Abb. 141 b **Embryo in schematischem Längsschnitt** (ca. 24 Tage)

Die Ränder des Keimschildes rollen sich dottersackwärts ein, und die Amnionhöhle greift vorne, seitlich und zuletzt hinten so um den Keimling herum, daß schließlich der Embryo herausmodelliert wird. Dieser hängt nur noch mit einem – zunächst noch dicken – Haftstiel mit dem Trophoblasten zusammen (siehe Abb. oben).

Darmkanal und Nabelbruch

Im Keimling wird vom Dottersack während der Abfaltung ein nach vorne und hinten sich absondernder Fortsatz gebildet, der Anfang des Darmkanals.

Vorne bricht er als Mundöffnung, hinten später als Afteröffnung nach außen durch. Der primitive Darmkanal steht aber noch lange Zeit durch den Haftstiel mit dem kleiner werdenden Dottersack in offener Verbindung.

Der sich rasch verlängernde Darmkanal wächst aus Platzgründen in den Haftstiel hinein und macht dort außerhalb des Embryos eine Drehung um 270° ($^3/_4$ Kreis, von vorne gesehen entgegen dem Uhrzeiger). Deshalb überkreuzen sich danach Querdickdarm und Zwölffingerdarm. Erst am Ende des dritten Monats verlagert sich alles wieder in den inzwischen größer gewordenen Bauchraum zurück und die Verbindung zum Dottersack verödet. Nur selten bleibt ein Teil des Dünndarms bis zur Geburt in der Nabelschnur, was man als angeborenen *Nabelbruch* bezeichnet. Meist wird ein Nabelbruch erst nach der Geburt durch Wiederaustreten von Darmteilen durch einen weiten Nabelring, etwa beim Pressen des Säuglings (Schreien), erworben.

Aus dem Darmrohr spaltet sich oben von der Speiseröhre die Luftröhre ab, aus deren unterem Ende sich die Bronchien und Bronchioli, zuletzt die Alveolen entwickeln. Erst ab dem 7. Schwangerschaftsmonat ist die Lunge atmungsfähig und damit das Kind lebensfähig. Findet die Geburt vor diesem Zeitpunkt statt, wird sie *Fehlgeburt* (Abortus) genannt, danach bis zur eigentlichen Geburtszeit *Frühgeburt*.

Kiemenbogen

Im Kopfbereich entstehen zwischen Haut und Vorderdarm Bindegewebsverdickungen, die *Kiemenbogen* (auch Schlundbogen). Aus ihnen entwickeln sich Unterkiefer, Zungenbein und Schildknorpel.

Die äußeren – bald wieder verschwindenden – Rinnen zwischen diesen <Wülsten> werden *Kiemenfurchen*, die inneren *Schlundtaschen* genannt. Aus dem Epithel der Schlundtaschen entstehen die Epithelkörperchen (Parathyroidea) und der Thymus, aus der ersten Schlundtasche das Mittelohr. Vom Mundboden wächst nach unten die Schilddrüse aus, vom Rachendach nach oben der Hypophysenvorderlappen, dem sich eine Vorstülpung des Zwischenhirns (aus Nervengewebe) als Hypophysenhinterlappen anlegt.

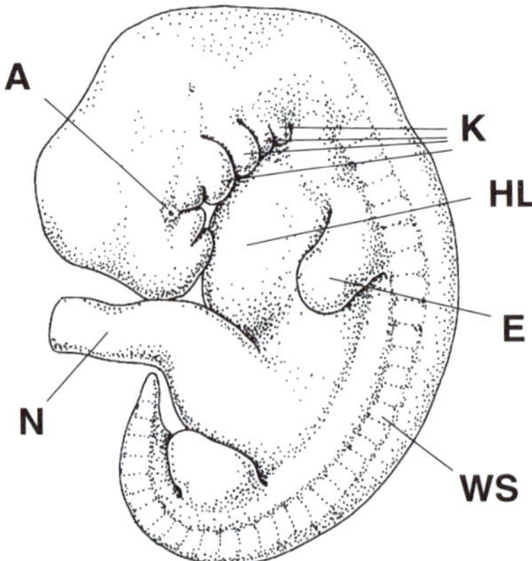

A Anlage fürs Auge
N Nabelschnur
K Kiemenbogen (auch Schlundbogen)
HL Herz- und Leberanlage
E Extremitätenknospe
WS Anlage für Wirbelsäule

Abb. 142 **Extremitätenknospen und Kiemenbogen**

- **Extremitäten und Wirbelsäule**

Am Anfang der 5. Woche treten die oberen und unteren Gliedmaßen als paddelartige Knospen auf (siehe Abb. 142). Beim Längenwachstum werden sie oben in Oberarm, Unterarm, Hand und Finger und unten in Oberschenkel, Unterschenkel, Fuß und Zehen ausmodelliert. Zu diesem Zeitpunkt ist auch die Wirbelsäule bereits fertig angelegt.

Im Verlauf des dritten Schwangerschaftsmonats bekommt der Keimling deutlich menschenähnliche Gestalt. Bis dahin wird er Embryo[6] genannt. Ab nun spricht man von der Fetalperiode (3. bis 10. Monat) und vom Keimling als vom Feten[7].

---

[6] *em* = en, gr. innen
bryein, gr. wachsen
embryon = ungeborene Leibesfrucht

[7] *Fetus*, lat. Feld- und Leibesfrucht

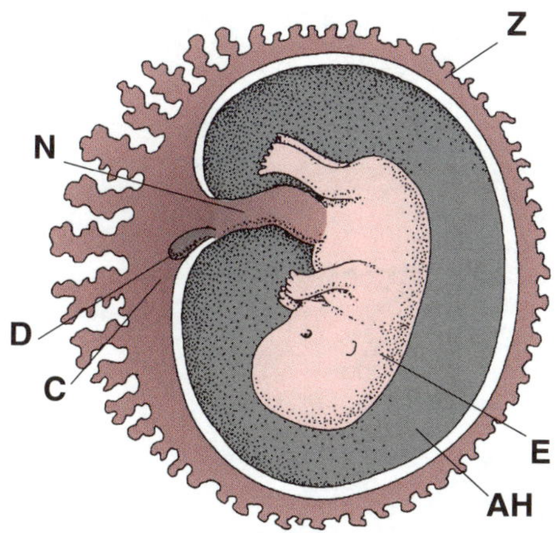

Z	Zottenhaut
E	Embryo, jetzt mit sichtbarer menschlicher Gestalt
N	Nabelschnur
D	Dottersack, verkümmert
C	Chorion: spätere Plazenta (aus Trophoblast entstanden)
AH	Amnionhöhle mit Fruchtwasser

Abb. 143 **Keimling im 2. Entwicklungsmonat** (7.–8. Woche)

In der folgenden **Tabelle** sind die wichtigsten **Entwicklungsstadien der ersten beiden Schwangerschaftsmonate** zusammenfassend festgehalten:

Zeit	Besonderes	
1. Woche	• Ovulation	
nach 6–12 Std.	• Befruchtung	
nach 30 Std.	• **Zygote** im Zweizellenstadium	Corona radiata geht verloren – **Furchung**
nach 3 Tagen	• **Morula** im Mehrzellenstadium (ca. 12–16 Blastomeren)	
nach 4 Tagen	• Morula mit ca. 100 Blastomeren • Flüssigkeit bildet sich im Inneren des Keims an und bildet so Blastozystenhöhle	Oolemm löst sich auf
4./5. Tag	• Keim heißt jetzt **Blastozyste** • **Trophoblast** und **Embryoblast** bilden sich	**Zellteilung mit Wachstum**
6. Tag	• Beginn der Einnistung (Implantation)	
2. Woche 8. Tag	• Beendigung der Implantation	
dann:	• Trophoblast entwickelt sich zur ernährenden Zottenhaut (erster einfacher uteroplazentarer Kreislauf) • Bildung von **Amnionhöhle** und **Dottersack** • Embryoblast = Zellen ordnen sich zum zweiblättrigen Keimschild (**Ektoderm** und **Entoderm**)	

Zeit	Besonderes	
11. Tag	• Im Keim bildet sich Längsrinne = Beginn der Verlagerung der **Mesodermzellen**	**Mesodermbildung** (Verlagerung)
13. Tag	• Der Oberflächendefekt der Uterusschleimhaut (durch Implantation entstanden) sollte nun abgeheilt sein. Eine mögliche Blutung wegen vermehrtem Blutstrom wird oft mit Menstruationsblutung verwechselt (ca. 28. Tag des Zyklus)	
3. Woche	• Durch weitere Verlagerung wird Zellschicht zwischen Ekto- und Entoderm gebildet, das **Mesoderm** • Bildung des **Neuralohrs** • Im Mesoderm entstehen Blutzellen und Kapillaren • Diese neuen Gefäße bekommen Anschluß ans **intraembryonale Kreislaufsystem** • Embryonale Gefäße wachsen in Trophoblasten ein: **Chorion,** später **Plazenta**	
4.–8. Woche	• In den drei Keimblättern entwickeln sich Organanlagen • Durch Krümmung der Keimscheibe und Abfaltung vom Dottersack entsteht die Grundform des Körpers • Paddelartige Knospen treten auf – Anlage für untere und obere **Gliedmassen** • Es bilden sich **Kiemenbogen, Kiemenfurchen** und **Schlundtaschen** • Der Haftstiel hat sich zur **Nabelschnur** entwickelt	**Embryonalperiode** Abfaltung und Organogenese

Ernährung des Keims

- **Uteroplazentarer Kreislauf**

Aus dem Trophoblast entwickelt sich die *Zottenhaut*, welche bereits einen einfachen *uteroplazentaren Kreislauf* besitzt. Mütterliches Blut strömt in die sog. Lakunen (Zwischenräume) der Zottenhaut. Zwischen den Lakunen und dem mütterlichen Kreislaufsystem haben sich Verbindungen entwickelt, der uteroplazentare Kreislauf ist entstanden.

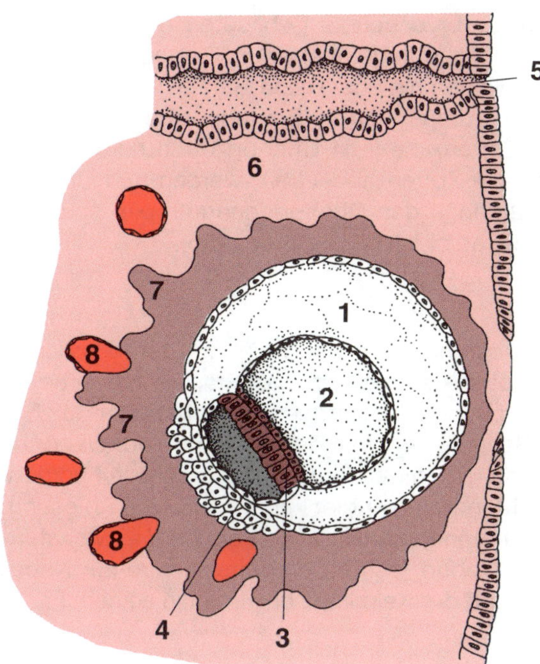

1 Mesenchym
2 Dottersack
3 Keimschild (Entoderm und Ektoderm)
4 Amnionhöhle
5 Uterindrüse
6 Schleimhaut-Bindegewebe des Uterus (Decidua)
7 Trophoblastzotte
8 Eröffnetes Blutgefäß der Gebärmutter mit ausgetretenem Blut

Abb. 144 **Ernährung des implantierten Keims**
Beginn des uteroplazentaren Kreislaufs

• Blutgefäße und Herz

Schon vor der Abfaltung des Keimlings um den Haftstiel, entstehen im Bereich des Dottersackes und wenig später auch im Keimling die ersten Blutgefäße. Dabei lagern sich vor dem Kopfbereich ein linkes und ein rechtes Gefäß zusammen, verschmelzen zu einem einheitlichen endokardialen Herzschlauch und beginnen in Richtung Kopf zu pulsieren und die aus dem Dottersack resorbierten Nährstoffe dem Keimling zuzuführen. Bei der Abfaltung wird dieses <Herz> vor dem Kopf herunter nach unten geschlagen, so daß die Pulsation jetzt von unten nach oben vonstatten geht. Nun gliedern sich Vorhof und Kammer ab, durch starkes Wachstum wird eine Schleife gebildet, wobei die Kammer vor den Vorhof gelagert wird. Nun wird durch ein Septum im Vorhof und eines in der Kammer ein linkes und rechts Herz abgeteilt.

Aus den im Embryo bereits gebildeten Blutgefäßen wachsen Gefäße (die späteren Plazentagefäße) samt Bindegewebe durch den Haftstiel zum Trophoblasten hin aus. Diese Gefäße verästeln sich im Trophoblast und bilden mit umgebendem Bindegewebe und abdeckenden Trophoblastzellen Zotten, die jetzt Chorionzotten heißen. Die Trophoblastzellen, welche die Zotten abdecken, werden nun Chorionzellen genannt. Sie bilden anfangs das Choriongonadotropin, später das Progesteron und das Oestradiol (siehe S. 265 u. 266).

- **Plazenta**

Durch Vermehrung und Verzweigung der Chorionzotten entstehen 12 bis 20 Zottenstämme der Plazenta, die mit ihren Verzweigungen in Näpfe (Cotyledonen) hineinragen, die wiederum durch Septen aus mütterlichem Gewebe voneinander getrennt sind. Die Anheftung der kindlichen Zotten am mütterlichen Uterusschleimhautgewebe ist in den ersten drei Monaten recht locker, so daß eine Ablösung (Abortus[8]) relativ leicht eintreten kann. Nach den ersten drei Monaten wird die Anheftung bis zur Geburt fester. Der Haftstiel wird zur Nabelschnur (Chorda umbilicialis) und der Keimling schwimmt in seinem Fruchtwasser (Liquor amnii).

Die Nabelschnur ist ein etwa 50 bis 60 cm langer Strang. Sie enthält zwei Arterien und eine Vene (siehe Fetalkreislauf S. 144–146 sowie unten), die von lockerem gallertigem Bindegewebe umgeben sind. Der Austausch von Nährstoffen und Sauerstoff gegen Schlackenstoffe und Kohlendioxid zwischen Mutter und Kind erfolgt mittels *Diffusion.*

- **Dottersackgefäße und Nabelgefäße**

Der Dottersack wird durch die *Dotterarterien* aus der dorsalen Aorta versorgt. Vom Dottersack weg führen die *Dottervenen*, welche die Leberanlage (Lebersinusoide) durchströmen und schließlich in den ersten der vier Abschnitte des Herzschlauches, den *Sinus venosus* einmünden.

Die Dottervenen entwickeln sich später zum System der Pfortader (V. portae).

Die *Nabelvenen* führen sauerstoffreiches Blut aus der Plazenta teilweise zur Leber des Kindes, größtenteils aber durch eine Direktverbindung, den Ductus venosus (Arantii), in die untere Hohlvene. Das Blut, das durch den Ductus venosus fließt, umgeht somit das Netz der Lebersinusoide, ein Kapillarnetz, das sich aus der Venenstrombahn der Leber und ihren auswachsenden Leberzellbälkchen bildet.

Die *Nabelarterien* führen sauerstoffarmes, kohlendioxid angereichertes Blut aus der Aorta zur Plazenta.

---

[8] *abortus*, lat., eigentlich klassisch lateinisch abortio = die Fehlgeburt
ab = weg
oriri = entstehen, entspringen, geboren werden

Fetalperiode

Während der Fetalperiode kommt es

- zur Ausreifung der Organsysteme,
- zum Größenwachstum und zur Gewichtszunahme der Frucht,
- zur Veränderung der Körperproportionen.

In der folgenden **Tabelle** sollen Größen- und Gewichtsverhältnisse sowie die wichtigsten Merkmale der **Fetalperiode**, dem Lunarmonat (1 Lunarmonat = 4 Wochen) zugeordnet, aufgezeigt werden.

Lunarmonat	**Größe** in cm	**Gewicht** in g	**Besonderes**
Ende 3.	9	10–45	• Gesicht wird menschenähnlicher • Extremitäten proportional richtig
Ende 4.	16	60–200	• Plazenta produziert jetzt genügend Progesteron, um die Schwangerschaft zu erhalten
Ende 5.	25	250–450	• Kindsbewegungen werden von der Mutter deutlich wahrgenommen • Lanugohaare, Haupthaare und Augenbrauen sind sichtbar
Ende 6.	30	500–820	• Haut rötlich gefärbt • Haut noch runzelig, da noch ohne Unterhautfettgewebe
Ende 7.	35	1000–1500 (50% des Geburtsgewichtes)	• Mit 28 Wochen als Frühgeburt lebensfähig, da Lungen und Zentralnervensystem jetzt genügend ausgebildet sind, um koordiniert zusammenwirken zu können
Ende 8.	40	1500–2100	• Kind wächst und nimmt zu
Ende 9.	45	2200–2900	• Kind wächst und nimmt zu
Ende 10.	50	3000–3500	• Auch die Geschlechtsmerkmale sind jetzt voll ausgebildet • Hoden sind in der Regel im Scrotum • Das Kind ist geburtsreif

• Geburtstermin

Der Geburtstermin wird folgendermaßen berechnet:

- Befruchtungstag + 268 Tage (38 Wochen) ± Abweichung des Monatszyklus vom 28-Tage-Rhythmus. Oder:
- 1. Tag der letzten Menstruation + 282 Tage (40 Wochen) ± Abweichung des Monatszyklus vom 28-Tage-Rhythmus.

Da der Befruchtungstag oft nicht genannt werden kann, wird der Geburtstermin meistens auf die zweite Art berechnet. Während der Laie mit 9 Kalendermonaten rechnet, tut es der Arzt mit 10 Lunarmonaten à 28 Tagen.

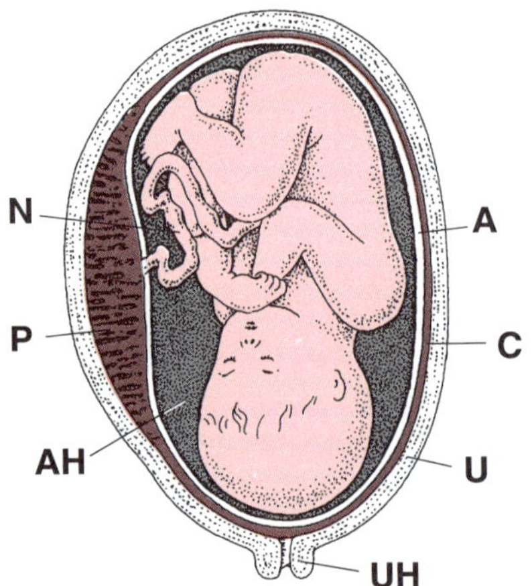

P Plazenta
N Nabelschnur
AH Amnionhöhle mit Fruchtwasser
UH Uterushals (Gebärmutterhals)
A Amnion (innere Eihaut)
C Chorion (äußere Eihaut oder Zottenhaut)
U Uterus (Gebärmutter)

Abb. 145 **Ausgereifter Fetus am Ende der Schwangerschaft**

Geburt

Die Geburt wird durch Alterung der Plazenta (Minderung ihrer Hormonproduktion) und durch Hypophysenhormone (vor allem Oxytocin aus dem Hypophysenhinterlappen) ausgelöst. Sie kann beim ersten Kind einen Tag lang dauern (evtl. auch länger), im wiederholten Fall dauert sie aber meist nur einige Stunden.

Während des letzten Schwangerschaftsmonates übt sich die Gebärmutter im Kontrahieren. Die Schwangere nimmt diese kaum schmerzhaften Kontraktionen des Uterus als <wilde Wehen> wahr.

Sobald die <echten Wehen> beginnen, spürt die Frau in regelmäßigen Abständen langsame, noch nicht kräftige Kontraktionswellen der Uterusmuskulatur, die vom oberen zum unteren Ende über den Uterus hinweg gehen. Diese Wehen (Einleitungswehen) werden unterschiedlich stark als Schmerz empfunden. Durch sie wird die **Eröffnungsperiode** eingeleitet und der nicht in den Fruchtraum einbezogene Kanal im Gebärmutterhals geweitet. Eine Ausbuchtung des Amnionsackes wird durch diesen Kanal getrieben. Schließlich platzt diese Ausbuchtung und das *Fruchtwasser* geht ab. Von diesem Moment an werden die **Eröffnungswehen** heftiger und folgen einander 3–2minütlich. Manche Frauen verlieren das Fruchtwasser allerdings bis zu Stunden *bevor* die Wehen einsetzen.

Sobald der Geburtskanal durch die Eröffnungsphase genügend geöffnet ist, leiten sog. **Übergangswehen** zu den kräftigen **Preßwehen** über. Die **Austreibungsphase** hat begonnen. Die Preßwehen folgen sich in kurzen Abständen, und unter aktiver Mitarbeit der Mutter wird das Kind durch den Geburtskanal gepreßt. Normalerweise tritt das Kind mit dem Hinterkopf zuerst aus. So wird die noch funktionsnotwendige Nabelschnur nicht gequetscht.

Während der Austreibung wird der Vaginaausgang so stark gedehnt, daß er einreißen kann. Meist reißt er nach hinten zum After hin ein und kann Damm- und Aftermuskulatur miterfassen (Dammriß), was eine Stuhlinkontinenz zur

Folge haben kann. Um dies zu verhindern, macht der Geburtshelfer häufig einen Schnitt (Episiotomie[9]) nach hinten seitlich, wo am wenigsten Nerven und Blutgefäße gestört werden. Der Schnitt wird zu Beginn der Preßwehe gemacht und wird so von der Gebärenden als Schmerz kaum wahrgenommen. Das Nähen der Wunde geschieht *nach* erfolgter Geburt, nachdem das Gewebe ringsum lokal anästhesiert geworden ist.

Sobald das Kind geboren ist, trennen sich bei ihm Körper- und Lungenkreislauf. Das Kind zieht Luft ein, die Lungen beginnen ihre Tätigkeit. Mit dem ersten Atemzug (meist der erste Schrei) schließt sich das Foramen ovale, die Öffnung zwischen dem linken und dem rechten Herzen. (Siehe auch Fetalkreislauf S. 144 ff.) Die Uhrzeit, wenn das Kind vollständig geboren ist, gilt als Geburtszeit.

Nachgeburt und Wochenbett

Nach vollendeter Austreibung des Kindes braucht die Gebärmutter etwas Zeit (bis gegen $^1/_2$ Stunde), um sich soweit zu verengen, daß sie auch die Nachgeburt (Secundaria[10]), nämlich die Plazenta mitsamt den Eihäuten, austreibt. Die Plazenta wird im gleichen Bereich abgelöst, in dem sich bei der Menstruation die hinzugewachsene Schleimhaut von der stets bleibenden Basalis ablöst.

Die Plazenta, auch Mutterkuchen genannt, ist eine flache, ca. 3 cm dicke Scheibe von 20 cm Durchmesser und 400 bis 500 g Gewicht. Auf der kindlichen Seite ist sie vom spiegelglatten Amnion bedeckt. Auf der mütterlichen Seite ist sie rauh, uneben und zeigt die 12 bis 20 Zottenstämme (Cotyledonen).

Bei der Plazentaablösung blutet es aus den offenen Blutgefäßen der Gebärmutterschleimhaut. Nach der Geburt müssen die Wunden verheilen, was über eine Woche dauert: **Wochenbett.** Dabei fließt ein weißliches (da leukozytenhaltiges) Sekret aus der Vagina. Man spricht vom *Wochenfluß* (Lochien[11]). Anfangs ist den Lochien allerdings auch Blut beigemengt, so sind sie in den ersten drei bis vier Tagen blutig (= Lochia rubra), während einer Reihe weiterer Tage fleischwasserähnlich (= Lochia serosa) und schließlich bis etwa zur 6. Woche schleimig (= Lochia alba).

Viele Wöchnerinnen erleben während ihres Wochenbettes ein bis zwei Tage, an denen sie deprimiert und traurig sind. Der Körper erfährt eine enorme hormonelle Umstellung. Außerdem ist die Wöchnerin von der Geburt eventuell auch körperlich etwas geschwächt. Dies und die Tatsache, daß hier ein neues Leben begonnen hat, für das sie eine große Verantwortung tragen wird, versetzen manche Mutter in Zukunftsängste. Sie fragt sich, ob sie dem kleinen Erdenbürger gerecht werden –, ob sie die Belastung tragen kann. **Verständnisvolle pflegerische Begleitung** durchs Wochenbett können viel dazu bei-

---

[9] *epision*, gr. die Schamgegend
tomia, gr. das Schneiden (siehe Anatomie)

[10] *secundaria*, lat. die zweiten, die nachfolgenden

[11] *lochia*, gr. <Reinigung> der Wöchnerin nach der Geburt

tragen, diese Ängste abzubauen. Normalerweise verliert sich die Wochenbettdepression rasch wieder. Nur bei ungewöhnlicher Intensität bzw. bei anhaltender Traurigkeit muß eine ernste Gemütserkrankung vermutet werden, die dann spezifische ärztliche Betreuung benötigen würde.

In den meisten Geburtskliniken sind nun auch die Väter von Beginn der Geburt an und auch während dem Wochenbett ins Geschehen miteinbezogen. Mit dem nun fast überall praktizierten <Rooming-in> darf die Mutter ihr Neugeborenes so oft sie will bei sich haben. Auch allfällige Geschwister werden zum Neugeborenen zugelassen. Auf diese Weise wird es der Familie möglich, sich bereits in der Klinik etwas an das neue Familienmitglied zu gewöhnen, das in der nächsten Zeit das Familienleben weitgehend bestimmen wird. Das Pflegepersonal kann einen günstigen Start der <neuen> Familie zweifellos positiv beeinflussen.

Zwillinge

In Mitteleuropa ist etwa jede 85. Geburt eine Zwillingsgeburt, jede 6300. eine Drillingsgeburt. Die Neigung zur Mehrlingsgeburt liegt vielfach im Erbgut, besonders in dem Erbgut der Frau. Werden zwei Eizellen gleichzeitig (aus jedem Eierstock eine oder aus einem Eierstock zwei) frei und beide befruchtet, entstehen daraus **zweieiige Zwillinge** (ZZ), von denen sich jeder für sich getrennt einnistet, eine eigene Plazenta bildet (die allerdings miteinander verwachsen können) und eigene Fruchthüllen hat. Sie haben verschiedene Erbeigenschaften und gleichen sich wie verschiedenaltrige Kinder derselben Eltern.

Eineiige Zwillinge (EZ) entstehen hingegen aus einem Ei, das durch eine Samenzelle befruchtet ist. Sie haben dasselbe Erbgut und sind immer gleichen Geschlechts. Etwa jedes 4. Zwillingspaar sind EZ.

- Die häufigste Entstehung (über 90%) von eineiigen Zwillingen ist die Bildung von zwei Embryoblasten in der Trophoblastenhülle. Dies geschieht dann etwa am 6. Tag nach der Befruchtung. Diese Zwillinge haben zwar eine gemeinsame Plazenta, jeder liegt aber in einer eigenen Fruchtblase (Amnionhöhle).
- Sehr viel seltener ist die Entstehung zweier Einstülpungsrinnen für das Mesoderm auf dem Keimschild oder die Aufspaltung der einen Einstülpungsrinne in zwei. Dies geschieht dann erst etwa am 11. bis 13. Tag nach der Befruchtung.

  Meist geht die Aufspaltung ganz vor sich und beide Keimlinge können sich selbständig entwickeln und bilden einen eigenständigen Embryo. Diese Zwillinge liegen aber gemeinsam in derselben Fruchtblase und haben eine gemeinsame Plazenta.

In seltenen Ausnahmefällen geht die Aufspaltung nicht ganz durch, so daß ein Kind mit zwei Köpfen oder mit vier Beinen entsteht, oder die Zwillinge sind am Hinterkopf, am Gesäß oder im Brustbereich miteinander verbunden (sog. siamesische Zwillinge). Hier wird dann für die Geburt in der Regel ein Kaiserschnitt notwendig, und soweit eine Überlebenschance für das eine oder gar für beide Kinder bestünde, müßte eine operative Trennung der Kinder vorgenommen werden.

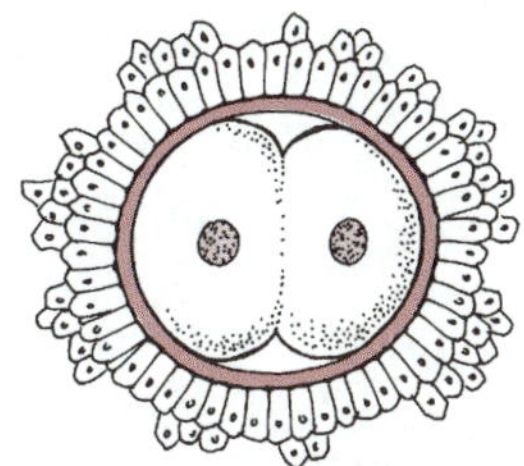

1. Tag Zygote teilt sich mitotisch (siehe auch Abb. 135)

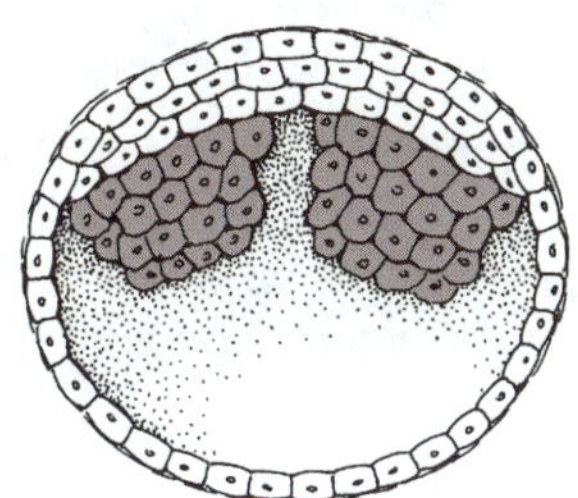

5.–6. Tag In der Trophoblastenhülle haben sich zwei Embryoblasten gebildet.

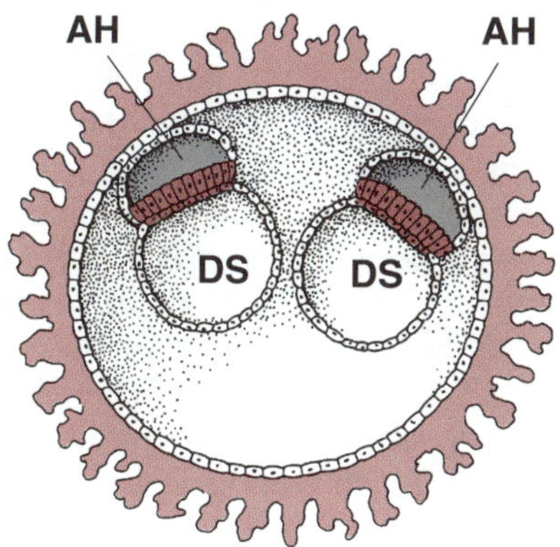

10.–12. Tag Obwohl die angelegten Früchte später eine gemeinsame Plazenta haben, liegt jede in einer eigenen Amnionhöhle (AH) und hat einen eigenen Dottersack (DS)

← Abb.146 **Entstehung eineiiger Zwillinge**

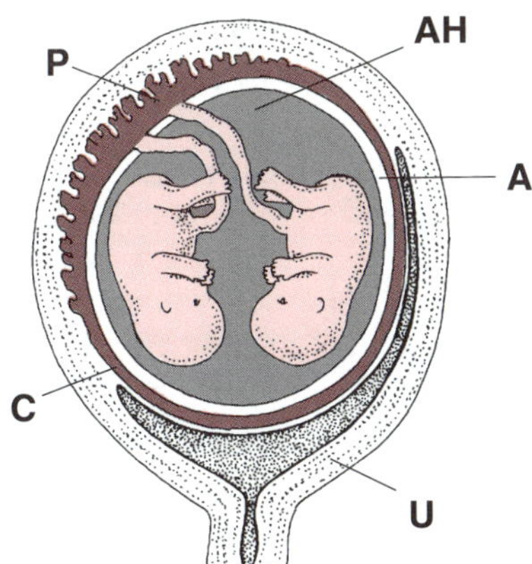

Abb. 147 **Eineiige Zwillinge** →

P gemeinsame Plazenta
AH gemeinsame Amnionhöhle
A Amnion (innere Eihaut)
C Chorion (äußere Eihaut)
U Uterus (Gebärmutter)

Vererbungslehre (Genetik)

Allgemeine Genetik

Einleitung

Alle Organismen erzeugen stets artgleiche Nachkommen, und die fundamentalen Vererbungsmechanismen sind bei allen Organismen dieselben, das heißt, jedes Lebewesen untersteht also den allgemeinen Gesetzen der Vererbung. Dies gilt sowohl für die Mikrobe und die Pflanze, wie auch für Tier und Mensch. Die erblich fixierten Anlagen und ihre Wechselwirkungen mit den Umweltbedingungen sind die gestaltenden Kräfte jedes einzelnen Individuums.

Genetik ist die Wissenschaft, welche die Erbmerkmale sowie die Realisation der Erbmerkmale beim Individuum und deren Weitergabe von Generation zu Generation studiert.

Nicht nur körperliche Merkmale, sondern auch Anlagen in intellektueller und mentaler Hinsicht werden vererbt, doch bleibt die Diskussion weit gefächert. Viele Jahre wurde gemeinhin angenommen, gute wie schlechte Charaktereigenschaften seien gegebenermaßen vererbt und deswegen unbeeinflußbar. Während an einem vererbten Körpermerkmal kaum etwas verändert werden kann und soll (ausgenommen operative Eingriffe, die bei entsprechender Fehlbildung notwendig sind), ist heute für Psychologen und Genetiker klar: Eine möglicherweise vererbte mentale Anlage ist nicht einfach Schicksal, sondern durch die Umwelt durchaus beeinflußbar. Ein anlagemäßig begabtes Kind kann in sozial schlechtem Umfeld mit seinen Begabungen ebenso verkümmern, wie ein anlagemäßig weniger begabtes Kind in sozial gutem Umfeld optimal gefördert werden kann, und während ein Kind seine Eltern in positiven Charaktereigenschaften nachahmt, kann ein anderes negative Eigenschaften durch elterliche Vorbilder und entsprechende Sozialisation übernehmen.

Die Genetik bzw. ihre Anwendung kennt ein paar dunkle Kapitel in ihrer Geschichte. Diese dürfen weder totgeschwiegen noch übergangen werden. Wir erinnern hier an die Ausrottung von Juden, Zigeunern und Behinderten während des Zweiten Weltkrieges in Deutschland sowie an die Aktion <Kinder der Landstraße> während und nach dem Zweiten Weltkrieg in der Schweiz, bei welcher durch die Pro Juventute Zigeunerkinder systematisch und mit genetischer Begründung ihren Eltern weggenommen und in Heimen und Kliniken zur <Seßhaftigkeit> gezwungen wurden.

Im Zeitalter der Gentechnologie nun kommt es zu einer weiteren Diskussion. Die Frage, inwieweit ins Erbgut eingegriffen werden darf, ist unbeantwortet. Allfällige Folgen sind unabsehbar. Und mehr denn je ist das Thema Eugenik (Bezeichnung für die Anwendung der Erkenntnisse der Humangenetik auf Bevölkerungen, ja sogar gezielte Maßnahmen zur <Verbesserung> des Erbgutes einer Bevölkerung), in Zusammenhang mit der vorgeburtlichen Bestimmung von Behinderungen mit möglicher Abtreibung als Folge, in der Bevölkerung präsent. Ob wir es wahrhaben wollen oder nicht, gelangen wir mit dieser Diskussion in eine gefährliche Nähe zu Urteilen, welches Leben lebenswert sei und welches nicht.

Der Entdecker der Vererbungslehre

Als eigentlicher Entdecker oder Begründer der Vererbungslehre gilt der österreichische Naturwissenschaftler und Augustinermönch Johann Gregor Mendel (1822 bis 1884). Im Klostergarten von Brünn (Brno) machte er während acht bis zehn Jahren Kreuzungsversuche mit Erbsensamen, Bohnen und Habichtskräutern. Aufgrund der so erworbenen Kenntnisse hielt er im Jahre 1865 vor den Mitgliedern des Naturwissenschaftlichen Vereins in Brünn einen Vortrag zum Thema **<Versuche über Pflanzenhybriden>.**

Mendels Experimente fanden bei den Zuhörern wenig Beachtung. Erst im Jahre 1900, 16 Jahre nach Mendels Tod, wurde sein Werk durch die drei Botaniker De Vries (Holland), Correns (Deutschland) und Tschermak (Österreich) unabhängig voneinander wiederentdeckt, durch eigene Versuche bestätigt und veröffentlicht.

Die Entfaltung der Genetik folgte in den Jahren nach 1910. Inzwischen wußte man: Die durch die Evolution entstandenen neuen Merkmale sind Anpassungen des Organismus an Faktoren seines Lebensraumes. Beispiel: Der Fisch, der sich über Jahrtausende durch Evolution zum Landtier entwickelt, paßt sich durch Bildung von Lungen, Kriechmöglichkeiten, schließlich Beinen, seiner Umgebung an, um überleben zu können. Die neuen Merkmale, Mutationen genannt, sind erblich.

Mutationen sind zufällige Änderungen im Vererbungssystem, und ohne Mutationen wäre wahrscheinlich kein Leben und sicher keine Artentwicklung möglich. Allerdings gibt es auch Mutationen, die zu Erbleiden, Mißbildungen, Krankheit und Behinderung führen. Wir wissen heute, daß es Umwelteinflüsse gibt, die schädliche Mutationen bewirken oder beim werdenden Kind im Mutterleib zu Mißbildungen führen, Umwelteinflüsse, die verhindert werden könnten. Erwähnt seinen hier Röntgenstrahlen, ionisierende Strahlen (Radioaktivität), Medikamente, Alkohol und Umweltgifte.

Zurück zu Mendel und seiner Arbeit. Die von ihm beschriebenen Vererbungsgesetze wurden von den drei Botanikern, die sein Werk wiederentdeckten, als die **Mendelschen Gesetze** bezeichnet. Da diese Gesetze als eigentliche Grundlage zum Verständnis der Vererbungslehre dienen, sollen sie hier besprochen werden. Vorerst aber ein paar Begriffserläuterungen.

Begriffserläuterungen

Genetik	– Erblehre
Gameten	– männliche bzw. weibliche Geschlechtszellen mit einfachem (haploiden) Chromosomensatz

Genom – haploider Chromosomensatz in seiner Summe

Chromosom – Erbkörperchen, sichtbarer Träger der Erbmasse. Die Chromosomen sind färbbare Bestandteile des Zellkerns. Auf ihnen sind die Gene, also die Erbanlagen, linear angeordnet. Die Chromosomen sind in allen Körperzellen und in der befruchteten Eizelle doppelt (diploid) vorhanden, in den Keimzellen (Eizelle und Samenzelle) nach der Reifeteilung nur einfach (haploid). Siehe S. 258.

Gen – Erbfaktor, funktionelle Einheit eines einfachen Chromosomensatzes, Träger der weiterzuvererbenden Information. Die wirksame Substanz der Gene ist die Desoxyribonukleinsäure (DNS bzw. DNA). Siehe S. 4.

Allele – Gene (Genpaar), die auf dem Chromosomenpaar des diploiden Chromosomensatzes den entsprechend gleichen Ort (Locus) einnehmen. So befindet sich also je ein mütterliches und ein väterliches Gen am gleichen Ort. Allele können vom Erscheinungstyp her (phänotypisch) gleich (reinerbig = homozygot) oder unterschiedlich (mischerbig = heterozygot) sein. Von einem Allelenpaar eines Elternteils kann nur ein Allel an ein Kind weitergegeben werden (ausgenommen Chromosomenanomalien, siehe S. 292 und 293).

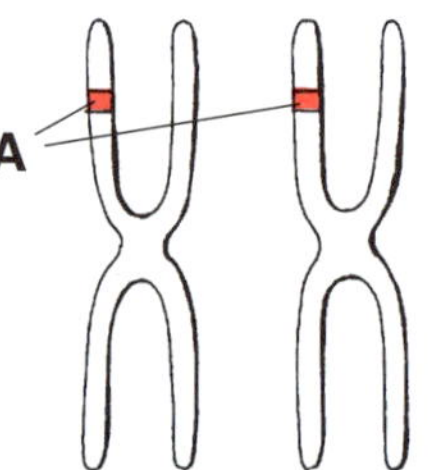

homozygotes Allelenpaar

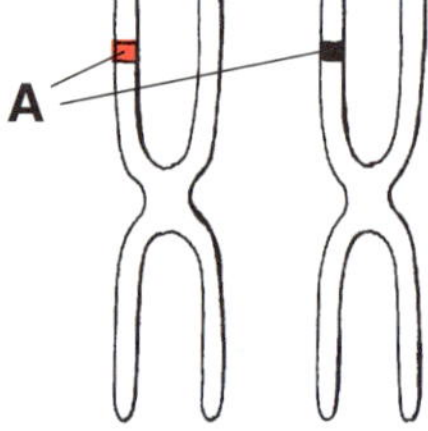

heterozygotes Allelenpaar

Abb. 148 **Allelenpaare**

Vererbung – Die bei allen Lebewesen ablaufenden genetischen Vorgänge, die eine Weitergabe der besonderen Merkmale ihrer Art und ihres Typus entweder durch *ungeschlechtliche* (durch Zellteilung oder Knospung) oder durch *geschlechtliche Fortpflanzung* an alle oder einen Teil der Nachkommen ermöglichen. Bei der sexuellen Fortpflanzung bilden die Keimzellen (Gameten) das Bindeglied zwischen den Generationen.

homozygot – reinerbig, gleichanlagig. Ein Allelenpaar enthält zum Beispiel nur das Merkmal <rote Farbe> oder nur das Merkmal <weiße Farbe>.

heterozygot – mischerbig, verschiedenanlagig. Ein Allelenpaar enthält zum Beispiel zwei verschiedene Farben, ein Allel die Farbe rot, das andere die Farbe weiß.

dominant – überdeckendes, stärkeres, vorherrschendes Merkmal.

rezessiv – weichendes, vorübergehend verstecktes und deshalb eventuell eine Generation überspringendes Merkmal.

phänotypisch – vom Erscheinungsbild her

Die Mendelschen Gesetze

Aufgrund der Ergebnisse, die das Kreuzen verschiedener Pflanzen hervorbrachte, beschrieb Gregor Mendel drei Regeln. Sie sollen hier definiert und die ersten beiden dann am Beispiel der Erbsensamen und der Wunderblume aufgezeigt werden.

Erstes Gesetz

Uniformitätsregel: Die Nachkommen der ersten Kindergeneration sind bezüglich des untersuchten Merkmals alle gleich, das heißt, sie sind uniform.

Zweites Gesetz

Spaltungsregel: Die in der ersten Kindergeneration vereinigten Merkmale können sich in der zweiten Kindergeneration wieder trennen.

Drittes Gesetz

Unabhängigkeitsregel: Kommen Organismen zur Kreuzung, die sich in mehr als einem Merkmal bzw. Anlagepaar unterscheiden (z. B. in Form und Farbe etc.), dann wird jede Merkmalsanlage *unabhängig* von der andern weitervererbt. (Ausnahme ist, wenn die Merkmale bei der Kreuzung gekoppelt werden). Dieses dritte Mendelsche Gesetz der freien Kombination ermöglicht dem Pflanzen- und Tierzüchter, neue Kombinationsrassen zu erzielen.

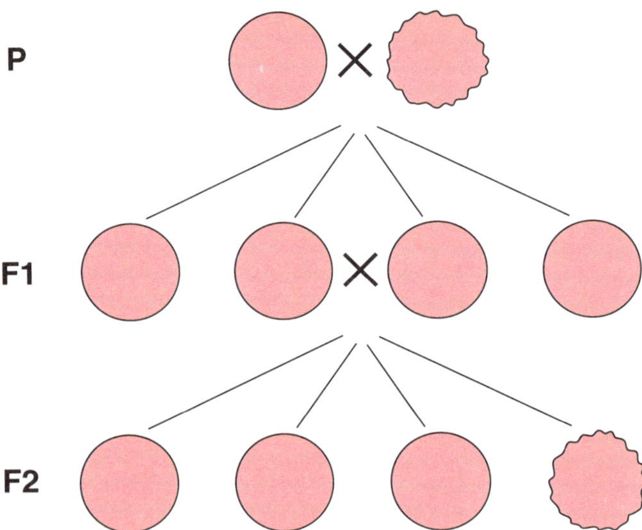

Abb. 149 **Kreuzung mit Erbsensamen**

Mendels Versuche mit Erbsensamen

Mendel kreuzte Erbsen mit *runden* und *runzeligen* Samen. Die Eltern unterscheiden sich also in einem Merkmal klar voneinander.

Elterngeneration = Parentalgeneration (P)

Erste Kindergeneration = 1. Filialgeneration (F1)

Alle Nachkommen, obwohl Mischlinge, brachten in der ersten Kindergeneration runde Samen hervor = **Uniformitätsregel.** Die runde Form herrscht also vor, d. h., sie ist *dominant*. Die Nachkommen sind trotzdem *mischerbig* (heterozygot), tragen also versteckt auch das vorübergehend gewichene Merkmal <runzelig> in sich. Dieses wird als *rezessiv* bezeichnet. Es können also beide Merkmale, das dominante runde und das rezessive runzelige weitervererbt werden.

Zweite Kindergeneration = 2. Filialgeneration (F2)

Bei den Nachkommen der ersten Kindergeneration, d. h. bei der zweiten Generation, fand Mendel sowohl runde als auch runzelige Samen vor. Die in der ersten Kindergeneration vereinigten Merkmale haben sich wieder getrennt = **Spaltungsregel**. Der runzelige Samen wurde *rezessiv* vererbt, übersprang also eine Generation und taucht hier *reinerbig* (homozygot) wieder auf. Bei Selbstbestäubung werden seine Nachkommen ausnahmslos runzelige Samen hervorbringen.

Ergänzend zur Spaltungsregel ist zu sagen: Die Nachkommen der zweiten Kindergeneration (F2) gleichen zu 25% einem Großelter (P), zu 25% dem andern Großelter (P) und zu 50% den Eltern (F1). Dieses zweite Mendelsche Gesetz der Spaltungsregel bestätigt sich, wenn die Nachkommen einer genügend großen Anzahl untersucht werden. Für eine einzelne Familie (hier Erbsen) stimmt dies natürlich prozentual nicht. Großuntersuchungen bestätigen aber für die F2-Generation die Spaltungsregel wie folgt:

- $^1/_4$ der ausgesäten *runden* Samen sind *reinerbig* und bringen *runde* Samen hervor
- $^2/_4$ der ausgesäten *runden* Samen sind *mischerbig* und bringen *runde* und *runzelige* Samen hervor.
- $^1/_4$ der ausgesäten *runzeligen* Samen sind *reinerbig* und bringen *runzelige* Samen hervor.

Mendels Versuche mit der Wunderblume <Mirabilis jalapa>

Mendel kreuzte Blumen von *roter* und *weißer* Farbe. Die Eltern (P) unterscheiden sich also wieder ganz klar in einem Merkmal.

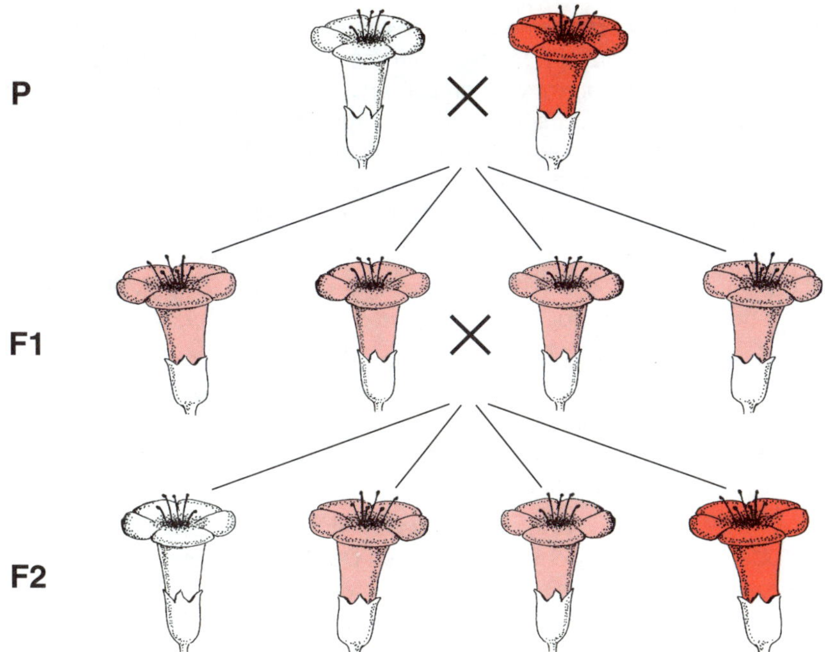

Abb. 150 **Kreuzung mit der Wunderblume**

Uniformitätsregel: Alle Nachkommen der ersten Kindergeneration (F1) sind *uniform, rosarot*.

Spaltungsregel: Die Nachkommen der zweiten Kindergeneration (F2) sind *rot, weiß* und *rosarot*. Die rote und die weiße Farbe sind somit *reinerbig*, die rosarote *mischerbig*.

Die Vererbung bei diesen Blumen erfolgte *intermediär*, das heißt, beide Merkmalsanlagen wirken gleichstark. Diese Vererbungsart wird gelegentlich auch *kodominant* genannt. Das heißt, die *mischerbigen* (heterozygoten) Blumen zeigen beide Merkmale: rot und weiß.

Humangenetik

Die Humangenetik, auch <Erblehre des Menschen> oder <Menschliche Erblehre>, untersucht die normalen und abnormen Ausprägungen beim Menschen, und zwar in *morphologischer, physiologischer* und *psychologischer* Hinsicht. Die Humangenetik wird auch als <Wissenschaft von den erbbedingten Unterschieden des Menschen> bezeichnet (H. A. Freye).

Zur Entstehung jedes menschlichen Wesens ist die Verschmelzung zweier Geschlechtszellen (Gameten) nötig, einer Eizelle und einer Samenzelle. Das durch die Samenzelle befruchtete Ei nennen wir Zygote, es trägt in seinem Kern 46 Chromosomen, die in 23 Paaren angeordnet sind, in 22 Paare sog. *Autosomen* und 1 Paar sog. *Heterosomen* (= Geschlechtschromosomen). (Siehe Zytologie S. 6 und Embryologie S. 257 ff.)

Auf den 46 Chromosomen sind die Gene linear angeordnet. Jedes Gen nimmt einen bestimmten Platz ein. Mit den Chromosomen wird die Information, wie ein neues Leben ausgeformt werden soll, an die nächste Generation weitergegeben. Träger dieser Information sind die Gene, das heißt, die wirksame Substanz der Gene ist die Desoxyribonukleinsäure (DNS bzw. DNA). In ihr ist eigentlich der ganze Bauplan lokalisiert und verschlüsselt, und über die Gene wird die Information an die nächste Generation weitergegeben. (Siehe Zytologie S. 3 und 4.)

Daß die Ansammlung und Weitergabe von Informationen beim Menschen auf zwei Wegen geschieht, soll hier ergänzend noch erwähnt werden.

Der eine Weg, jener der *genetischen Information*, ist wie besprochen, die Weitergabe von sichtbaren (dominanten) und unsichtbaren (rezessiven) Merkmalen an die nächste Generation. Genetische Informationen pflanzen sich also gleich schnell oder gleich langsam fort wie das Lebewesen selbst. Ein Ausweichen von Erbmerkmalen ist nicht möglich.

Der zweite Weg ist der einer *intellektuellen Information*, die, soweit wir das heute übersehen, dem Menschen eigen ist. Der Mensch kann Wissen, das er sich angeeignet hat, an seine Nachkommen weitergeben. Die Weitergabe von Wissen und intellektueller Information geht wesentlich schneller vor sich, als die Fortpflanzung der genetischen Information. Ein Ausweichen ist möglich. Nachkommen können Informationen und Erfahrungen ihrer Eltern, Großeltern oder weiterer Vorfahren annehmen oder nicht.

Genetik und erbliche Krankheiten

Nach ihrer Ursache lassen sich vier Gruppen von erblichen Störungen einteilen:

1. Monogene Krankheiten
2. Polygene Störungen
3. Chromosomenanomalien
4. Teratogene Anomalien

Legende zu den Stammbäumen

□ Mann oder Bub, gesund
○ Frau oder Mädchen, gesund
■ Mann oder Bub, krank
● Frau oder Mädchen, krank
⊡ Merkmalsträger, phänotypisch gesund
⦿ Merkmalsträgerin, phänotypisch gesund

Monogene Krankheiten

Bekannt sind hier über 4000 Mutationen. Die Mutation liegt auf einem einzigen Gen. Es gibt drei verschiedene Vererbungsmöglichkeiten:

- **autosomal dominant**

Das kranke Gen liegt auf einem Autosom eines Elternteils und wird direkt an die nächste Generation weitervererbt. Träger können beide Geschlechter sein. Betroffen sind 50% der Nachkommen (siehe Spaltungsregel).

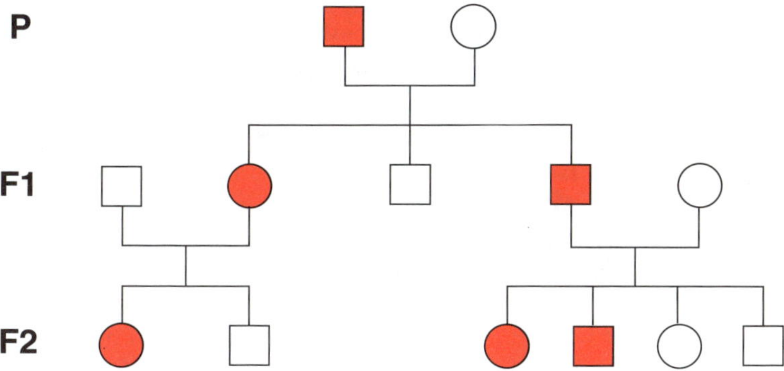

Abb. 151 **Autosomal dominante Vererbung**

Beispiele

- **Myotonische Dystrophie** = Muskelleiden, das mit von distal her fortschreitender Muskelschwäche und Muskelkrampf, vor allem in den Händen, einhergeht.
- **Chondrodystrophie** = Störung der Knorpelbildung infolge Fehlens der Knorpelwachstumszone und dadurch bedingter Minderwuchs.
- **Sichelzellanämie** = fast ausschließlich bei Schwarzen vorkommende Hämoglobinopathie. Tod meist im Kindes- oder Jugendalter.

- **autosomal rezessiv**

Das kranke Gen liegt auf einem Autosom heterozygoter, phänotypisch gesunder Eltern und wird in homozygoter Form (= doppelter Dosis) auf 25% der Nachkommen vererbt. Zur phänotypischen Störung kommt es, wenn beide Eltern Träger des Merkmals sind und das Kind von beiden Eltern ein krankes Gen bekommt. Es ist möglich, aber nicht Bedingung, daß die Eltern blutsverwandt sind. Betroffen sind beide Geschlechter.

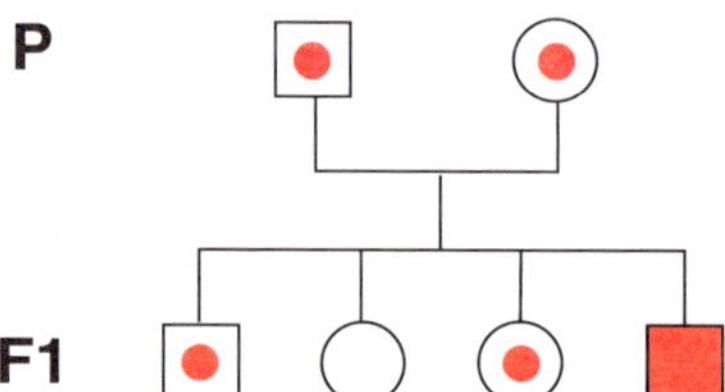

Abb. 152 **Autosomal rezessive Vererbung**

Beispiele

- **Bestimmte Formen spinaler Muskelatrophien** = Fortschreitende Muskelkrankheiten, bei denen der Muskel eigentlich gesund ist, das Vorderhorn im Rückenmark aber zunehmend degeneriert.
- **Zystische Fibrose auch Mukoviszidose genannt** = Relativ häufige Stoffwechselanomalie, 1 von 1000 Neugeborenen ist betroffen, generalisierte Dysfunktion exokriner Drüsen, was sich vor allem auf die Atemwege verheerend auswirken kann, weil das von den mukösen Drüsen abgesonderte Sekret zähflüssig ist und so einen guten Nährboden für Bakterien bildet. Auch Verdauungsstörungen mit schlechtem Ernährungszustand als Folge der Drüsenstörung im Magendarmkanal.
- **Phenylketonurie (auch Morbus Fölling)** = Stoffwechselanomalie, d.h. Störung des Aminosäurestoffwechsels. Bei frühzeitiger Diagnosestellung kann die Krankheit durch phenylalaninarme Diät zum Stillstand bzw. zur Heilung gebracht werden. Ohne Behandlung kommt es zu geistiger Retardierung und ev. Minderwuchs.

- **X-chromosomal rezessiv**

Das kranke Gen liegt auf einem mütterlichen Heterosom, also auf einem der beiden X-Chromosomen. Frauen können gesunde Überträgerinnen (Konduktorinnen) sein und das mutierte Gen an ihre Kinder weitervererben, wobei Söhne erkranken und Töchter Konduktorinnen werden. Das Verhältnis gesunder Sohn, kranker Sohn, gesunde Tochter, Konduktorin, beträgt im großen Durchschnitt je 25%.

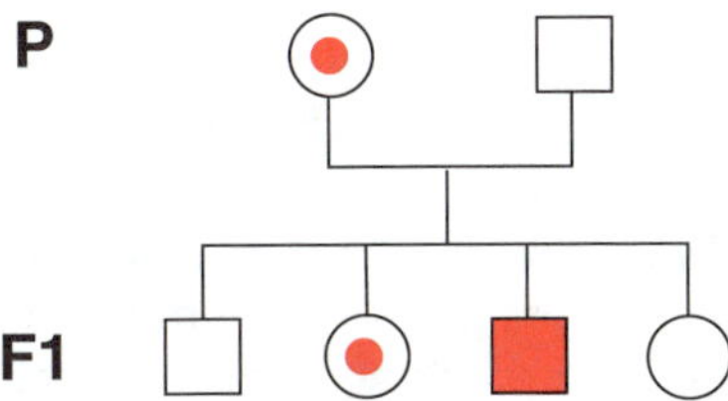

Abb. 153 **X-chromosomal rezessive Vererbung**

Beispiele

- **Hämophilie** = Bluterkrankheit. Durch das Fehlen eines Gerinnungsfaktors kommt es nicht zur normalen Blutgerinnung und Blutstillung.
- **Muskeldystrophie vom Typ Duchenne** = Fortschreitende Muskelkrankheit, bei der die Ursache noch nicht geklärt ist. Muskelzellen der quergestreiften Muskulatur gehen zugrunde. Frühe zunehmende Invalidität. Tod meist im Jugendalter.
- **Farbenfehlsichtigkeit** = Bei normaler Sehschärfe kommt es zur Verwechslung bestimmter Farben, jenachdem Unterempfindlichkeit für rot, grün oder blau. 4% der Männer sind von der sog. Grünblindheit betroffen.

Zur Erklärung, wie es zur X-chromosomalen Vererbung kommt, hier die Aufzeichnung von den Heterosomen her. Das mutierte kranke Gen ist hier durch einen roten Arm des X-Chromosoms gekennzeichnet.

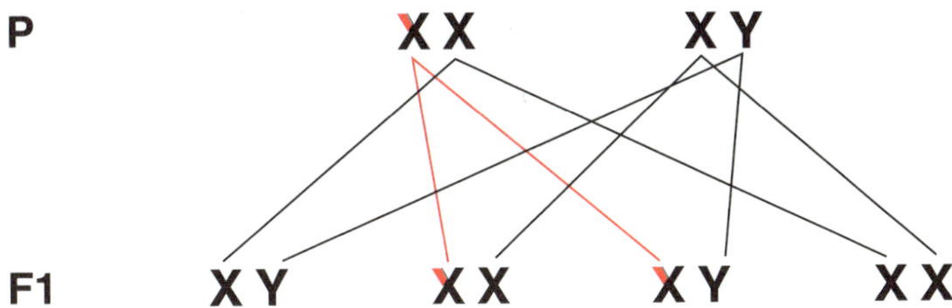

Abb. 154 **X-chromosomale Vererbung**

Mütter und Töchter, die Konduktorinnen sind, erkranken selbst nicht, weil das gesunde X-Chromosom das kranke zu kompensieren vermag (dominant). Söhne, welche von der Mutter das kranke X-Chromosom und vom Vater das Y-Chromosom erhalten, erkranken, denn das Y-Chromosom vermag das kranke X-Chromosom nicht zu kompensieren. Wenn jedoch eine Überträgerin mit einem kranken X-Chromosom einen Kranken mit ebenfalls einem kranken X-Chromosom heiratet, wird auch die Hälfte der Töchter erkranken, wenn die beiden kranken X-Chromosomen zusammentreffen.

Polygene Störungen

Störungen, die aufgrund von auf mehreren Genen bedingten Anlagen und unter Einwirkung von Umweltfaktoren (Viren, Ernährung, Umweltgifte, soziales Umfeld) ausgelöst werden. Die Genveränderungen sind einzeln nicht nachweisbar. Wir sprechen auch von multifaktorieller Vererbung. Aufgrund statistischer Erfahrungswerte können GenetikerInnen die Höhe eines Wahrscheinlichkeitsrisikos in Prozenten errechnen. Dazu brauchen sie eine möglichst genaue Diagnose und eine Familienanamnese (Stammbaum).

Beispiele

- **Spina bifida**
  = angeborene Spaltbildung der Wirbelsäule meist an der hinteren Seite der Wirbelbogen des Lumbal- oder Sakralteils, oft mit Querschnittlähmung als Folge.
- **Morbus Hirschsprung**
  = bereits im frühen Säuglingsalter auftretende Erweiterung des Dickdarms mit schweren Passagestörungen.
- **Diabetes mellitus**
  = Stoffwechselkrankheit. Infolge teilweisem oder gänzlichem Fehlen des Pankreashormons Insulin kann die Glukose nicht als Glykogen in der Leber gespeichert werden. Substitutionstherapie unerläßlich.
- **Gewisse endogene Depressionen**
  = seelische Krankheit, bei der kein exogen auslösender Faktor bekannt ist, mit schwerer Niedergeschlagenheit, oft abhängig von der Tagesrhythmik.
- **Schizophrenie**
  = schwere endogene Psychose, bei der die Ursache noch ungeklärt ist.

Chromosomenanomalien

Eine Chromosomenanomalie ist eine Störung, die durch Änderung der normalen Chromosomenzahl auftritt. Dies kann Autosomen oder Heterosomen betreffen.

Die häufigsten Anomalien bei den **Autosomen** sind:

• Trisomien

Ein Chromosom, und zwar ein Autosom, ist statt doppelt dreifach vorhanden. Die häufigste Form ist die *Trisomie 21*, auch *Down-Syndrom* genannt. Bei dieser Störung kommt das 21. Chromosom dreifach vor. Die früher übliche Bezeichnung Mongoloismus kommt in der Fachliteratur nicht mehr vor, hat aber in der Bevölkerung noch ihre Bedeutung. Die Betroffenen haben ein ganz spezifisches Aussehen, sind geistig behindert und leiden oft auch an einem Herzfehler. Die Ursache der Trisomie 21 liegt meistens in einer Störung der meiotischen Zellteilung. Mit zunehmendem Alter der Mutter erhöht sich das Risiko, daß das Kind an dieser Störung leidet. Betroffen ist durchschnittlich jedes 700. Kind.

- **Monosomien**

Das Vorkommen von nur einem Chromosom der Autosomen hat ihren Ursprung ebenfalls in der meiotischen Zellteilung. Monosomien sind selten, und betroffene Kinder sind in der Regel nicht lebensfähig.

Auch bei den **Heterosomen** sind verschiedene Störungen möglich. Es können sowohl ein oder mehrere X-Chromosomen wie Y-Chromosomen zuviel oder ein X-Chromosom oder ein Y-Chromosom zu wenig vorkommen. Die beiden häufigsten Störungen sind:

- **Turner-Syndrom**

Betroffen sind Mädchen mit nur einem X-Chromosom. Typische Merkmale sind Kleinwuchs bei meist normaler Intelligenz. Zur Behandlung können Wachstumshormone verabreicht werden. Da die Eierstöcke in der Regel fehlen und es so ohne Behandlung nicht zur normalen Ausbildung der sekundären Geschlechtsmerkmale käme, werden den betroffenen Mädchen in der Pubertät weibliche Sexualhormone substituiert. Von 2500 Mädchen ist eines betroffen.

- **Klinefelter-Syndrom**

Betroffen sind Knaben mit einem zusätzlichen X-Chromosom. Ihre Heterosomen sind also XXY. Oft wird die Diagnose erst in der Pubertät gestellt. Typisch sind eine überdurchschnittliche Körpergröße, ein geringer Entwicklungsrückstand, kleine Hoden bei normalem Penis, Gynäkomastie (Entwicklung von Brüsten), Adipositas (Fettleibigkeit), Antriebsarmut, passive Haltung und schwache Sexualität. Von etwa 400 bis 500 Knaben ist einer betroffen.

Teratogene Anomalien

Während der Embryogenese einwirkende exogene oder endogene Noxen können das werdende Kind schädigen. Exogen können ionisierende Strahlen, Medikamente, Alkohol u. a. schädigend auf den Embryo einwirken. Endogen können Infektionskrankheiten und mütterliche Stoffwechselstörungen die Ursache einer Anomalie sein. Die Folgen können sein: Mißbildungen kardial, renal, intestinal, Extremitätenmißbildungen, Gaumenspalte, Minderwuchs, geistige Behinderung etc.

Diskussion

Viele der erwähnten Erbkrankheiten können heute mittels pränataler Diagnostik (Ultraschall, Fruchtwasserpunktion, Chorionbiopsie) in der ersten Embryonalzeit festgestellt werden. Eine Untersuchung wird in der Regel dann gemacht, wenn sich Eltern entschließen, bei entsprechendem Befund das Kind abzutreiben. Die Kontroverse darüber, ob dies ethisch verantwortbar sei oder nicht, ist längst entbrannt. Sicher gibt es in diesem Punkt nicht *die* Wahrheit, sondern bestenfalls die Wahrheit jedes Einzelnen bzw. jeder Einzelnen. Die Autorin selbst ist, ohne Eltern eine Entscheidung abnehmen zu können oder zu wollen, der festen Überzeugung, daß behinderte Menschen in unserer Gesellschaft nicht nur einen Platz, sondern auch eine Aufgabe haben und dadurch eine große Bereicherung bedeuten. Sicher ist eine genetische Beratung von großer Wichtigkeit. Praktisch alle Universitätskliniken sind mit einer genetischen Beratungsstelle ausgestattet. Paare werden vor, während und nach ihrer Entscheidung begleitet.

Literaturverzeichnis

Abderhalden, R., **Medizinische Terminologie.** Wörterbuch der gesamten Medizin und der verwandten Wissenschaften, Basel 1948.

Braga, S., **Autosomale Chromosomenaberrationen.** In Rossi, E. et al., **Pädiatrie.** Stuttgart ²1989.

Brandis von, H.-J., Schönberger, **Anatomie und Physiologie für Schwestern und ärztliche Mitarbeiter.** Stuttgart, New York ⁸1991.

Bucher, O., **Cytologie, Histologie und mikroskopische Anatomie des Menschen.** Bern ¹²1992.

Bücker, J., **Anatomie und Physiologie.** Lehrbuch für ärztliches Hilfpersonal. Stuttgart ²⁴1992.

Bühlmann, A.A. und Froesch, E.R., **Pathophysiologie.** Berlin ⁵1989.

Daniels, Lucille, et al., **Muskelfunktionstest.** Stuttgart ⁶1992.

Duden, **Das Wörterbuch medizinischer Fachausdrücke.** Stuttgart ⁵1992.

Faller, A., **Der Körper des Menschen.** Einführung in Bau und Funktion. Stuttgart ¹¹1988.

Fitting, H., et al., **Lehrbuch der Botanik für Hochschulen.** Jena ²⁴1947.

Freye, H.-A., **Humangenetik.** Stuttgart ⁶1990.

Frick, H., Leonhardt, H., Starck, D., **Allgemeine Anatomie, Spezielle Anatomie I.**, Extremitäten – Rumpfwand. Stuttgart ⁴1992.

Frick, H., Leonhardt, H., Starck, D., **Spezielle Anatomie II.**, Kopf – Hals – Eingeweide – Nervensystem. Stuttgart ⁴1992.

Graumann, W. et al. (Hrsg.), **Taschenbuch der Anatomie.** Histologie, Bewegungsapparat. Band 1, Stuttgart 1994.

Graumann, W. et al. (Hrsg.), **Taschenbuch der Anatomie.** Innere Organe, Kreislaufsystem, Abwehrsystem. Band 2, Stuttgart 1994.

Günther, E., **Lehrbuch der Genetik.** Stuttgart ⁶1991.

Holtheimer, H.J., (Hrsg.), **Taschenbuch der Pathophysiologie.** Band 1, Stuttgart 1974, Band 2, Stuttgart 1977.

Juchli, L., **Krankenpflege, Praxis und Theorie der Gesundheitsförderung und Pflege Kranker.** Stuttgart ⁷1994.

Keidel, Wolf D., **Kurzgefaßtes Lehrbuch der Physiologie.** Stuttgart ⁶1985.

Klein, D., **Genetik in der medizinischen Praxis.** Stuttgart 1988.

Kubik St., Prof. Dr., **Vorlagen für Anatomie-Zeichnungen.** Medizinische Fakultät der Universität Zürich.

Langmann, J., **Medizinische Embryologie.** Die normale menschliche Entwicklung und ihre Fehlbildungen. Stuttgart ⁸1989.

Leonhardt, H., **Histologie, Zytologie und Mikroanatomie des Menschen.** Stuttgart ⁸1990.

Lippert, H., **Anatomie.** Text und Atlas. München–Wien–Baltimore ⁵1989.

Mörike, K.D., Betz, E., Mergenthaler, W., **Biologie des Menschen.** Heidelberg ¹³1991.

Moser, H., **Genetik und erbliche Krankheiten. Genetische Beratung.** Charakteristika von mono- und polygenen Erbmodi. In Rossi, E., et al., **Pädiatrie.** Stuttgart ^{2}1989.

Murken, A.H., **Lehrbuch der Medizinischen Terminologie.** Grundlagen der ärztlichen Fachsprache. Stuttgart ^{2}1987.

Netter, F.H., **Nervensystem II. Klinische Nerologie.** Stuttgart 1989.

Pestalozzi, M., **Physiologie.** Basel 1983.

Pschyrembel, W., **Klinisches Wörterbuch mit klinischen Syndromen und einem Anhang Nomina Anatomica.** Berlin, New York ^{257}1993.

Rossi, E., **Aberration der Geschlechtschromosomen.** In Rossi, E. et al., **Pädiatrie.** Stuttgart ^{2}1989.

Schäffler, A., und Schmidt, S., (Hrsg.), **Mensch, Körper, Krankheit.** Neckarsulm 1993.

Schadé, J.P., **Anatomischer Atlas des Menschen.** Stuttgart ^{8}1993.

Schmidt, R.F., et al., **Neuro- und Sinnesphysiologie.** Berlin, Heidelberg, New York 1993.

Silbernagl, S., Despopoulos, A., **Taschenatlas der Physiologie.** In Anlehnung an den Gegenstandskatalog. Stuttgart ^{4}1991.

Skripten von Frau Marianne Pestalozzi, Fachlehrerin an der Scheizerischen Pflegerinnenschule Zürich (heute Krankenpflegeschule Zürich) sowie der Krankenpflegeschule des Diakonissenhauses Bethanien Zürich.

Staudt, J., und Merker, H.J., **Funktionelle Anatomie und Histologie in Text und Bild.** Berlin 1990.

Tackmann, W., **Repetitorium der Histologie.** 1. Teil: Zell- und Gewebelehre. 2. Teil: Organe und Systeme, Berlin.

Tschumi, P.A., **Allgemeine Biologie.** Aarau 1975.

Vogel, G. und Angermann, H., **dtv-Atlas zur Biologie.** Tafeln und Texte. München ^{6}1992.

Voss, H., Herlinger, R., **Taschenbuch der Anatomie.** Band 1, Stuttgart ^{18}1985, Band 2, Stuttgart ^{17}1988, Band 3, Stuttgart ^{17}1986 und Band 4, Stuttgart ^{9}1989.

Wunderli, J., **Die Biologie des Menschen**. Eine Einführung. Zürich ^{4}1982.

Sachregister

D

E

L

O

U